専門医のための
眼科診療クオリファイ

◇シリーズ総編集◇
大鹿哲郎
筑波大学
大橋裕一
愛媛大学

眼科診療と関連法規

◇編集◇
鳥山佑一
信州大学
村田敏規
信州大学

中山書店

シリーズ刊行にあたって

　21世紀はquality of life（生活の質）の時代といわれるが，生活の質を維持するためには，感覚器を健康に保つことが非常に重要である．なかでも，人間は外界の情報の80％を視覚から得ているとされるし，ゲーテは「視覚は最も高尚な感覚である」（ゲーテ格言集）との言葉を残している．視覚を通じての情報収集の重要性は，現代文明社会・情報社会においてますます大きくなっている．

　眼科学は最も早くに専門分化した医学領域の一つであるが，近年，そのなかでも専門領域がさらに細分化し，新しいサブスペシャリティを加えてより多様化している．一方で，この数年間でもメディカル・エンジニアリング（医用工学）や眼光学・眼生理学・眼生化学研究の発展に伴って，新しい診断・測定器機や手術装置が次々に開発されたり，種々のレーザー治療，再生医療，分子標的療法など最新の技術を生かした治療法が導入されたりしている．まさにさまざまな叡智が結集してこそ，いまの眼科診療が成り立つといえる．

　こういった背景を踏まえて，眼科診療を担うこれからの医師のために，新シリーズ『専門医のための眼科診療クオリファイ』を企画した．増え続ける眼科学の知識を効率よく整理し，実際の日常診療に役立ててもらうことを目的としている．眼科専門医が知っておくべき知識をベースとして解説し，さらに関連した日本眼科学会専門医認定試験の過去問題を"カコモン読解"で解説している．専門医を目指す諸君には学習ツールとして，専門医や指導医には知識の確認とブラッシュアップのために，活用いただきたい．

　　　　　　　　　　　　　　　　　　　　　　　　　大鹿　哲郎
　　　　　　　　　　　　　　　　　　　　　　　　　大橋　裕一

序

　医師は医業における業務独占資格であり，医師だけでなくすべての医療分野には何らかの有資格者が携わっている．その専門性の高さから，かつて医療現場はいわゆる"聖域"として見えざる壁に守られていた．しかし昨今，医療訴訟は増加の一途をたどり，医療者が刑事訴追される事案も珍しいものではなくなっている．臨床医であれば，だれでも医事紛争の当事者となる可能性があり，そこであわてて法律書を開いても，専門用語とその抽象的な表現を理解することは困難であろう．また少子高齢社会が進むわが国では，年々増大する社会保障費とそれを支える現役世代の人口減少のために，医療制度の改革や新制度の検討が進められている最中である．

　本巻では，もとより敷居の高い医事法と眼科診療をとりまく法制度を，医療者の立場と目線からわかりやすく解説するために，可能な限り医療現場で活躍されている眼科医の先生がたと，眼科医療に携わっている識者に筆を執っていただいた．編集するにあたり，過去に出版された参考にできる眼科関連法規を主題とした書物がないことに困った．眼科医には法規の専門家はいないし，法規の専門家は眼科に詳しくない．しかも法規は前述のように大きな変革の途上にあり，頻繁に書きかえられる．そのようななかで，すべてオリジナルといえる原稿を書いてくださった先生がたには心からお礼を申しあげる．

　1章では医療者の資格や業務を規律する法と，診療録や診断書のとり扱いについて実例を挙げながら解説していただいた．3章では眼科医療をとりまく薬剤や医療機器，コンタクトレンズにかかわるとり決めを，4章と5章では角膜を含む臓器移植と，近年研究が進むヒト幹細胞を中心とした再生医療に対する法制度を，各分野の専門家に執筆していただいた．7章では臨床医として必須の知識となる保険診療と眼科にかかわる種々の医療保障制度をまとめた．その他いずれの項も基本となる知識だけでなく最新の改正や新制度についても網羅されており，目まぐるしく変化する医療制度についての知識をアップデートし整理するのに最適な一冊となっている．

　本巻が忙しい臨床医にとって，健全かつ安全な医療業務を行うための一助となれば幸いである．末尾ながら，多忙のなか快く執筆をひき受けていただいた先生がたに，この場を借りて再度心よりお礼を申しあげる．

　2015年6月

信州大学医学部眼科学教室　　　　　　鳥山　佑一
信州大学医学部眼科学教室／教授　　　村田　敏規

専門医のための眼科診療クオリファイ
23 ■ 眼科診療と関連法規
目次

1 医師法と医療関係者の法

医師法	笠井祐子	2
Q&A 診療録の適切な書きかたについて教えてください	森田 洋	8
Q&A 電子カルテの導入とその運用について教えてください	杉浦和史	11
Q&A 診療情報開示を求められたときの対応について教えてください　カコモン読解 18-一般19	今井 章	17
Q&A 診断書の記載と基準について教えてください　カコモン読解 23-一般17	佐藤達彦	20
Q&A 特殊診断書の作成が医師法違反と公文書偽造に問われる可能性を，事例をもとに教えてください	永富智浩	31
Q&A 救急診察時の診断書作成の際の落とし穴について教えてください	押田茂實	33
視能訓練士法　カコモン読解 23-一般20	臼井千惠	36
その他の医療関係者に関係した法律　カコモン読解 20-一般17　22-一般19	前沢千種	40

2 医療法

医療法総論	笠井祐子	46
医療機関の種類	笠井祐子	48
医療機関の開設と管理	笠井祐子	50
Q&A 医療法人の設立とその注意点について教えてください	杉浦康広	54
広告の制限と診療科の標榜	笠井祐子	61

カコモン読解 過去の日本眼科学会専門医認定試験から，項目に関連した問題を抽出し解説する"カコモン読解"がついています．（凡例：21臨床30→第21回臨床実地問題30問，19一般73→第19回一般問題73問）
試験問題は，日本眼科学会の許諾を得て引用転載しています．本書に掲載された模範解答は，実際の認定試験において正解とされたものとは異なる場合があります．ご了承ください．

3 医薬品医療機器等法（旧 薬事法）とコンタクトレンズ

医薬品医療機器等法（旧 薬事法）総論	奥山慎一郎	66
治験の実施基準　カコモン読解 18-一般18	西口工司	73
眼科医療施設と医療機器（用具）の販売	吉田 博	79
コンタクトレンズの処方と販売の状況　カコモン読解 18-一般21	宇津見義一	86
コンタクトレンズの諸問題に関する国の方針	植田喜一	94

4 角膜移植と臓器移植法

角膜移植の関連法とその変遷　カコモン読解 20-一般20	澤 充	102
眼球摘出の条件と制限	中川紘子, 渡邉和誉	108
摘出眼球と関係書類のとり扱い　カコモン読解 19-一般20	中川紘子, 渡邉和誉	110
Q&A 角膜移植のドナー適応基準について教えてください　カコモン読解 23-一般92　24-一般16	青木 大	113
アイバンクの役割と現状	中村亘宏, 堀田喜裕	117
日本アイバンク協会とコーディネーター	村井仁美, 堀田喜裕	119
Q&A 海外ドナーの角膜はどのように入手しますか？	渡邉和誉, 青木 大, 稲富 勉	122
親族優先提供の現状と問題　カコモン読解 23-一般18	稲富 勉	126
脳死と臓器移植	相馬剛至	129

5 再生医療における法整備

ヒト幹細胞の臨床研究と再生医療	森永千佳子, 栗本康夫	134

6 眼科と公衆衛生に関する法律

母子保健法	杉山能子	144
学校保健安全法　カコモン読解 20-一般18	鈴木一作, 稲村 輝	148
Q&A 盲学校とは，どんなところなのでしょうか？	島村賢一	156
感染症と予防衛生法規　カコモン読解 19-一般18	内尾英一	163
Q&A 眼疾患で届出が必要な疾患について教えてください	内尾英一	168
VDT作業に関するガイドライン　カコモン読解 19-一般19　21-一般21	平野隆雄	172

7 医療保障制度

医療保険と公費医療	鳥山佑一	178
保険医療機関及び保険医療養担当規則	野中隆久	183
眼科領域の保険診療（検査・処方） カコモン読解 21-一般17 21-一般22	黒澤明充	186
眼科領域の保険診療（手術）	谷内 修	197
先進医療の動向について	今井浩二郎	201
混合診療の動向について	今井浩二郎	203
視覚障害の認定と身体障害者福祉法 カコモン読解 23-一般22	仲泊 聡	206
ロービジョン補助具と公的補助	郷家和子	213
Q&A 詐病が疑われたときの対応について教えてください	神野早苗	216
弱視・斜視の診療と児童福祉法	仁科幸子	219
労働者災害保険診療と補償給付	戸田和重	223
高齢者の医療の確保に関する法律（旧 老人保健法）	清水宏泰	228
介護保険法の保険給付	吉原正道	234
難病法による医療費助成制度	鳥山佑一	238

8 視機能と職業資格・免許

交通関連とその他の職種 カコモン読解 20-一般19 22-一般23	田原昭彦	244
医療系職種	家里康弘	249
色覚検査と職業選択 カコモン読解 19-一般66	髙柳泰世	251

9 民法・刑法と医療裁判

民法と刑法	小池 泰	258
民事上の責任	水沼太郎	263
刑事上の責任	水沼太郎	268
Q&A もしも医療事故が発生したら、どのように対処すればよいでしょうか？	野中隆久	273

文献* 279
索引 285

* "文献"は，各項目でとりあげられる引用文献，参考文献の一覧です．

編集者と執筆者の紹介

シリーズ総編集	大鹿　哲郎	筑波大学医学医療系眼科
	大橋　裕一	愛媛大学大学院医学系研究科視機能外科学分野（眼科学講座）
編集	烏山　佑一	信州大学医学部眼科学教室
	村田　敏規	信州大学医学部眼科学教室
執筆者 (執筆順)	笠井　祐子	京都府立医科大学眼科学教室
	森田　洋	信州大学医学部附属病院卒後臨床研修センター
	杉浦　和史	杉浦技術士事務所
	今井　章	信州大学医学部眼科学教室
	佐藤　達彦	大阪労災病院眼科
	永富　智浩	福岡ゆたか中央病院眼科
	押田　茂實	日本大学名誉教授（法医学）
	臼井　千惠	帝京大学医学部附属病院眼科
	前沢　千種	信州大学医学部眼科学教室
	杉浦　康広	杉浦眼科春日部本院
	奥山慎一郎	参天製薬株式会社 グローバル薬事統括部 薬事・薬制グループ
	西口　工司	京都薬科大学臨床薬学分野
	吉田　博	吉田眼科
	宇津見義一	宇津見眼科医院
	植田　喜一	ウエダ眼科
	澤　充	澤 眼科医院
	中川　紘子	京都府立医科大学大学院医学研究科視覚機能再生外科学（眼科学教室）
	渡邉　和誉	公益財団法人 兵庫アイバンク
	青木　大	東京歯科大学市川総合病院角膜センター・アイバンク
	中村　亘宏	公益財団法人静岡県アイバンク
	堀田　喜裕	公益財団法人静岡県アイバンク
	村井　仁美	公益財団法人静岡県アイバンク
	稲富　勉	京都府立医科大学大学院医学研究科視覚機能再生外科学（眼科学教室）
	相馬　剛至	大阪大学大学院医学系研究科眼科
	森永千佳子	理化学研究所多細胞システム形成研究センター網膜再生医療研究開発プロジェクト
	栗本　康夫	神戸市立医療センター中央市民病院眼科／先端医療センター病院眼科
	杉山　能子	金沢大学病院眼科
	鈴木　一作	鈴木眼科
	稲村　輝	鈴木眼科
	島村　賢一	長野県松本盲学校
	内尾　英一	福岡大学医学部眼科学教室
	平野　隆雄	信州大学医学部眼科学教室
	烏山　佑一	信州大学医学部眼科学教室
	野中　隆久	あかしな野中眼科
	黒澤　明充	黒沢眼科医院
	谷内　修	東京慈恵会医科大学眼科学講座
	今井浩二郎	京都府立医科大学大学院医学研究科医療フロンティア展開学
	仲泊　聡	国立障害者リハビリテーションセンター病院第二診療部眼科

郷家　和子	帝京大学医療技術学部視能矯正学科
神野　早苗	かんの眼科クリニック
仁科　幸子	国立成育医療研究センター眼科
戸田　和重	東京労災病院眼科
清水　宏泰	那須クリニック関西検診協会
吉原　正道	吉原眼科医院
田原　昭彦	田原眼科
家里　康弘	信州大学医学部眼科学教室
髙柳　泰世	本郷眼科・神経内科
小池　　泰	九州大学法学研究院
水沼　太郎	新星総合法律事務所

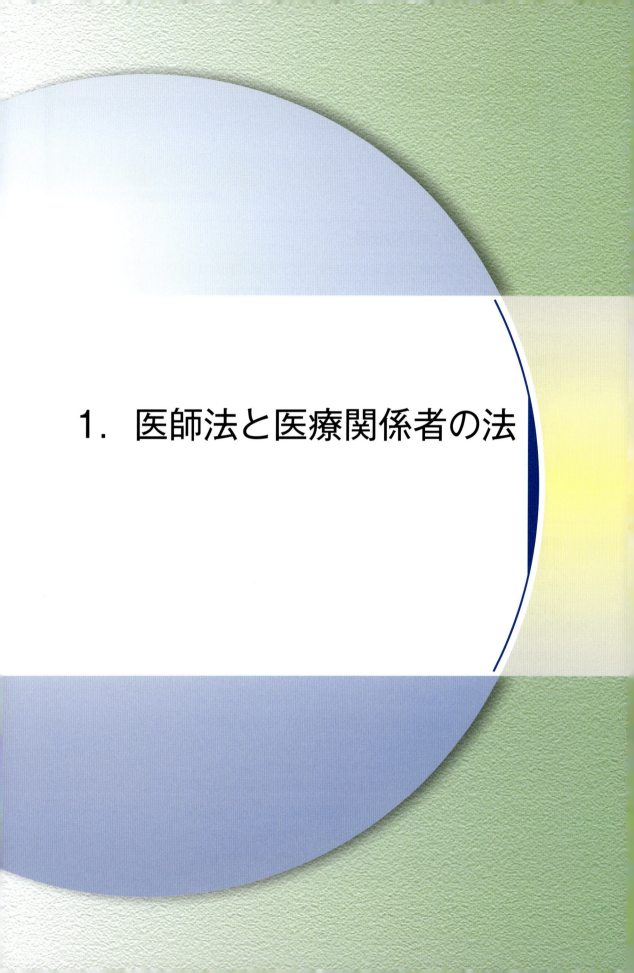

1. 医師法と医療関係者の法

医師法

1. 医師法の趣旨と医師の任務

医師法（昭和23〈1948〉年法律第201号）第1条は，"医師は，医療及び保健指導を掌ることによつて公衆衛生の向上及び増進に寄与し，もつて国民の健康な生活を確保するものとする"と定め，医師の任務を端的に表現している．医師法は，医師の提供する医療や保健指導が国民の生命や健康に大きな影響を及ぼすことから，医師の資格や業務について各種の規制をする．

医師法の条文構成[*1]は，**表1**の通りで，本項内で関連する記述の見出し番号を付記した．

[*1] 関係の省令や通達については，http://www.hourei.mhlw.go.jp/hourei/index.html を参照されたい．

2. 免許・試験（医師法第2条〜第16条）

医師になろうとする者は，医師国家試験（医師法第9条〜第16条）に合格し，厚生労働大臣の免許を受けなければならない（医師法第2条）．医師の免許制は，後述の"4. 医師でない者の医業の禁止"と表裏の関係にあり，医行為が人体や保健衛生に対して危険を及ぼしうるもので，医師が前述の"1. 医師法の趣旨と医師の任務"のような任務を負うことを根拠としている．

未成年者，成年被後見人，被保佐人には免許が与えられない（絶対的欠格事由．医師法第3条）．成年被後見人とは，家庭裁判所で，精神上の障害により事理を弁識する能力を欠く常況にあると認められて，成年後見開始の審判があった者である（民法第7条，第8条，第838条第2号）．被保佐人とは，家庭裁判所で，精神上の障害により事理を弁識する能力が著しく不十分であると認められて，保佐開始の審判があった者である（民法第11条，第12条，第876条）．

また，免許が与えられないことがある者としては，①視覚，聴覚，音声機能もしくは言語機能または精神の機能の障害により，医師の業務を適正に行うのに必要な認知，判断および意思疎通を適切に行えない者（医師法第4条第1号，医師法施行規則第1条），②麻薬，大麻，またはあへんの中毒者（医師法第4条第2号），③罰金以上

表1 医師法の条文構成

		(本項内で関連する記述のある見出し番号)
第1章	総則（第1条）	
第2章	免許（第2条～第8条）	2
第3章	試験（第9条～第16条）	2
第3章の2	臨床研修（第16条の2～6）	3
第4章	業務（第17条～第24条の2）	
	医師でない者の医業の禁止（第17条）	4
	医師でない者の医師等の名称の使用制限（第18条）	4
	診療義務（応招義務），診断書等交付義務（第19条）	5
	無診察治療等の禁止（直接診療義務）（第20条）	6
	異状死体等の届出義務（第21条）	7
	処方せん交付義務（第22条）	
	保健指導義務（第23条）	
	診療録の記載・保存義務（第24条）	8
	厚生労働大臣の医師に対する指示（第24条の2）	
第5章	医師試験委員（第27条，第30条）	
第5章の2	雑則（第30条の2，第30条の3）	
第6章	罰則（第31条～第33条の3…第6条第3項，第17条，第18条，第20条，第21条，第22条，第24条違反等）	2, 4, 6, 7, 8
附則（施行日，経過措置等）		

の刑に処せられた者（医師法第4条第3号），④医事に関して犯罪または不正の行為のあった者（医師法第4条第4号）が挙げられる（相対的欠格事由）．

　他方，厚生労働大臣による医師の免許の取り消しおよび医業の停止については，次の通りである．①まず，医師が上記の絶対的欠格事由に該当することになったとき（成年被後見人または被保佐人となったとき）には，免許が取り消される（医師法第7条第1項，第3条）．②また，医師は，上記の相対的欠格事由に該当するときや，医師としての品位を損なうような行為をしたときには，戒告，3年以内の医業の停止，または免許の取り消しの処分を受けることがある（医師法第7条第2項）．

　これらのうち，医師としての品位を損なう行為には，患者に不当に高額な治療費を要求することや，患者に対してわいせつな行為をすることなど，医師または人としてのモラルに反する行為が広く含

まれうる．また，相対的欠格事由のうち，医事に関する犯罪または不正の行為（医師法第4条第4号）の例として，後述の4～8までに挙げる規定に違反する行為（医師法第31条～第33条の3で犯罪とされている医師法第6条第3項，第17条，第18条，第20条，第21条，第22条，第24条違反など．また，医師法第19条の診療義務などの違反は犯罪とはされていないが，不正の行為には当たりうる），刑法に定められた犯罪に該当するような行為（たとえば，刑法第134条第1項の秘密漏示罪，刑法第160条の虚偽診断書等作成罪，刑法第211条の業務上過失致死傷罪）がある．

　これら医師免許の取り消しや医業停止の処分をするに当たり，厚生労働大臣はあらかじめ医道審議会の意見を聴かなければならない（医師法第7条第4項）．また，医師本人には，処分の手続きのなかで，意見を述べ，または弁明をする機会が与えられる（行政手続法第13条～第31条，医師法第7条第5項～第18項）．これらの処分を受けた医師は（免許取消処分を受けた医師は，再免許を受けようとするとき），再教育研修を受けるよう命じられることになる（医師法第7条の2，医師法施行規則第7条～第10条の4，平成19〈2007〉年3月30日付け通達）．

　医師免許に関する事項は，厚生労働省に備える医籍に登録される（医師法第5条，第6条）．医師は2年ごとに住所，氏名，主に従事している施設と業務の種別，主たる業務内容等を，都道府県知事を経由して厚生労働大臣に届け出なければならない（医師法第6条第3項，第33条の2第1号，医師法施行規則第6条，第2号書式『医師届出票』参照）．

3. 臨床研修（医師法第16条の2～6）

　診療に従事しようとする医師は，2年以上，大学附属病院または厚生労働大臣の指定する病院で，臨床研修を受けなければならない（医師法第16条の2）．平成16〈2004〉年4月1日から，診療に従事しようとするすべての医師に臨床研修が義務付けられた（平成12〈2000〉年法律第141号による改正）．ただし，同日の改正法施行の際に医師免許を受けている者およびそれまでに医師免許の申請を行い，施行後に免許を受けた者は，医籍に臨床研修を修了した旨の登録を受けた者（臨床研修修了医師）とみなされる（同改正法附則第8条）．

4. 医師でない者の医業の禁止（医師法第17条），名称の使用制限（医師法第18条）

　医師法第17条は，"医師でなければ，医業をなしてはならない"と規定し，それに違反した者は3年以下の懲役，または100万円以下の罰金（これらは併科されうる）に処せられる（医師法第31条第1項第1号）．ここで"医業"とは，反覆継続する意思をもって医行為に従事することをいい，生活上の糧を得る目的の有無を問わない（判例・通説）．この"医行為"とは，医師が医学的知識および技能を用いて行うのでなければ，保健衛生上の危害または人体への危害を生ずるおそれのある行為をいうと解されている．

　眼鏡店で検眼器を用いて検眼を行う行為は，医行為に当たるとの通達がある（昭和29〈1954〉年11月4日付け．眼鏡店で非医師が行いうる検眼は，需要者が自己の眼に適切な眼鏡を選択する場合の補助等，人体に害を及ぼすおそれがほとんどない程度にとどまり，通常の検眼器などを用いて度数の測定を行うことは許されないとする．昭和32〈1957〉年6月13日付けも同旨）．コンタクトレンズを使用させるために，検眼し，処方せんを発行し，装用の指導等を行うことも医行為である（昭和33〈1958〉年8月28日付け通達）[*1]．

　また，医師でなければ，医師またはこれに紛らわしい名称を用いてはならず（医師法第18条），これに違反した者は50万円以下の罰金に処せられる（医師法第33条の2第1号）．このように医師の名称独占が認められているのは，無資格者が医師などの名称を用いることで一般人が誤解をして被害を受けるのを防ぐという意味が大きいが，医師という名前には大きな責任が伴うことを医師に自覚させる意味ももっている．

5. 診療義務（応招義務），診断書等交付義務（医師法第19条）

　診療に従事する医師は，診療活動の求めがあった場合には，正当な事由がなければ，これを拒んではならない（医師法第19条第1項）．また，診察，検案または出産立ち会いをした医師は，それぞれ診断書，検案書または出生証明書等の交付の求めがあった場合には，正当な事由がなければ，これを拒んではならない（医師法第19条第2項）．このような医師の義務は，その業務の公益的性格と医師による医業の独占から導かれるものである．医師法第4章に定められた他の義務も同様であるが，この診療義務は，医師が国に対して負う

[*1] 最高裁平成9（1997）年9月30日判決（最高裁判所刑事判例集51巻8号671頁）は，眼科医が，医師免許のないOMA（眼科コメディカル）に，コンタクトレンズの処方を目的とする検眼およびテスト用レンズの着脱を一任して行わせていたケースにつき，これらの行為は医行為に当たるとして，この眼科医につき，このOMAとの共同正犯（刑法第60条，第65条第1項参照）としての医師法第17条違反罪（医師法第31条第1項第1号）の成立を認めた（事案の内容につき，原審の東京高裁平成6〈1994〉年11月15日判決〈判例時報1531号143頁，判例タイムズ878号281頁〉も参照）．OMAは，公益社団法人日本眼科医会が認定するものであって，法律上の資格ではないので，検査などの診療の補助に関しては，一般人と同等のことができるにとどまる．

公法上の義務であって，患者に対して負う私法上の義務ではないと解されている．つまり，患者からの診療の求めがあったからといって，医師法の規定によって当然に契約が成立して，医師が患者に対して私法上の診療義務を負うことになるわけではない．したがって，正当な事由なく診療を拒絶しても，それは医師法第19条第1項の公法上の義務に違反するが，当該患者との関係で損害賠償責任が直ちに発生するわけではない（医師と患者との間に具体的な医療契約が締結されて初めて，その患者に対してその医師が私法上の診療義務を負うことになる）．もっとも，具体的な医療契約の締結がなくても，患者の求めに対して正当な事由なく診療に応じなかったことで，医師が不法行為責任を負うべき場合はありうる．

診療の求めがあってもこれを拒絶できる正当の事由があれば診療義務はないが，その患者について診療報酬の未払残金があるとか，医師自身が単に疲れているといったことでは，この正当事由に当たらない．これに対し，医師自身が病気であるとか，他の患者の手術中で手が離せないとかの状況は正当事由に当たる．また，専門外であるとか休日・夜間であるとかの理由で，他に体制の整った病院や診療所での受診を指示するのであれば，正当事由があるということになろう．ただし，その場合でも応急措置が必要なことはある（昭和24〈1949〉年9月10日付け，昭和49〈1974〉年4月16日付け通達参照）．

6. 無診察治療等の禁止（医師法第20条）

医師は，自ら診療しないで治療をしたり，診断書や処方せんを交付したりしてはならない（医師法第20条．違反には50万円以下の罰金という罰則の定めがある．医師法第33条の2第1号）．直接の対面診療をしなければならないということであり，再診を電話ですることについても，患者に対する診療が中断されていた場合や，新たな病状の出現があるなど，疾患がどのように変化したかを測知できなかった場合など，第20条違反に関して厳重な注意が必要な場合は多い．原則は対面診療にあるとの認識を確認したい．

なお，近年の情報通信機器の発達・普及に伴い，遠隔診療に関して，新たな通達が発せられた（平成9〈1997〉年12月24日付け，平成15〈2003〉年3月31日付け，平成23〈2011〉年3月31日付け）．それによると，たとえば，"直近まで相当期間にわたって診療を継続してきた慢性期疾患の患者など病状が安定している患者に対し，患者の病状急変時等の連絡・対応体制を確保したうえで実施すること

によって患者の療養環境の向上が認められる"といった要件があれば，患者の要請のもとに遠隔診療を行うことが認められている．

7. 異状死体等の届出義務（医師法第21条）

医師法第21条は，"医師は，死体又は妊娠4月以上の死産児を検案して異状があると認めたときは，24時間以内に所轄警察署に届け出なければならない"と定めている（違反には50万円以下の罰金という罰則の定めがある．医師法第33条の2第1号）．この異状死体等の届出義務について，最高裁（平成16〈2004〉年4月16日判決，最高裁判所刑事判例集58巻4号247頁）は，死体を検案して異状を認めた医師は，その死体が自分の診療していた患者で，自分がその死因等について診療行為における業務上過失致死などの罪責に問われるかもしれない場合にも，医師法第21条の届出義務を負い，それは憲法第38条第1項の"何人も，自分に不利益な供述を強要されない"との定めに違反しない旨の判断を示した．

8. 診療録の記載・保存義務（医師法第24条）

医師は，診療をしたときは，遅滞なく診療に関する事項を診療録に記載しなければならず，診療録については5年間の保存義務が課せられている（医師法第24条．違反には50万円以下の罰金という罰則の定めがある．医師法第33条の2第1号）．その始期は，患者に対する一連の診療の完了時点であると解されている．診療録作成から5年間ではないことに注意が必要である．診療録の保存については，一定の要件の下で電子媒体によることも認められており，それと関連して，紙媒体のものも含め，一定の基準を満たせば，病院・診療所等以外の場所で保存すること（外部保存）も可能である（平成14〈2002〉年3月29日付け，平成17〈2005〉年3月31日付け，平成22〈2010〉年2月1日付け各通達）．その基準として，患者のプライバシー保護に十分留意し，個人情報の保護が担保されること，外部保存が病院・診療所などの責任で行われるべきことなどが挙げられている．

患者との関係での診療記録の取り扱いについては，従来，訴訟への提出という観点から問題になることが多かったが，最近では，医療従事者と患者との間の良好な信頼関係の構築，インフォームド・コンセント，個人情報の保護といった観点からも留意が必要である（医療法第1条の4第2項，平成15〈2003〉年9月12日付け通達参照）．

〔笠井祐子〕

Q&A 診療録の適切な書きかたについて教えてください

Answer 問題指向型診療記録で作成します．

問題指向型診療記録（POMR）

問題指向型診療記録（problem oriented medical records；POMR）[*1]は患者のもつ診療に関連する社会的なものも含めたproblemを設定し，解決することに着目した診療記録であり，①初診（入院）時に作成する基本情報，②基本情報に基づくproblem listと各problemに対する初期計画，③日々の診療のproblemごとのSOAP[*2]により構造化された記録（プログレスノート），④退院（終診）時の総括で構成される（表1）．

基本情報とproblem list，初期計画

どのような患者が，なぜ来院（入院）し，どのような所見があるかを要約したものが基本情報である．主訴，現病歴，既往歴，家族歴，診察所見，検査所見だけでなく，社会的問題を含めた患者背景

表1 診療録に記載する内容

初診時（入院時）の記載			日々の記録（プログレスノート）
基礎データ	問題リスト	初期計画	SOAPによる経過記録
患者プロフィール 主訴 現病歴 既往歴 家族歴 診察所見 検査所見	#1…… #2…… #3……	#1…… #2…… #3……	Subjective Objective Assessment and Plan 　#1…… 　#2…… 　#3……

診断確定時や治癒時	終診・退院時の総括
問題リストの修正	終診（退院）時要約
#1……→解決（inactive） #2……→診断名の変更 #3……→#2への統合 #4 新たな問題の設定	基礎データ 経過のまとめ 問題リストに基づくまとめ 今後の方針，退院（終診紹介）時の処方

[*1] **POMR**
Weedが1964年に提唱し，1973年に日野原がわが国に紹介した記載法であるが，単なる診療録の記載法ではなく，多職種が協働して患者を科学的に治療し，かつ全人的にケアするためのツールである[1]．多職種で共有することが原則であり，かつ患者自身がアクセスすることが可能であるべきで，原則として専門用語を含め日本語で記載するべきである．また，略語は診療科によりまったく違う意味をもつことがあり，原則使用すべきでない．

文献はp.279参照．

[*2] **SOAP**
Subjective complaints, Objective findings, Assessment and Planの略．

(患者プロフィール)も記載することが大変重要である．

　この基本情報に基づいて来院(入院)に至った問題を整理しproblem list(問題一覧)を作成する．以後の診療・記載はこのproblem listに従って行うが，問題点は症状(視野狭窄など)や検査値の異常，確定した診断など確証のある事実であり，疑われる疾患名(緑内障疑いなど)はproblemとしては不適切である．

　初期計画は個々のproblemを解決する，もしくは確定した事実にする(＝診断する)手段をまとめたものである．problemが症状であれば，症状から考えられる鑑別診断を列挙し，鑑別に必要な手段を記載する．problemが確定した診断であれば，治療方法の選択と決定のプロセスを記載する．(したがって，疑い病名はproblemとしては不適当である．) 初期計画の作成で最も重要なことは論理性である．思いつきや論理の飛躍のない，EBM (evidence-based medicine) などに基づいた検査や治療法の吟味と，患者の意向も加味したもので，なぜそのような診療を行ったのかが明白に他者に理解できる内容でなければならない．

POS[*3]による日々の診療記録 (プログレスノート)

　日々の記録はプログレスノートとも呼ばれる．個々のproblemについてSubjective complaints, Objective findings, Assessment and Planに分けて記載する．実際には患者がproblemに分けて訴えるわけでなく，診察所見も系統的に記載するほうが漏れが少ないため，Subject, Objectについてはproblemごとに分ける必要はない．AssessmentとPlanはproblemごとに記載することが重要であるが，両者を分けず一体として記載するほうが一般的である[*4]．

　また，problemは診療の過程で変化するものである．病的な症候が診断として確定した場合には，同一のproblemの名称(内容)変更を行う．問題が解決(治癒)することもあれば，新たな問題が生じることもある．その場合，解決したproblemの番号はinactive (欠番)となり，新たなproblemには新たな番号をつける．このように常に患者の状態を系統的に把握し，problem listを修正することが重要である．

　SOAPで診療録を書くといわれるが，問題指向型診療記録の本質はSOAPの形式で日々の記録を記載することではなく，あくまでも患者のproblemを明確にし，それを解決することを目指すことである．

[*3] POS
problem oriented system (問題指向型システム)．

[*4] 診療録には診療報酬請求の根拠であるという別の一面がある(病歴，診察に基づき，なぜ検査を行ったのか＝疑い病名・検査の根拠，どのような根拠で診断し治療を行ったか＝病名・治療の根拠)．保険診療においては，患者に対するインフォームド・コンセントで配布した文書や署名を得た同意書，指導料など診療報酬を得るための根拠となる指導内容や検査結果の記載など，保険診療規則などで定められた事項の要項に則った記載も必須である．

中間サマリー,退院時・終診時サマリー

　このように系統的に記載しても,全体像が把握しにくくなる場合もある.そのため中間評価(一週間のまとめ)は必ず行う.経過をグラフにまとめることも有用である.こうすることで,診療録を中心としたチーム診療が可能となり,担当者も十分な休息をとることができる.

　退院時,終診時にも同様に経過を要約しなければならない.終診時要約には患者の基本情報,problem list,problem list ごとの経過,考察,退院時処方などが記載され,その要約のみを参照すれば,その後の診療が可能となる内容でなければならない.

〈森田　洋〉

電子カルテの導入とその運用について教えてください

Answer 電子カルテに紙カルテのような使い勝手を期待してはいけません．データを電子的に扱えることで情報の利活用がしやすくなることを評価しましょう．診察業務のみならず，院内業務全体の流れ，作業の連続性につき見直すことを勧めます．なお，電子化されたデータが漏えいしないよう，モラルを含め，セキュリティ対策が必要になります．

電子カルテシステムの基礎知識

一般的な知識：情報システムを導入すると，そのシステムがカバーする業務がスムーズに処理されることにより，作業品質を落とさず減員できたり，余った要員を忙しい部門に再配置できるという期待がある．昭和40年代後半から50年代後半にかけた大型汎用コンピュータを使った情報システム黎明期には，確かにそのような目に見える量的効果があった．それは大量/一括/繰り返しという，コンピュータが最も得意とし人間には不得意な単調な作業を繰り返す業務がシステム化の対象だったからだといえる．しかし，今までの仕事のしかたを見直さないまま電子的に処理するという単純な発想で効果が出る範囲の業務は，製造業など他業種ではすでにやり尽くされていると思われる．一方，医療分野には依然として見直すべきことが残っているのが現状である．原因はさまざまあるが，医療業務は基本的に人対人の対面作業であり，大量一括処理の対象にならない作業が多いことが挙げられる．しかしそれが前面に出てしまい，他業種のように無理無駄を廃し，業務を整理整頓して生産性向上を図るという発想が希薄な面が見受けられる．いまや病院といえども，患者満足度，スタッフ満足度を向上させながら経営効率向上を図らなければならない状況にあることは論を待たず，仕事のしかたの見直し，情報システムの導入もそれを実現する一つの手段であるといえる．

電子カルテシステム：紙カルテと電子カルテの決定的な違いは，使い勝手と自由度である．前者は紙と鉛筆でどうにでも書けるのに対し，後者は入力，操作上の約束事があり，紙カルテで育った医師に"電子カルテは使いづらい"という先入観をもたれているのが現状で

ある.現場の作業実態を踏まえない仕様,使い勝手になっていることもあるが,電子カルテに限らず情報システムは一定のルールを守ることを条件につくられ,運用されている.これを理解せず,紙カルテと同等以上の使い勝手,自由度を要求する関係者がいるうちは,電子カルテシステムの導入を見合わせたほうが無難かもしれない.紙カルテから電子カルテへの切り替えには,パラダイムシフトが必要である.

　紙カルテは確かに自由度が高く,使い慣れているものの,情報の利活用の点から評価すれば,情報を電子的にとり扱える電子カルテのほうが有利であることはいうまでもない.ただしこれは,関連するほかの院内業務が同じ完成度で電子的に処理されている(システム化されている)ことが前提となる.なぜなら,診察業務がメインであっても多種多様ある院内業務の一つに過ぎず(図1),診察業務をカバーする電子カルテシステムだけが導入されても,情報授受に人手が介入せざるをえず,全体として効果が出ないからである.

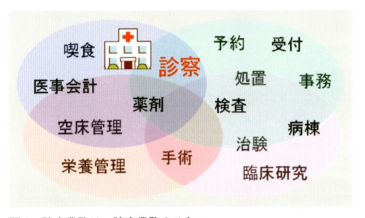

図1　診察業務は,院内業務のひとつ

　厚生労働省は2020年度から,社会保障,税番号に使っているマイナンバー制[*1]を医療分野にも適用する方針だが,これも診察業務はじめ,院内の各種業務がもつ情報を電子的に扱えるようになっていなければ実現できない.診察業務に情報を送り込むシステム,診察業務からの指示を受けとるシステムが必要なことは明らかで,これらがなければ電子カルテシステムの独り相撲になってしまう.さらにいえば,各業務をカバーするシステムが設計思想の統一されていない個別最適なシステムだった場合には,これらを寄せ集めても院内業務を一気通貫に処理できる統合化されたシステムにはならない.個別最適の寄せ集めは,全体最適にはならないということである.

> **＊1　マイナンバー制と電子カルテ**
> 厚生労働省はマイナンバー制度と,電子カルテなど医療系のシステムとを連動させ,診療や処方薬の情報を共有することで投薬,検査などの重複を避けたいとしている.
> 　電子カルテシステムでは,使っている患者ID番号とマイナンバーとのマッチング,あるいは置き換えが必要になる.技術的には大きな問題はないが,膨大な手間とミスの発生が容易に想像できる.全国ベースで漏れなく確実に連動していることをいかにテストし確認するか,具体的で実行可能な策はあるかが懸念される.作業中にセキュリティホールをつくり込んでしまうかもしれない.個人情報の最たるものである診療情報が漏えいしたら取り返しがつかない.方向性としては間違いないが,有限予算,有限時間のなかで,机上の空論でない実行可能解を見いだせるかが鍵となる.

電子カルテシステムは，現場を踏まえた独自開発がベストだが，出来合いのパッケージを導入することが多い[*2]．パッケージの評価はトップと現場，医師とコメディカルなど，立場によって違いがあり，普遍的な最適解はないが，評価すべきは，"なければ困る"基本的な機能の有無であり，"あれば便利"な機能は二の次ということである．前者は言わずもがなだが，後者は選定者の趣味趣向が入る可能性が大きい．だれがどのような場面と頻度で使い，客観的にどの程度便利であるかという視点で詰めるべきである．ある大学病院に導入された電子カルテシステムの評価は以下の通りであった．

[*2] パッケージを提供する側が見学先を紹介する場合があるが，そこは往々にしてパッケージをつくった側に協力的な病院であり，"よいシステム"といわざるをえない立場にある導入側のスタッフによって説明されることがほとんどである．

ある大学病院に導入された電子カルテシステムの評価
- ボタンが多すぎてどこを押してどうすればいいのか，聞かないとわからない．
- いろいろなウィンドウが開くので，どこにどの情報があるのかが把握しにくい．
- 一人一人の患者について操作するべきことが多すぎ，時間がかかりすぎる．
- 使うボタンは非常に限られており，一度も押す必要のないものが多すぎる．

この反対のものを選ぶということであるが，以下は，評価項目に加えるべきと考えられる．

電子カルテの評価項目に加えるべきポイント
- 目的の機能，情報に行きつくまでに要する操作回数，所要時間，レスポンス
  → 機能は実現できても，操作の手間，性能的に使えない場合あり
- 作業と思考の連続性を妨げない操作性
  → 作業実態を踏まえたユーザーインターフェイス（画面レイアウト，画面遷移，操作性など）
- ハイリスクな薬剤の処方など，医療事故防止に対する配慮
  → 処方，指示時の警告・確認メッセージの表示など

眼科用電子カルテシステムの特殊性

一般的に眼科向けの電子カルテの構築は，他科に比べて難しいといわれている．大手のシステム開発会社も，眼科だけは手をこまねき，それを専門とする電子カルテベンダと組んでいるほどである．どこがそれほど難しいのか？ 手書きが多いことが難しい要因のひとつに挙げられていた時期もあったが，これは大画面高精細で書き味もよいタブレットが出回ってきたことで解消されている．検査結果を時系列でみることが多い眼科であるが，できるだけ操作回数が少なく，見やすい形でストレスなく時系列で見る必要性は他科も同

じで，眼科だけの問題ではない．"検査の種類が多数あり，サポートが面倒"，これだけが他科と大きく違うことであり，そのほかは他科の電子カルテシステムと同じと考えてよい．

多種多様な検査機器からのデータをシステムにとり込む方法を逐一ゼロベースで考えるのは，有限予算，有限時間のなかでは難しい．一つの解決方法は，検査機器から出力される検査結果の種類を分類，パターン化し，そのどれに当てはまるかを決めておく方法である．これにより，その検査種類ごとに時間をかけて電子カルテシステムへのデータの流し込みをゼロベースで考える手間が不要になる．具体的には，次の3通りの受けとり方法がある．

1. デジタルデータで受けとる．
2. 検査機器の画面を見ながら手入力する．
3. 検査機器から印刷された検査結果表をスキャナで読みとる．

最近では1が多くなってきたが，これはこれで問題がある．それは，検査機器メーカー間の共通仕様がなく，したがって検査機器対応にインターフェイスをつくらなければならないことである．検査データファイリングシステム，電子カルテシステムには検査機器メーカーが提供するものがあるが，他社の検査機器を接続することは，技術的な問題だけではなく，経営戦略上の問題があり，事実上できないのが実態といえる．もっとも，これは検査機器メーカーだけの問題ではなく，大手システム開発ベンダの電子カルテシステム間のデータ授受についても，総論賛成，各論反対で標準化が進んでいないのが実状である．

セキュリティ

厚生労働省が定める医療情報システムに関するガイドラインに，ISMS（information security management system）と呼ばれる情報セキュリティに関する規定がある．その第20条に"個人情報取扱事業者は，その取り扱う個人データの漏えい，滅失又はき損の防止その他の個人データの安全管理のために必要かつ適切な措置を講じなければならない"と書かれている．診療情報という個人情報の最たるものを扱っている電子カルテはじめ，医療情報システムは，これをクリアしなければならない．

情報が電子化されていることから，簡単に大量の個人情報がもち出される危険がある．悪意をもってもち出されると，情報は電子的なスピードで拡散し，予想もつかない被害が起きる可能性がある．第20条

以外にも，ISMSには守るべき事項が規定されているが，要点は以下のとおりである．

1. 内的外的要因を問わず，情報が漏えいしないこと．
2. 情報システムが保存している情報を失わないこと．
3. 情報システムが提供する機能が継続して使い続けられること．

ハードウェア構成，ソフトウェア構成，アプリケーションを設計するとき，および運用時に，これらが考慮されていることが求められ，管理体制も同様に整備しなければならない．

情報漏えい対策：外部記憶装置（USBなど）への書き出し，メールでの添付ファイルなど，漏えいにつながる操作をした場合には，警告メッセージを表示するとともに，そのような操作が行われたことを記録している（**図2**）ことを周知し，情報をもち出そうとする者への抑止力とすることができる．

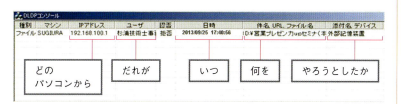

図2 操作の監視例

さまざまな動機から，処罰覚悟で漏えいにつながる操作をする場合もある．これに対応できるよう，重要な情報である場合には，警告メッセージに留まらず，漏えいにつながる操作を禁止にすることが可能な監視ツールもあるので必要に応じて導入することを勧める．

セキュリティポリシー：院内で行う情報のセキュリティに対する対策方針や行動規範で，病院スタッフに守ってもらうべき規定，どのような手段で守るのかといった考えかた，具体的な方針を指す．情報の種類や規模，体制によって異なるが，病院は個人情報の最たるものである診療情報を扱っているので，それに見合ったセキュリティポリシーが必要になる．操作に関するセキュリティポリシーは，**図3**に

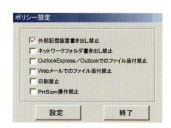

図3 操作のセキュリティポリシー設定例

示すようなものである．

外部からのアタック[*3]：省庁のホームページが改ざんされたとか，自衛隊装備品をつくる企業の情報システムがアタックを受けたなどのニュースをみることがあるが，外部からのアタックによって情報がもち出された例はきわめて少ない．大半は内部的要因となっている（図4）．

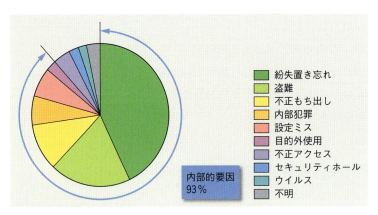

図4 情報漏えい要因
（資料提供：日本ネットワークセキュリティ協会．）

ISMSで守るべき事項の筆頭になっている"内的外的要因を問わず，情報が漏えいしないこと"を実現するためには，漏えいさせないための監視ツールの導入と相互牽制が働く管理体制の確立と運用が求められる．

（杉浦和史）

[*3] 日本年金機構，東京商工会議所が外部から侵入された事件があった．外部からのアタックではあるが，添付ファイルを開くという緊張感のない職員の操作によって引き起こされた内部の問題といえる．正式文書に似た名前だからとの言い訳もあるが，ファイルを開く際にパスワードを入力させるルールが採られていれば防ぐことができた．内規で決まっているパスワードを入力しないとファイルが開けないようにした運用は，多くの民間企業ではすでに行われている．安全のため，Gmail，YahooメールなどWeb系メールの受発信をブロックしているところもある．多少，使い勝手が悪くなっても，万が一のことを考えた安全策が必要である．

医療機関でも運用ルールをつくり，定着させる必要がある．また，電子カルテなど，院内業務をカバーするシステムと，外部との接続をする業務系システムとのネットワークは切り離して運用するなどの対策も必要となる．

診療情報開示を求められたときの対応について教えてください

Answer 個人情報保護法に基づいて開示が行われます．患者本人が診療情報の開示を求める場合には，医療従事者は応じなければなりません．患者本人以外にも開示を求めることのできる人，医療従事者が診療情報の提供を拒むことのできるケースなどが定められています．

守秘義務と診療情報開示

　医療従事者は，患者の同意を得ずに，患者以外の者に対して診療情報の提供を行うことは，医療従事者の守秘義務に反し，法律上の規定がある場合を除き認められない（守秘義務）．診療情報は本来患者本人の情報であり，患者本人に帰属する．患者本人および権利を有する者（後述）より診療情報開示の希望があった場合に，診療情報開示がなされる．医療機関における診療情報の開示は，"診療情報の提供に関する指針［第2版］[1]"や"診療情報の提供等に関する指針"（厚生労働省，2003〈平成15〉年）に基づいて行われていた．しかし，これは指針に過ぎず，根拠となる法律はなかった．

　2005（平成17）年4月1日より個人情報の保護に関する法律（個人情報保護法）[2]が施行され，法律に基づいて診療情報開示が行われるようになった．個人情報保護法は，個人データ開示（第25条），データの訂正・追加・削除（第26条），利用停止または消去（第27条）について定めている．個人情報保護法施行にあたり，医療機関などにおける個人情報のとり扱いについて詳細なガイドラインが定められた（2010〈平成22〉年9月17日改正『医療・介護関係事業者における個人情報の適切な取扱いのためのガイドライン』[3]）．これらのガイドラインをもとにして，各医療機関ごとの診療情報開示のための手順が定められており，熟知しておく必要がある．関連する用語の定義を表1にまとめる．

文献はp.279参照．

診療情報開示を求められたら

　原則として，医療従事者などは，患者などが患者の診療記録の開示を求めた場合には，これに応じなければならない．また，診療記

表1 用語の定義

診療情報	診療の過程で，患者の身体状況，病状，治療などについて，医療従事者が知り得た情報．
診療記録	診療録，処方せん，手術記録，看護記録，検査所見記録，X線写真，紹介状，退院した患者に係る入院期間中の診療経過の要約，その他の診療の過程で患者の身体状況，病状，治療などについて作成，記録または保存された書類，画像などの記録．
診療情報の提供	①口頭による説明，②説明文書の交付，③診療記録の開示など具体的な状況に即した適切な方法により，患者などに対して診療情報を提供すること．
診療記録の開示	患者などの求めに応じ，診療記録を閲覧に供すること，または診療記録の写しを交付すること．

録の開示の際，患者などが補足的な説明を求めたときは，医療従事者などは，できる限りすみやかにこれに応じなければならない．担当の医師などが説明を行うことが望ましいとされ，そのため，医療機関の管理者は，診療記録の開示手続を定めることとされ，各医療機関において診療記録開示手順が定められており，それに従う．

診療記録の開示を求めうる者

原則として患者本人．次の場合に，患者本人以外の者が患者に代わって開示を求めることができる．

1. 法定代理人．ただし，満15歳以上の未成年者については，疾病の内容によっては患者本人のみの請求．
2. 診療契約に関する代理権が付与されている任意後見人．
3. 患者本人から代理権を与えられた親族およびこれに準ずる者．
4. 患者が成人で判断能力に疑義がある場合は，現実に患者の世話をしている親族およびこれに準ずる者．

診療記録の開示に関する手続

1. 医療機関が定めた方式に従って，医療機関管理者に対して申し立てる．書面による申し立てが望ましいが，申し立ての理由の記載を求めることは不適切とされる．
2. 申立人は，自己が診療記録の開示を求めうる者であることを証明する．
3. 医療機関の管理者は，担当医師などの意見をきいたうえで，すみやかに診療記録の開示をするか否かなどを決定し，これを申立人に通知する[*1]．医療機関の管理者は，診療記録の開示を認める場合には，日常診療への影響を考慮して，日時，場所，方法など

[*1] 費用について
医療機関の管理者は，申立人から，診療記録の開示に要する費用を徴収することができる．

を指定することができる．

なお，診療記録の開示の可否については，医療機関内に設置する検討委員会などにおいて検討したうえで決定することが望ましい．

診療情報の提供を拒みうる場合

医療従事者などは，診療情報の提供が次に掲げる事由に該当する場合には，診療情報の提供の全部または一部を提供しないことができる[*2]．

1. 診療情報の提供が，第三者の利益を害するおそれがあるとき．
2. 診療情報の提供が，患者本人の心身の状況を著しく損なうおそれがあるとき．

診療記録の開示の申し立ての全部または一部を拒む場合には，原則として，申立人に対して文書によりその理由を示し，苦情処理体制（都道府県の設置する医療安全支援センターや医師会が設置する苦情処理機関などの相談窓口，当該医療機関における苦情処理体制など）もあわせて説明する．

[*2] 個々の事例への適用については，個別具体的に慎重に判断することが必要である．

カコモン読解 第18回 一般問題19

診療録の開示で正しいのはどれか．3つ選べ．
a 患者の遺族には開示しない．
b 患者の申し出に対して開示する．
c 患者本人に開示する前に第三者に開示する．
d 患者から代理権を与えられた後見人に開示する．
e 判断能力がない場合で親族の申し出があれば開示する．

解説 b．患者本人は診療録の開示を求めうる．
d．患者本人から代理権を与えられた親族，およびこれに準ずる者は，診療録の開示を求めうる．
e．患者が成人で判断能力に疑義がある場合は，現実に患者の世話をしている親族およびこれに準ずる者は診療録の開示を求めうる．

模範解答 b, d, e

（今井　章）

診断書の記載と基準について教えてください

Answer 診断書によって記載内容に基準のあるものや指定を受けた医師しか作成できないものがあります．いずれの診断書においても注意点を踏まえて患者や当事者に不利益とならないように作成しなければなりません．

文献はp.279参照．

診断書とは

診断書とは，医師および歯科医師が，患者の病状や障害の程度，治療内容（例：入院，手術）などを証明するために発行する証明書である．診断書の作成については医師法によって定められており，

表1 診断書作成に関する関連法規

医師法第19条第2項（診療に応ずる義務等）	診察若しくは検案をし，又は出産に立ち会つた医師は，診断書若しくは検案書又は出生証明書若しくは死産証書の交付の求があつた場合には，正当の事由がなければ，これを拒んではならない．
医師法第20条（無診察治療等の禁止）	医師は，自ら診察しないで治療をし，若しくは診断書若しくは処方せんを交付し，自ら出産に立ち会わないで出生証明書若しくは死産証書を交付し，又は自ら検案をしないで検案書を交付してはならない．但し，診療中の患者が受診後24時間以内に死亡した場合に交付する死亡診断書については，この限りでない．

表2 診断書作成にあたっての基本事項

1	使用目的を必ず確認する．
2	提出先など，処理ルートを把握しておく．
3	原則として本人または家族（委任状が必要）の依頼により作成する．
4	依頼があった場合には，すみやかに作成する．
5	事実のみを記載し，入院日数の延長や病名の変更などには絶対に応じない．
6	楷書で書き，わかりやすい表現で簡潔に記載する．
7	作成後，記入内容に誤りがないか再度確認する．
8	必ず控えを保管しておく．
9	内容について絶対に口外しない．

"患者から依頼があった場合には正当な事由がない限り診断書作成を拒否できない"と規定されている（**表1**）．

診断書作成にあたっての基本事項を**表2**に列挙する．診断書の作成は多忙な業務のなかでなおざりになりがちであるが，その遅延や不備は患者にとって直接の不利益となるため，迅速にかつ確実に作成することが重要である．

本項では，一般の眼科診療のなかで，作成する機会が比較的多いと思われる，普通診断書，入院証明書，身体障害者診断書・意見書，障害年金診断書作成に際しての注意点について概説する．

普通診断書

普通診断書は，患者の通勤，通学先などへ提出され，診断に基づいた休業，休学などの証明書となる．各医療機関にそれぞれ所定の用紙がある場合がほとんどで，それに基づいて作成すればよい．

以下に，当院で用いられている普通診断書を例に，作成に際しての注意事項を列挙する（**図1**）．

1. 鉛筆，マジックなどではなく，ボールペンで記入する（鉛筆は文書の改ざんを可能とするため，マジックは筆圧が弱く複写に不向きであるため）．

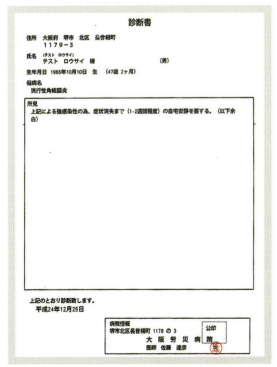

図1 普通診断書の記載例

2. 楷書で記入する．
3. 住所は市町村以上から記入し，限定した相手にしかわからない地区などから書かない．また，読みにくい場合には，その仮名もふっておく．
4. 氏名はフルネームで正確に記入する．読みにくい場合には，その仮名もふっておく．また，生年月日も忘れずに記入する．
5. 傷病名には罹患眼の左右も記入する．また，疑いであれば"（疑い）"と記入する．
6. 所見には傷病名に基づく指示（例：自宅安静，休業），またその大まかな期間（例：1週間程度，症状消失まで）を記入する．受けとった相手が病名とそれに基づく指示内容の必要性が理解できるように書く（例：この場合，強感染性のため）．最後には，"以上"や"以下余白"など記入し，万が一でも文書の改ざんがなされないようにする．
7. 記入日を入れる．
8. 医師の認印と，病院の公印を押す．
9. 記入した診断書の複写を保存しておく（1枚は患者用，1枚は医事課用，1枚はカルテ用，など）．

入院証明書（診断書）

　入院証明書（診断書）は，患者の契約している保険機関（例：生命保険会社）へ提出され，診断に基づいて行われた治療内容を証明するもので，患者にとっては，保険料を請求するうえで支払要件を満たしていることを証明するための重要な書類となる．各保険機関によってそれぞれ所定の用紙があり，それに基づいて作成すればよい．
　入院証明書の一例をもとに，作成に際しての具体的な注意事項を以下に列挙する（図2）．

1. ボールペンを用いて楷書で記入する．
2. 患者氏名，年齢は正確に記入する．
3. 入院開始原因：裂孔原性網膜剥離など，患者が視野欠損や視力低下の発生日を記憶している場合には，その日時を傷病発生年月日に記入し，患者の申告であることを記入する．一方で，白内障の場合など，傷病発生年月日を特定することができない場合には"不詳"としておく．
　また，裂孔原性網膜剥離をはじめとして硝子体手術を施行する際には，白内障との同時手術となることも少なくない．このよ

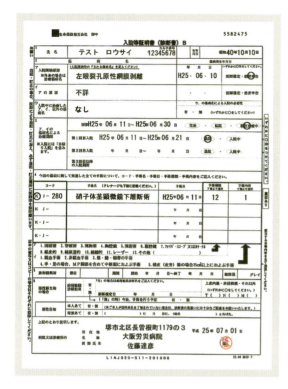

図2 入院証明書の記載例

うな場合，たとえば，"#1 裂孔原性網膜剥離，#2 白内障"などと記入し，#1に関しては具体的な傷病発生年月日を記入し，#2に関しては不詳としておく．

4. 図2のアの原因：裂孔原性網膜剥離の場合，外傷など明らかな原因を認める場合を除いて"不詳"と記入する．白内障の場合，全身疾患を認めず，老人性白内障と診断される場合には"加齢"と記入し，傷病発生年月日は"不詳"としておく．
5. 入院中に治療した図2のア，イ以外の傷病名：上記アの治療中にあわせて診察，治療した疾患（例：入院中に発生した全身合併症）について記入する．
6. 図2のア，イの傷病名による治療期間：初診日については，入院開始原因に対する初診日である．他院より紹介された場合は，紹介された医療機関での初診日について記入する．
7. 手術内容については，手術料を算定したコードも記入しておく．
8. 記入日，医師名などを記入し，複写を保存しておく．

身体障害者診断書・意見書（視覚障害用）

身体障害者診断書・意見書は，身体の何らかの障害のために日常生活に制限のある患者に対し，身体障害者福祉法に基づき福祉措置

表3 視覚障害等級表[*1]

級	視覚障害
1級	両眼の矯正視力の和が0.01以下のもの
2級	視力：両眼の矯正視力の和が0.02以上0.04以下のもの
2級	視野：両眼の視野がそれぞれ10°以内でかつ両眼による視野について視能率による損失率が95%以上のもの
3級	視力：両眼の矯正視力の和が0.05以上0.08以下のもの
3級	視野：両眼の視野がそれぞれ10°以内でかつ両眼による視野について視能率による損失率が90%以上のもの
4級	視力：両眼の矯正視力の和が0.09以上0.12以下のもの
4級	視野：両眼の視野がそれぞれ10°以内のもの
5級	視力：両眼の矯正視力の和が0.13以上0.2以下のもの
5級	視野：両眼による視野2分の1以上が欠けているもの
6級	一眼の矯正視力が0.02以下，他眼の矯正視力が0.6以下のもので，両眼の矯正視力の和が0.2を超えるもの

[*1] 視覚障害等級表において，"矯正視力の和"（合計）が，対数視力ではなく小数視力の合計を意味していることに本質的な疑問がある．

をとって生活制限を少しでも緩和するため，障害の程度を証明するものである．身体障害者と認定された患者には身体障害者手帳が交付され，福祉措置は身体障害者手帳の所持を前提として行われる．

身体障害者診断書・意見書の作成は，障害の種類別に自治体の長から指定を受けた指定医が記入する．指定医になるには，所定の手続きを行い，各都道府県に申請し，身体障害者福祉法による指定医の資格を得る必要がある．指定を受けていない医師が書いた診断書，または指定医が記入しているが指定を受けていない障害について記載した診断書については無効である．また，指定医は指定された医療機関のみでしか診断書を発行することができない．

視覚障害は，障害の程度により1～6級までに区別され（表3），障害の程度に変化が予想される場合には再認定を受けることができる．以下に，視覚障害用の身体障害者診断書・意見書を作成する際の，具体的な注意事項を列挙する（図3）．

1. 障害名：部位とその部分の機能の障害を記入する．疾患名は"原因となった疾病・外傷名"の欄に記入する．
2. 疾病・外傷発生年月日：疾病の場合，または発生年月日が不明の場合には，医療機関における初診日を記載する．月，日が不明の場合には，年の段階にとどめ，年が不明確な場合には，○×年頃と記入する．

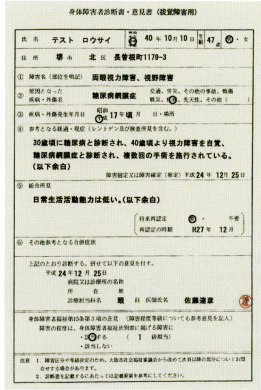

a. 記載例1

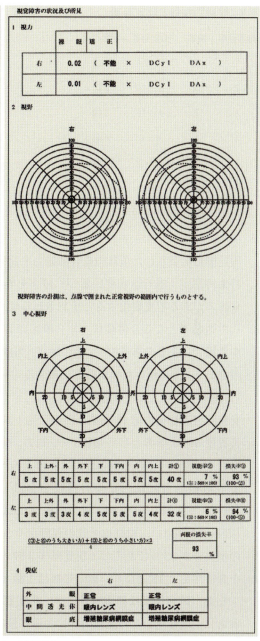

b. 記載例2

図3　視覚障害用身体障害者診断書・意見書

3. 参考となる経過・現症：障害が固定するまでの経過を簡単に記載する．なお，現症については，個別の所見欄に該当する項目がある場合には，この欄の記載を省略してもよい．

4. 総合所見：障害の状況についての総合的所見を記載する．なお，個別の所見欄に記載がある場合には，この欄への記載を省略してもよいが，生活上の動作，活動に支障がある場合には，個別の

表4 等級別指数と認定等級

障害等級	指数	合計指数	認定等級
1	18	18以上	1級
2	11	11～17	2級
3	7	7～10	3級
4	4	4～6	4級
5	2	2～3	5級
6	1	1	6級
7	0.5	—	—

所見欄に記載された項目の総合的能力を記載する．

5. 将来再認定：進行性病変に基づく障害を判定する場合など，将来障害がある程度変化すると予想される場合に記載する．

6. その他参考となる合併症状：複合障害の等級について総合認定する場合に必要であるので，他の障害（当該診断書には記載事項のないもの）についての概略を記載する（例：視覚障害の診断に"言語障害あり"などを記載する）．

7. 身体障害者福祉法第15条第3項の意見：該当すると思われる障害程度等級を参考として記載する．視力，視野ともに障害がある場合，両者が同一等級の場合には1級上の等級とし，両者が異なる等級の場合には，等級別指数を合計して等級を認定する（**表4**）．本症例の場合，矯正視力の和が0.03なので視覚障害2級（等級別指数11），視野は両眼の視野がそれぞれ10°以内で両眼の損失率が93％であるので視覚障害3級（等級別指数7），両者を合計すると18となり，認定等級は1級となる．

なお，障害等級は都道府県知事・指定都市市長が当該意見を参考に，現症欄などの記載内容によって最終決定する．

8. 視力：視力測定は，万国式試視力表（Landolt環やアラビア数字を用いたもの），またはそれと同一原理によって作成された試視力表を用いて標準照度200lx（ルクス）で行う．屈折異常のあるものは，矯正視力を測定する．屈折異常でも矯正不能のもの，矯正により不等像症が現れ両眼視が困難なもの，の場合には裸眼視力でよい．

光覚弁および手動弁は視力0とし，50cm以下の指数弁は0.01として記載する．麻痺性斜視などで強度の複視を訴える場合に

は，一眼を視力 0 として判定してよい（このような場合には両眼とも 0.6 に矯正視力があっても 6 級となる）．
9. 視野測定：Goldmann 視野計および自動視野計またはこれらに準ずるものを用いて測定する．Goldmann 視野計を用いる場合，中心視野の測定には I-2 の視標を用い，周辺視野の測定には I-4 の視標を用いる．

障害年金診断書（眼の障害用）

障害年金は，国民年金法で定める障害の状態（表5）になった場合に支給される年金制度である．障害年金は"障害基礎年金"と"障害厚生（共済）年金"に分類され，どちらの年金の給付対象となるかは，"障害の原因となった傷病に対する初診日に加入していたのが国民年金か厚生（共済）年金か"に基づく．そのため，障害年金の申請において，初診日は非常に重要な情報となる．

障害の原因となった傷病に対する初診日が国民年金加入期間だった場合や年金に未加入であった 20 歳以前だった場合に申請できるのが障害基礎年金で，障害認定日に障害等級 1 級もしくは 2 級の状態であることが必要である．障害の原因となった傷病に対する初診日に厚生年金（共済年金）に加入している場合には，障害厚生（共済）年金が上乗せ支給され，障害認定日に障害等級 1 ～ 3 級の状態

表 5 障害年金等級表[*2]

障害の程度	障害の状態
1 級	視力障害：両眼の矯正視力の和が 0.04 以下のもの
2 級	視力障害：両眼の矯正視力の和が 0.05 以上 0.08 以下のもの
	視野障害：両眼の視野が 5°以内のもの
3 級	視力障害：両眼の矯正視力が 0.1 以下のもの
	障害手当金基準で症状が固定していない場合
障害手当金*	視力障害：両眼の矯正視力が 0.6 以下に減じたもの，または，一眼の矯正視力が 0.1 以下に減じたもの
	視野障害：両眼による視野が 2 分の 1 以上欠損したもの，または，両眼の視野が 10°以内のもの
	調節機能・輻湊機能障害：複視や頭痛などの眼精疲労があり，通常の読書などが続けられない程度のもの
	両眼のまぶたの欠損障害：普通にまぶたを閉じた場合に角膜を完全に覆いえない程度のもの

*症状が固定していない場合（例：進行性の色素変性症患者）は対象外．

[*2] 身体障害認定のための視覚障害等級表とは異なることに注意．

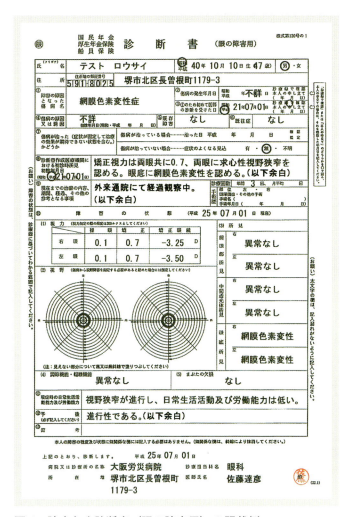

図4 障害年金診断書（眼の障害用）の記載例

にあることが必要である．なお，障害年金診断書の作成には，病院や医師の指定はないので，診療担当医師が作成する．

以下に，眼の障害用の障害年金診断書を作成する際の，具体的な注意事項を列挙する（図4）．

1. 障害の原因となった傷病名：視覚障害の直接の原因となった傷病名を記入する．
2. 図4の①のため初めて医師の診断を受けた日：先に述べたように，障害年金診断書で重要になるのは，障害の原因となった傷病に対する初診日がいつか，ということである．原則として，初診日から1年6か月後に障害の状態を判断し，国民年金法が定める障害の状態（表5）にあれば障害認定され，認定日が受給権の発生日となる．"①のため初めて医師の診断を受けた日"が，転院

などにより診断書を作成する医師（医療機関）で記入できない場合には，障害年金申請者側の自己申告となる．その際，初診を受けた医療機関からの証明書（受診状況等証明書）が必要となる場合がある．

また，図4の④の"傷病の原因又は誘因"が存在する場合には，図4の④に対して初めて医療機関を受診した年月日を記載する．つまり，眼の傷病（例：糖尿病網膜症）が出現して初めて医師の診断を受けた日ではなく，眼の傷病の原因（糖尿病網膜症の場合，糖尿病）に対して初めて医師の診断を受けた日が初診日である．

3. 傷病が治ったかどうか（障害認定日）：傷病が固定した場合には必ず記載する．障害認定日は，障害の原因となった傷病に対する初診日から1年6か月後に判断する．初診日から1年6か月後，あるいは1年6か月未満に傷病が治った（固定した）場合，国民年金法が定める障害の状態にあればその日にちが障害認定日となる．一方で，初診日から1年6か月以上がたってから65歳未満に障害の状態に達した場合，診断書を作成した年月日が障害認定日となる（事後重症）．
4. 診断書作成医療機関における初診時所見：これは，患者が障害の原因となった傷病に対して初めて診断を受けた日と一致していなくてもよい．
5. 現在までの治療内容：一人の担当医師が継続して治療にあたっていない場合も少なくなく，その場合，現在の担当医が診断書を作成すると，医師法第20条の"無診察治療等の禁止"に抵触するおそれがある．このような場合には，診断書下欄の"上記のとおり，診断します"を"上記のとおり，診療録に記載されてあることを証明します"と訂正し，医療機関で管理している診療録の証明書として作成するとよい．
6. 障害の状態
   ① 視力，視野の測定に関しては，身体障害者診断書・意見書の場合と同じである．
   ② 調節機能障害，輻湊機能障害：これらの障害のため，複視・頭痛などの眼精疲労が生じ，読書などができない程度のときに該当する．
   ③ まぶたの欠損：普通にまぶたを閉じたときに角膜を完全に覆うことができない場合に該当する．

カコモン読解 第23回 一般問題17

指定医でなければ書けないのはどれか．2つ選べ．
a 院内様式の診断書　b 障害年金の診断書　c 生命保険の診断書
d 育成医療に関する書類　e 身体障害者認定の診断書

解説　a．院内様式の診断書：診断書を作成する病院や医師の指定はないので，担当医が作成すればよい．よって，×．
b．障害年金の診断書：身体障害者認定の診断書とは異なり，診断書を作成する病院や医師の指定はないので，担当医が作成すればよい．よって，×．
c．生命保険の診断書：診断書を作成する病院や医師の指定はないので，担当医が作成すればよい．よって，×．
d．育成医療に関する書類：育成医療は，手術の必要な小児に対する公費負担制度のことで，児童福祉法第20条によって定められている．すべての大学附属病院，小児病院，および多くの代表的総合病院が指定医療機関である．ただし，科によって指定対象である場合とない場合がある．本書類は，指定された科の医師であれば，だれでも作成できる．よって，△．
e．身体障害者認定の診断書：本書類は，障害の種類別に自治体の長から指定を受けた指定医が記入する．指定を受けていない医師が書いた診断書，または指定医が記入しているが指定を受けていない障害について記載した診断書については無効である．また，指定医は指定された医療機関のみでしか診断書を発行することができない．よって，○．

模範解答　d, e

（佐藤達彦）

Q&A

特殊診断書の作成が医師法違反と公文書偽造に問われる可能性を，事例をもとに教えてください

Answer 異動のため障害者認定資格を申請しないまま診断書を作成し，マスコミ報道された事例です．

文献は p.279 参照.

ある日のA病院の眼科外来でのできごと

表1に症例を紹介する．患者の視力低下のはっきりとした原因は不明．主治医は心因性も考慮し，その後も数回診察を行い，5級相当で診断書作成．患者は「これだけ不自由なのだから1級に違いない，不満である」と訴えるが，5級にしか相当しない旨を説明し診断書を渡した．主治医は当該都道府県の障害者認定資格を申請していなかったため，上司にカルテでの相談を行い，記載者の欄に上司の印鑑を押印した．

3か月後，いくつかの新聞に，この診断書作成の件が"資格ない医師による作成"と報道された．

この事例から学ぶこと

視覚障害者認定のための指定医について：視覚障害者認定のための指定医については，都道府県ごとに資格基準が異なる（臨床経験3～7年程度の幅がある）．今回，主治医は該当の都道府県の資格基準は

表1 症例

患者	30歳代，女性
現病歴	幼少時より視力不良，数か月前からの両視力低下を自覚し，身体障害者申請希望にて受診．
眼科検査	視力：右0.08（0.1×－0.5D），左0.08（0.1×－0.25D） 眼位，対光反応，瞳孔，眼球：異常なし 前眼部，眼底：特に異常なし 視野：異常なし FAG，ERG：異常なし 頭部CT：異常なし
主治医	眼科医5年目．視覚障害者認定のための指定医なし．
上司	眼科医10年目．視覚障害者認定のための指定医．眼科専門医．

FAG：fluorescein fundus angiography
ERG：electroretinogram

満たしていたが，他県から転勤した際に申請を行っていなかった．転勤の際は申請資格を確認して，すみやかに視覚障害者認定のための指定医を取得するのが望ましい．

無診察治療に問われる行為について：上司は直接患者を診察しておらず，医師法第20条[*1]に抵触するおそれがある．日々の診療において忙しさを理由に，カルテのみの相談ですませようとしがちであるが，たとえ短時間でも患者を直接診療することが必要である．

公文書偽造に問われる行為について：主治医は上司の印鑑を押して診断書を作成したことについて公文書偽造[*2]に問われる可能性がある．大学病院，基幹病院など，医師が数年で転勤異動のある場合，常勤する医師が資格をもち，ローテートする医師は指定医を取得せずに診断書作成を代行して行っている場合もあるかと思われる．日常何気なく行っている行為が法に抵触する可能性もあることを知っておくべきである．

患者とマスコミへの対応について：マスコミ報道となるまで，トラブルについて主治医はまったく知らされていなかった．患者は新聞に掲載された後も主治医を指名して，通常通り以前と変わりなく受診していた．

マスコミへの対応は，病院事務担当者が一人で行っていた．新聞からの問い合わせに対し「指定医が別の患者に対応していたため，待たせるのもよくないと思い，指定ではない医師が診察した」と説明していた．もし，「主治医は指定医の資格はあったのだが，異動に伴い申請が間に合っていなかった．指定医にカルテでの相談は行っていた」など，周辺の事実も含めて率直に伝えることができていれば，忙しさを理由に規則を守らなかった印象を残さずにすんだ可能性がある．警察からの要請と異なり，当該医師がマスコミと面会する義務はないが，マスコミへの対応については，病院事務，医師，看護師などさまざまな分野から慎重にコメントをすべきと思われる．

[*1] 医師法第20条
"医師は，自ら診察しないで治療をし，若しくは診断書若しくは処方せんを交付し，自ら出産に立ち会わないで出生証明書若しくは死産証書を交付し，又は自ら検案をしないで検案書を交付してはならない．但し，診療中の患者が受診後24時間以内に死亡した場合に交付する死亡診断書については，この限りでない．"

[*2] 刑法第155条第1項 公文書偽造等罪
"行使の目的で，公務所若しくは公務員の印章若しくは署名を使用して公務所若しくは公務員の作成すべき文書若しくは図面を偽造し，又は偽造した公務所若しくは公務員の印章若しくは署名を使用して公務所若しくは公務員の作成すべき文書若しくは図面を偽造した者は，1年以上10年以下の懲役に処する．"

まとめ

特殊診断書の作成において，診断書の内容に偽りがないことが大原則であるが，診断書を作成する本人が直接患者を診察し，そのうえで診断書を作成すること，医師として職務に忠実に，真剣に診療に当たることが重要である．

（永富智浩）

Q&A 救急診察時の診断書作成の際の落とし穴について教えてください

Answer 受傷時の状態だけでなく，その後の経過も勘案して診断書を作成すべきです．特に眼科では，視力障害と外傷との因果関係，緑内障の診断時期の遅滞，術前の説明不足などに関してトラブルになるケースがあり，診断書作成時にも注意が必要です．

ニアミスとリスクマネジメント

　救急時には通常の診察に比較し，診療体制や勤務職員の数にも制限があり，日常診療ではみられないニアミスが起こりやすいといえる．ニアミスですんでいれば大きな問題とならないが，医療事故となるとその後の対応に苦悩することもある．

　労災事故では，Heinrich（ハインリッヒ）の法則が有名である．つまり，ある人が事故で死亡した場合，同じような事故で負傷したが生存している人がおよそ29人，あわや事故に遭遇しそうになった人は300人いるという法則である．つまり，おおよそ1：30：300の法則といわれている．

　この法則を医療事故に適用してみると，1件のニアミスを発見したときに，それを見逃さないことが，何よりも大切であり，ニアミスを放置していると，大きな事故が待ち構えていることになる．大きな事故を見通して，事故防止の対策を検討し，実行していくことが具体的なリスクマネジメントとなる[1]．

文献はp.279参照．

診断書の発行

　医師法第19条第2項に"診察若しくは検案をし，又は出産に立ち会った医師は，診断書若しくは検案書又は出生証明書若しくは死産証書の交付の求があった場合には，正当の事由がなければ，これを拒んではならない"と記載されているように，通常の場合，診断書の請求を拒むことはできない．

　医師が発行する診断書は，社会的にも注目されており，労働災害や損害賠償に関係する場合には，特に大きな影響がある．したがって，発行した診断書がどのような目的で使用されるかに注意を向けなければ

ならない.過去に発生したトラブルにどのような事例があるかを理解しておくことにより,対処のしかたにも大きな差を生ずることになる.

救急と診断書との関係

　救急時の一般診療では,交通事故や外傷時には,救急隊や警察関係者から,「治療にはどのくらいかかりますか？」と聞かれ,「全治半年くらい」と言ったところ,損傷が感染しており,約2年半後に症状が固定化した事例がある.加害者は,「診断された半年の治療代は支払うが,その後の2年間の治療費用は医療過誤であるので支払わない」と主張し,大きなトラブルになったことがある.このようなトラブルを避けるためには,"十分な検査がすんでいない現時点では"という文章や,"感染を合併しなければ"という文章を挿入したり,"薬剤の合併症を生じなければ"とか"糖尿病を持病としているので,経過を慎重に観察することが重要である"という文章をあえて追加しておく配慮が必要な場合もある.特に"全治"という単語は大きな誤解を招くので,使用せずに"約"という語を使用するような注意が必要である.

　診断書は客観的に残る文書であるので,記載は正確・簡潔をモットーにすべきである.誤解を招いたり,追加記載を避けるために,公文書のように記載の誤りは二本線で消して訂正印を押すとか,空欄に斜線を引いたり,"以下空白"と記載しておくことも重要である.また,診断書は必ずコピーして診療録に貼って残しておくことも大切である[2].

眼科診療での注意点

　眼科診療の場合には,視力障害と外傷との因果関係の有無が問題となったり,進行する視力低下に関して他の疾病などとの関連性が問題になったりすることもある.十分に検査し,検討した結果"約○月の経過観察が必要と推定される"という慎重な診断書が必要な場合もある.

　眼科領域の医療紛争では,緑内障の診断時期をめぐって,なぜもっと早期に診断がつかなかったのかという事例がみられている.外科系では手術に伴い十分な説明を受けていないとして,術後の感染症や後遺症に関してトラブルになっている.診断書を発行するときにも同様に十分説明を受けていないと主張される可能性もある[3].

事例：視力低下が事故によるとして高額な賠償金受領詐欺事件

経営していたガソリンスタンド前で，清掃中通りかかった自動車のはねたガラス片か石が左目に当たったとして，複数の病院に入院した．入院していた眼科医院のカルテでは，"視力右眼 0.06，左眼 0.01 で右眼充血"，"眼痛あり，眼圧正常"としていた．元店主は同医院が出した"事故の時にアルカリ性の液体が両眼に入り，その視力はともに 0.01"との診断書（後遺障害証明書）と事故を目撃したという従業員らの証言を添えて，後遺障害を申請し，後遺障害第1級（両眼の視力が 0.02 以下）として共済金 570 万円を受領していた．また，生命保険会社などから約2億数千万円の損害賠償金も受領していた．その後，強盗に襲われた際に，犯人の人相や服装などを詳しく説明していたことを不審に思った警察が内偵を続けた．さらに，車の免許証を書き換えていた（正常な視力があった）ことも判明し，各種資料について医学鑑定した結果，"失明詐欺である"として6年後に元店主は逮捕された．加入していた保険が多く，掛け金だけでも年に約 200 万円であったという．

（押田茂實）

視能訓練士法

視能訓練士と視能訓練士法の成立に至る経緯

　視能訓練士[*1]は，1971（昭和46）年に制定された視能訓練士法に基づく眼科領域における国家資格をもった医療技術者である．

　弱視・斜視あるいは両眼視機能に関する検査や機能回復治療および訓練は戦前[*2]から行われていた分野であったが，第二次世界大戦による医療の荒廃によって，戦後しばらくは弱視・斜視などの機能障害は治療法がないとされ，患者はもとより眼科医もあまり関心を示さなかった．その後，1955（昭和30）年に大型弱視鏡2台がJR Andersonから寄贈されたのをきっかけに，弱視・斜視の問題が眼科領域で再認識され[*3]，その治療および訓練が次第に普及した．当時は神経眼科学に興味をもつ眼科医とその助手的な存在の主として女性が積極的に検査や訓練にかかわり，治療成果が世間に評価された．同時にその治療には長期間にわたる矯正訓練が必要なこと，またその訓練は必ずしも医師が直接行う必要がないことなどの事情から，弱視・斜視など両眼視機能に障害のある者に対する矯正訓練に従事する専門技術者を養成すべきであるという要請が強くなされるようになった．視能訓練士法は，これらの要請に応えて，1971（昭和46）年に制定されたものである．

視能訓練士法の概要と法改正

　視能訓練士法（以下，法）は，視能訓練士の資格を定めるとともに，その業務が適正に運用されるように規律し，もって医療の普及および向上に寄与することを目的に（法第1条），定義，国家試験の受験資格，免許の交付，業務，名称独占などを規定している．

　一方，法は上述した経緯で成立したため，視能訓練士を"医師の指示の下に両眼視機能に障害のある者に対するその両眼視機能の回復のための矯正訓練及びこれに必要な検査を行うことを業とする者"と定義しており（法第2条），必然的に業務も"両眼視機能に障害のある者"に対する"機能の回復のための矯正訓練及びこれに必

[*1] 国家資格をもつ視能訓練士は，英語でcertified orthoptistとなるため正式な略語はC.O.となる．臨床で呼ばれるORT（オーアールティ）は，orthoptistの冒頭の3文字を用いた呼称である．

[*2] 1823年にシーボルト（von Siebold PF）医師がオランダ商館付医官として来日し，わが国にアトロピン硫酸塩を紹介した．1862年にオランダから来日したボードワン（Bauduin AF）はアトロピン硫酸塩の屈折検査への応用，斜視と屈折の関係，斜視手術などをわが国の医師に伝え，1940年までのわが国では現在と遜色のない弱視・斜視治療が行われていた．

[*3] 1955（昭和30）年頃を現代視能矯正学の黎明期と呼ぶこともある．

要な検査"に限定されていた．そこで，臨床において視能訓練士が眼科一般検査を行う場合は，"あらゆる眼疾病が最終的には両眼視機能に障害を与える"と，法第2条を拡大解釈して業務を行う必要があった．

その後，1993（平成5年）に医学医術などの進歩に対応して医療関係者間の効率的かつ適正な役割分担を図る観点から法改正が行われ，業務に"人体に及ぼす影響の程度が高くない眼科検査"が追加され[*4]，現在は，診療の補助[*5]として両眼視機能の回復のための矯正訓練及びこれに必要な検査並びに眼科検査を行うことを業とすることができる（法第17条第2項）ようになった．

視能訓練士の業務

法では，視能訓練士はその名称を用いて，医師の指示の下に次のa～dの業務を行うことができるとうたっている．
a. 両眼視機能に障害のある者にその機能回復のための矯正訓練及びこれに必要な検査を行うこと（法第2条）．
b. 眼科に係る検査（以下，眼科検査）を行うこと．ただし，人体に影響を及ぼす程度が高い検査として厚生労働省令で定めるものを除く（法第17条第1項）．
c. 視能訓練士は保健師助産師看護師法第31条第1項及び第32条の規定にかかわらず，診療の補助として両眼視機能の回復のための矯正訓練及びこれに必要な検査並びに眼科検査を行うことを業とすることができる（法第17条第2項）．
d. 医師の具体的な指示を受けなければ，厚生労働省令で定める矯正訓練又は検査を行ってはならない（法第18条）．

これらのうち法第17条第1項および法第18条の厚生労働省令で定める眼科検査と矯正訓練または検査については，視能訓練士法施行規則（以下，規則）第14条の2と第15条に記載されており，それらを上記内容とまとめて**表1**に示す．

眼科検査の具体的な項目について，法では人体に影響を及ぼす程度が高い検査として厚生労働省令で定める涙道通水通色素検査を禁止しているが（規則第14条の2），実施可能な検査に関しては，規則などにおいて特に検査項目の規定がなされてない．以上のことから，眼科検査とは臨床で一般的に行われている眼科検査全般を指し，そのなかには視力検査，屈折検査，視野検査はもとより眼圧検査，超音波検査なども診療の補助として行える検査に含まれるものと考

[*4] 1993（平成5）年の法改正では，業務拡大以外にチーム医療（法第18条第2号）および守秘義務（法第19条）に関する条文も加わった．

[*5] 視能訓練士の行う業務内容は，本来，診療の補助として保健師助産師看護師法第5～6条と第31条第1項および第32条により看護師・准看護師の独占業務とされている．しかし，法第17条第2項によって，視能訓練士も診療の補助として両眼視機能の回復のための矯正訓練およびこれに必要な検査ならびに眼科検査を行うことを業とすることができる．

表1　視能訓練士の業務

		矯正訓練および検査	眼科に係る検査*
医師の具体的な指示により行うもの	矯正訓練	抑制除去訓練法 異常対応矯正法 眩惑刺激法 残像法	
	検査	散瞳薬の使用 眼底写真撮影 網膜電図検査 眼球電図検査* 眼振電図検査 視覚誘発脳波検査	
医師の指示により行うもの		上記以外の両眼視機能の回復のための矯正訓練およびこれに必要な検査	下記以外の眼科に係る検査* (人体に影響を及ぼす程度が高い検査として厚生労働省令で定めるものを除く)
厚生労働省令により禁止されているもの			涙道通水通色素検査* (色素を点眼するものを除く)

*1993年の法改正で追加されたもの．

えられる．しかしながら，その一方で眼科検査は眼科領域の疾病構造の変化や検査機器の進歩により多様化しており，人体に及ぼす影響の程度も患者個々の状態によって変化するものであることから，診療の補助として眼科検査を行う際はこれまで以上に的確な判断が必要となり，さまざまな状況判断に基づいて適切に眼科検査が行われるべきものと思われる．このような理由から，被検者である患者個々の状況に応じて適切な対応ができるようにとの配慮から，法では眼科検査にあえて具体的な規定を設けていないものと推察される．

まとめ

視能訓練士に矯正訓練や検査の指示を出す医師は，視能訓練士の行う業務と患者の状態を十分に把握し，双方に対して責任をもつ必要がある．視能訓練士も適法に業務を行うよう常に心がけるとともに，医師の指示に安直に従うだけでなく，必要に応じて患者の状態や訴えを医師に報告して再度指示を仰ぐなど，患者の状況に即した柔軟な対応が求められる．

カコモン読解 第 23 回 一般問題 20

医師の指示があっても視能訓練士ができないのはどれか．2 つ選べ．
a 抑制除去訓練　　b 涙道通水通色素検査　　c 散瞳眼底写真撮影
d 弱視訓練用眼鏡処方　　e サイプレジン屈折検査

解説　視能訓練士の業務について，法では第 17 条第 1 項で"人体に影響を及ぼす程度が高い検査として厚生労働省令で定めるもの"として涙道通水通色素検査の実施を禁止している．また，視能訓練士の業務は法第 17 条第 2 項において"診療の補助"を業とすることがうたわれている．したがって，たとえば，眼鏡処方に関する検査は実施可能であるが，医業である処方せんの交付（医師法第 22 条），すなわち眼鏡処方は，視能訓練士はできない．

模範解答 [*6]　b，d

（臼井千惠）

[*6] 選択肢の a，c および e は医師の具体的な指示により実施可能となる．e の屈折検査は散瞳効果をもつ調節麻痺薬サイプレジン® を使用するため，"散瞳薬の使用"となり，視能訓練士が実施する場合は，医師の具体的な指示が必要である．

その他の医療関係者に関係した法律

その他の医療関係者とは

　眼科医療に関する職種には，看護師などの看護職種，視能訓練士（orthoptist；ORT），診療放射線技師，臨床検査技師などがある．これらの職種はコメディカルと呼ばれ，医師の行うべき医療行為の一部とされる職種の検査を行うことができる．しかし本来，医師が行うべき業務を医師でない者が行うにあたっては，医師はこれらの医療関係者を指示，指揮・監督し，具体的な指示が必要である．そして医師は，チーム医療の法的責任者として，最終的な法的責任を担う．ここでは，視能訓練士を除いた職種について述べる．

保健師助産師看護師法

　わが国では1948（昭和23）年に現在の保健師助産師看護師法（以下，同法）のもととなった保健婦助産婦看護婦法が制定され，保健師，助産師，看護師および准看護師の資格，業務について定められた．

　看護師・准看護師について，前者は国家試験（同法第17条，第18条）により，後者は准看護師試験として，都道府県知事が，厚生労働大臣の定める基準に従って，それぞれ看護師または准看護師として必要な知識および技能について認定されることが示されている．その業務の範囲は，傷病者若しくは褥婦に対する療養上の世話又は診療の補助を行うことを業とする者をいう，と定められている（同法第5条，第6条）．すなわち，①傷病者または褥婦に対する療養上の世話，②診療の補助，を業務とすると定められた．

　保健師はまた，保健指導に従事する（同法第2条）ほか，上記の看護師の業務もできる（同法第31条第2項）．助産師は，助産，妊婦，褥婦，新生児の保健指導に従事する（同法第3条）ほか，看護師の業務もできる（同法第31条第2項）．准看護師は，医師・歯科医師または看護師の指示を受けて看護師の業務を行うことができると定められている（同法第6条）．

　看護師が独自の判断で行うことができる業務は，傷病者，褥婦に

対する療養上の世話である（同法第5条）．しかし，これも医師の治療方針，具体的指示に沿ったものでなければならない．また同法第5条で診療の補助を業務とすると定められているが，独自の判断で行うことのできる行為には制限がある．

　看護師は，医師の指示があった場合を除くほか，診療機械を使用し，医薬品を授与し，医薬品について指示をし，医師が行うのでなければ衛生上危害を生ずるおそれのあるような行為に及んではならないが，臨時応急の手当をすることができる（同法第37条）．これに違反した看護師は罪に問われる（同法第44条第2項）．ここで注意したいのは，医師の具体的な指示があれば看護師はすべての医療行為を行えることを意味しているのではないことである．医療の補助を越える行為は次のように示されている．医師の具体的指示のもとで行える行為，つまり診療の補助行為は，眼の洗浄，視野計による視野検査，眼底カメラ撮影，蛍光カメラ撮影，心電図・超音波などの生理的検査，静脈注射などである．さらに，これらを看護師にさせる前提として，それらの研修を行い，手順を決めて，各看護師の能力を踏まえた適切な業務分担を行うことなどが重要であるとされる[*1]．

　他方，医師の具体的指示があっても看護師に行わせることができない行為としては，放射線の人体照射，動脈注射，眼圧計による眼圧測定（ただし，空気による非接触式眼圧測定は除く），眼球への注射などがある．

診療放射線技師法

　1951（昭和26）年に診療放射線技師法（以下，RT法）が制定され，診療放射線技師の資格，業務などを定めた．厚生労働大臣の免許を受ける．1993（平成5）年の改正により眼科の検査にもかかわることができるようになった．

　診療放射線技師は，医師の具体的指示のもとに放射線を人体に対して照射（撮影を含み，照射機器または放射線同位元素〈その化合物および放射性同位元素またはその化合物の含有物を含む〉を人体内に挿入して行うものを除く）することを業務とする（RT法第2条，第24条の2，第26条）．

　また，診療の補助として医師の指示のもとに，磁気共鳴画像診断装置，超音波診断装置，眼底写真撮影装置（散瞳薬を投与した者の眼底を撮影するためのものを除く）を用いた検査を行うことができ

[*1] **特定看護師**
看護師が専門的な研修を受けた後に一部の医療行為をすることが可能となる．厚生労働省の審議会で了承され，保健師助産師看護師法の改正を経て，2015年10月にも始まる制度である．医療が高度化，専門化するなかで，医師とコメディカルとが一つのチームとして医療を担う潮流になってきている．また，高齢者の増加に伴い在宅医療の要望が増えている．それに対応して，看護師の役割を拡大し，特定の医療行為が"医師の手順書"に従ってできる看護師もそのひとつである．今回了承された案では，医師の具体的な指示がなくても薬の調製ができたり，"特定行為"という医療行為ができるようになるとされている．議論は"特定看護師"という新たな資格創設についてである．最終案では，特定行為ができるための"研修制度"という位置づけになり，特定看護師という資格をつくることは見送られた．眼科関連では，今後特に在宅医療のなかでの処置・治療が話題になると思われる．

る（RT 法第 24 条，RT 法施行令第 17 条）．

臨床検査技師等に関する法律

1958（昭和 33）年 4 月に衛生検査技師法が制定された．当初は検体検査のみに限られていたが，その後，生理学的検査が追加された（現行 臨床検査技師法第 20 条の 2）．

現行では臨床検査技師等に関する法律が制定され（2005〈平成 17〉年 5 月），臨床検査技師の資格，業務などを定めている．臨床検査技師は，医師の指示のもとに，検体検査（微生物学的検査，血清学的検査，血液学的検査，病理学的検査，寄生虫学的検査，生化学的検査），および厚生労働省令で定める生理学的検査に従事する（同法第 2 条）．従事できる生理学的検査としては，心電図検査（体表誘導によるものに限る），脳波検査（頭皮誘導によるものに限る），筋電図検査（針電極による場合の穿刺を除く），呼吸機能検査（マウスピースおよびノーズクリップ以外の装着器具によるものを除く），超音波検査，磁気共鳴画像検査などがある．眼科にかかわる生理学的検査としては，眼振電図検査（冷水もしくは温水，電気または圧迫による刺激を加えて行うものを除く），眼底写真検査（散瞳薬を投与して行うものを除く）がある（同法第 2 条）．

ところで，同法は 2005（平成 17）年の改正前は"臨床検査技師，衛生検査技師等に関する法律"という名称であった．改正後は現行の"臨床検査技師等に関する法律"となった．臨床検査技師のほか，衛生検査技師の資格，業務などを定めていた．衛生検査技師は，検体検査を医師の指導監督のもとに行うことができる．当該改正前の同法（または，当該改正法の経過措置）に基づいて免許を受けた衛生検査技師は，改正後も同様に検体検査を行うことができる．

OMA（眼科診療補助者・眼科コメディカル・眼科診療助手）について

眼科診療補助者（ophthalmic medical assistant；OMA）は，公益社団法人日本眼科医会（日本眼科医会眼科医療従事者委員会，現 日本眼科医会学術部眼科医療従事者教育部門）が認定していたものであり，法律上の資格ではない．1979〜2004 年の間に日本眼科医会で試験をして認定していた資格であり，法律上の有資格者とは異なる．眼科診療上での行為は明文化された法律のもとの国家資格ではないので医療行為および医療行為の補助を行わせることは一切でき

ない．つまり，一般人と同等のことができるにとどまる．

カコモン読解　第20回　一般問題17

医師・看護師・視能訓練士以外の者が行ってよいのはどれか．2つ選べ．
a 点眼　　b 外眼部写真撮影　　c 所持眼鏡による視力検査
d コンタクトレンズの着脱指導
e オートレフラクトメータによる屈折検査

解説　点眼，コンタクトレンズの着脱指導，オートレフラクトメータによる屈折検査は医療行為である．

外眼部写真撮影は，無散瞳下であれば診療放射線技師，臨床検査技師も行うことができる．

眼鏡店で検眼器を用いて検眼を行う行為は医療行為にあたるとの通達がある（昭和29〈1954〉年11月4日付け）．通常の検眼器を用いて度数測定を行うことは許されていない．

つまり医師・看護師・視能訓練士以外が行える行為は，所持眼鏡などの人体に害を及ぼすおそれがほとんどない場合の視力検査に限られる．

模範解答　b，c

カコモン読解　第22回　一般問題19

看護師が医師の指示でも行うことができないのはどれか．
a 眼の洗浄　　b 視野検査　　c 超音波検査　　d 蛍光眼底造影
e 圧入式眼圧計による眼圧測定

解説　保健師助産師看護師法では，医師の指示のもと行うことができる行為は，眼の洗浄，視野計による視野検査，眼底カメラ撮影，蛍光カメラ撮影，心電図・超音波などの生理的検査とされている．

圧入式眼圧計や圧平式眼圧計による眼圧測定は行うことができない．空気による非接触式眼圧測定は行うことができる．

模範解答　e

（前沢千種）

2. 医療法

医療法総論

医療法の目的など

　医療法（昭和23〈1948〉年法律第205号）は，医療の安全確保のために必要な事項，病院・診療所などの開設・管理などを規律する法律である．同法の目的は，医療を受ける者による医療に関する適切な選択を支援するために必要な事項，医療の安全を確保するために必要な事項，病院，診療所および助産所の開設および管理に関して必要な事項や，これらの施設の整備，医療提供施設相互間の機能の分担および業務の連携を推進するために必要な事項を定めることなどにより，医療を受ける者の利益の保護や，良質かつ適切な医療を効率的に提供する体制の確保を図り，国民の健康の保持に寄与することであるとされている（医療法第1条）．医療法の総則は，このような同法の目的のほか，医療提供の理念（医療法第1条の2），国および地方公共団体の責務（医療法第1条の3），医師等の責務（医療法第1条の4）について定めており，その内容は，医師が普段から十分に意識しておかなければならないものである．

医療提供の理念など

　これらのうち，医療提供の理念について，医療法第1条の2第1項は，"医療は，生命の尊重と個人の尊厳の保持を旨とし，医師，歯科医師，薬剤師，看護師その他の医療の担い手と医療を受ける者との信頼関係に基づき，及び医療を受ける者の心身の状況に応じて行われるとともに，その内容は，単に治療のみならず，疾病の予防のための措置及びリハビリテーションを含む良質かつ適切なものでなければならない"と定め，第1条の2第2項は，"医療は，国民自らの健康の保持増進のための努力を基礎として，医療を受ける者の意向を十分に尊重し，医療提供施設[*1]，医療を受ける者の居宅等において，医療提供施設の機能（医療機能）に応じ効率的に，かつ，福祉サービスその他の関連するサービスとの有機的な連携を図りつつ提供されなければならない"とする．そして，医療法第1条の4

[*1] 医療提供施設については，本巻"医療機関の種類"の項を参照されたい．

表1　医療法の条文構成

第1章	総則（第1条～第6条）*2
第2章	医療に関する選択の支援等（第6条の2～第6条の8）*3
第3章	医療の安全の確保（第6条の9～第6条の12）*4
第4章	病院，診療所及び助産所（第7条～第30条の2）*5
第5章	医療提供体制の確保（第30条の3～第35条）
第6章	医療法人（第39条～第68条の3）
第7章	雑則（第71条の2～第71条の6）
第8章	罰則（第71条の7～第77条）
附則	施行日，経過措置等

[*2] 本項に加えて，本巻"医療機関の種類"の項も参照されたい．

[*3] 本巻"医療機関の開設と管理"および"広告の制限と診療科の標榜"の項を参照されたい．

[*4] 本文に記載した平成26（2014）年法律第83号のうち，未施行部分の施行（2015年10月1日）の後は第6条の9～第6条の27．

[*5] 本巻"医療機関の種類"および"医療機関の開設と管理"の項を参照されたい．

第1項は，医師等の医療の担い手は，医療法第1条の2に規定された理念に基づき，医療を受ける者に対し，良質かつ適切な医療を行うよう努めなければならないと定め，医療法第1条の4第2項は，医療の担い手が医療を提供するに当たり，"適切な説明を行い，医療を受ける者の理解を得るよう努めなければならない"として，インフォームド・コンセントの必要性を明記している．

医療法については，近時，医療に関する情報の提供などの拡充，医療の安全確保のための体制の整備，地域における医療従事者の確保などを目的として，重要な改正がされている（平成18〈2006〉年法律第84号"良質な医療を提供する体制の確立を図るための医療法等の一部を改正する法律"，平成26〈2014〉年法律第83号"地域における医療及び介護の総合的な確保を推進するための関係法律の整備等に関する法律"による）．後者の法律による改正は，医療法に医療事故調査制度を位置づける部分を含み，その部分は2015年10月1日に施行される*6．

[*6] 本巻"医療機関の開設と管理"の項を参照されたい．

医療法の条文構成

医療法の条文構成は，**表1**のとおりである．

（笠井祐子）

医療機関の種類

医療提供施設の意義

　医療法は，医療が提供される場所に関し，まず，包括的に"病院，診療所，介護老人保健施設，調剤を実施する薬局その他の医療を提供する施設（医療提供施設），医療を受ける者の居宅等において"提供されるものとしている（医療法第1条の2第2項）．これらのうち，病院と診療所について述べる．その他の医療提供施設として，介護老人保健施設と薬局のほか，助産所，歯科技工所，施術所などがある．

病院と診療所

　医療法の定める定義によると，"病院"とは，"医師又は歯科医師が，公衆又は特定多数人のため医業又は歯科医業を行う場所であつて，20人以上の患者を入院させるための施設を有するもの"をいう（医療法第1条の5第1項）．他方，"診療所"とは，"医師又は歯科医師が，公衆又は特定多数人のため医業又は歯科医業を行う場所であつて，患者を入院させるための施設を有しないもの又は19人以下の患者を入院させるための施設を有するもの"をいう（医療法第1条の5第2項）．

　"病院"と"診療所"とは，このように，入院施設の有無および規模によって区別される．そして，病院は，傷病者が，科学的でかつ適正な診療を受けることができる便宜を与えることを主たる目的として組織・運営されるものでなければならないとされている（医療法第1条の5第1項）．病院と診療所とでは，開設などに関する規制が異なる[*1]．

[*1] 本巻"医療機関の開設と管理"の項を参照されたい．

地域医療支援病院，特定機能病院

　医療法は，医療提供施設の能力・体制などに応じてその機能を体系化し，施設相互間の機能分担と業務連携を推進することにより，良質かつ適切な医療を効率的に提供するという観点から，病院について，一定の要件を満たして主務行政庁の承認を得ることにより，地域医療の確保のための支援を目的とする"地域医療支援病院"と称すること，および高度な医療の提供などを目的とする"特定機能

病院"と称することを認めている．

"地域医療支援病院"は，国，都道府県，市町村，社会医療法人，医療法人，共済組合，健康保険組合などが開設する病院であって，地域における医療の確保のために必要な支援に関する一定の要件を満たすものとして，都道府県知事の承認を得たものである（医療法第4条・第22条，医療法施行規則第6条・第6条の2，第21条の5・第22条，"厚生労働大臣の定める地域医療支援病院の開設者"〈平成10年厚生省告示105号〉，平成10年5月19日第639号厚生省健康政策局長通知参照）．主に担うべき役割は，かかりつけ医からの紹介患者に対する医療の提供，医療機器の共同利用の実施，救急医療の提供，地域の医療従事者に対する研修の実施などである．そこで，承認の要件として，紹介患者中心の医療を提供していること（紹介率や逆紹介率が考慮される），救急医療を提供する能力を有すること，建物・設備・機器などを地域の医師などが利用できる体制を確保していること，地域医療従事者に対する研修を行っていること，原則として200床以上の病床等の地域医療支援病院にふさわしい施設を有することなどが必要となる．

"特定機能病院"は，高度の医療の提供，高度の医療技術の開発・評価，および高度の医療に関する研修を実施する能力などの一定の要件を満たす病院であるとして，厚生労働大臣の承認を得たものである（医療法第4条の2・第22条の2，医療法施行規則第6条の3〜第6条の5・第22条の2〜第22条の4，"医療法第4条の2第1項の規定に基づく特定機能病院の承認"〈平成5年厚生省告示第238号〉，平成5年2月15日健政発第98号厚生省健康政策局長通知参照）．承認の要件として，10以上の診療科名を含むこと，400床以上の病床を有すること，一定以上の紹介率，手厚い人員配置（通常の病院の2倍程度の医師が配置されていることなど），構造設備として集中治療室，無菌病室，医薬品情報管理室などが備えられていることなどが挙げられる．

地域医療支援病院や特定機能病院等の医療提供施設のあり方については，"医療提供体制の改革に関する意見"（平成23〈2011〉年12月22日社会保障審議会医療部会）等を踏まえて議論がされており，"特定機能病院及び地域医療支援病院のあり方に関する検討会"が，2014年1月23日に中間とりまとめとして"特定機能病院及び地域医療支援病院の承認要件の見直しについて"という報告書を公表している[*2]．

（笠井祐子）

[*2] 下記を参照されたい．
http://www.mhlw.go.jp/file/05-Shingikai-10801000-Iseikyoku-Soumuka/0000035564.pdf

医療機関の開設と管理

病院・診療所の開設

　病院と診療所とでは，開設の規制に違いがある[*1]．

　臨床研修を修了した医師（修了したとみなされる医師を含む．本巻"医師法"参照）が診療所を開設する場合には，行政庁の許可は不要である（歯科医師も同様）．この場合，診療所の開設後10日以内に，その所在地の都道府県知事に開設を届け出なければならない（医療法第8条）．ただし，診療所に病床を設けようとするとき（診療所の病床数などを変更しようとするときも同様）には，原則として，都道府県知事の許可が必要である（医療法第7条第3項，医療法施行規則第1条の14第6項・第7項）．なお，臨床研修を修了した医師でない者が診療所を開設しようとするときには許可が必要である（医療法第7条第1項）．

　病院を開設しようとするときには，開設者が医師であるか否かにかかわらず，開設地の都道府県知事の許可を受けなければならない（医療法第7条第1項）．病院を開設した者が病床数などを変更しようとするときも許可を要する（医療法第7条第2項，医療法施行規則第1条の14第3項）．

　以上の許可は，申請に基づき，施設の構造およびその有する人員が法令（医療法第21条・第23条，医療法施行規則第16条・第19条〜第21条の4など，関係する都道府県の条例）の定める要件に適合していれば与えられる（医療法第7条第4項）．ただし，病院または診療所の開設が営利目的であることを理由に許可されないことがある（医療法第7条第6項）．また，公的医療機関などによる病院・診療所の開設などについては，その地域における医療計画で定められた基準病床数との関係で過剰な病床数をもたらすことを理由に許可されないことがある（医療法第7条の2）．

　病院や診療所の廃止には，事後届出が必要である（医療法第9条第1項）．

　なお，医療法人（医療法第39条以下）は，その設立に都道府県知

[*1] 病院と診療所の区別については，本巻"医療機関の種類"を参照されたい．

事の認可を要し（医療法第44条・第45条），理事長は医師であることを原則とする（医療法第46条の3）．業務の範囲は医療とそれに関する教育・研究，保健衛生，社会福祉に関連する一定のものに限られる（医療法第42条）．

病院・診療所の管理

病院や診療所の管理，設備などにつき，医療法は次のような定めを置いている．

病院や診療所の開設者がこれを管理させる管理者は，臨床研修を修了した医師でなければならない（医療法第10条）．

患者を入院させるための施設を有する診療所の管理者は，入院患者の病状が急変した場合でも適切な治療を提供できるよう，医師がすみやかに診療を行う体制を確保するよう努めるとともに，他の病院または診療所との緊密な連携を確保しておかなければならない（医療法第13条）．また，管理者は，管理者の氏名，診療に従事する医師の氏名，診療日と診療時間，病院の建物内部の案内を院内の入口，受付または待合所の見やすい場所に掲示しなければならない（医療法第14条の2，医療法施行規則第9条の3・第9条の4）．

管理者は，医師などの従事者を監督し，その業務遂行に欠けるところのないよう必要な注意をしなければならない（医療法第15条）．加えて，病院や診療所の各種の業務（血液学的・生化学的などの各種検査，医療機器・手術用衣類などの滅菌・消毒，患者などへの食事の提供，医療機器の保守点検，患者などの寝具や衣類の洗濯，施設の清掃など）を委託しようとする場合にも，その業務を適正に行う能力に関する所定の基準に適合する者に委託しなければならない（医療法第15条の2，医療法施行令第4条の7，医療法施行規則第9条の7〜第9条の15）．

また，その他，病院では医師を宿直させなければならないこと（医療法第16条本文．同条ただし書は，医師の住居が病院に隣接している場合の例外を定める），病院および医師3人以上常勤の診療所では原則として専属薬剤師を置くこと（医療法第18条，医療法施行規則第6条の6，第7条），清潔保持と安全確保の義務（医療法第20条），人員および施設の基準（医療法第21条〜第23条）等が定められている．

なお，都道府県知事等の病院および診療所に対する行政上の権限として，施設使用制限命令（医療法第24条），報告徴収および立入

検査（医療法第25条），管理者変更命令（医療法第28条），開設許可の取消し・閉鎖命令など（医療法第29条）が定められている（手続につき，医療法第30条，行政手続法第13条）．

情報提供の充実

特に近時，病院や診療所の管理者には医療に関する情報の提供を充実させることが求められている（医療法第6条の3・第6条の4，医療法施行規則第1条～第1条の8参照[*2]）．

病院や診療所の管理者は，医療を受ける者が病院などの選択を適切に行うために必要な情報（管理，運営，提供サービス，医療連携体制，医療の実績など）を1年に1回以上所在地の都道府県知事に報告するとともに（その内容は知事により公表される），当該事項を記載した書面を病院や診療所で常時閲覧に供するか電子媒体を通じて提供しなければならない［医療法第6条の3第1項・第3項・第5項，医療法施行規則第1条・第1条の3・第1条の4・別表第1，"医療法施行規則別表第1の規定に基づく病院，診療所又は助産所の管理者が都道府県知事に報告しなければならない事項"（平成19〈2007〉年厚生労働省告示第53号）］．

また，管理者は，患者を入院させたときは，原則として，入院診療計画書を作成して患者または家族に交付して（または，これに代えて電子媒体で提供して），適切な説明を行わなければならない（医療法第6条の4，医療法施行規則第1条の5～第1条の8）．入院診療計画書には，入院，その患者の診療を主として担当する医師の氏名，入院の原因となった傷病名と主な症状，入院中の治療計画，推定される入院期間などが記載される．ただし，短期間で退院することが見込まれる場合，および書面を交付することにより診療に支障を及ぼしたり，人の生命・身体・財産に危険を生じさせたりするおそれがある場合には，入院診療計画書の交付を要しない．管理者は，患者を退院させるときにも退院後の療養に必要な説明が行われるよう努めなければならない．

医療事故の報告・調査

医療事故の報告義務（医療法第16条の3第7号，医療法施行規則第9条の23）は，平成16（2004）年の規則改正で定められた．特定機能病院（医療法第4条の2），国立ハンセン病療養所，独立行政法人国立病院機構などの開設する病院，大学附属病院（病院分院を

[*2] 医業の広告については本巻"広告の制限と診療科の標榜"を参照されたい．

除く）は，医療事故の報告書を事故発生後，原則として2週間以内に，登録分析機関に提出しなければならない（医療法施行規則第9条の23第1項第2号・第2項・第11条・第12条）[*3]．他の医療機関も，任意で報告を行うことが可能であり，それが推奨される．

　また，医療事故の調査のあり方については，厚生労働省の"医療の質の向上に資する無過失補償制度等のあり方に関する検討会"の下に設けられた"医療事故に係る調査の仕組み等のあり方に関する検討部会"が医療事故の原因究明やその再発防止の仕組み等について検討を加え，2013年5月29日に"『医療事故に係る調査の仕組み等に関する基本的なあり方』について"という，とりまとめを発表した．

　そして，平成26（2014）年法律第83号"地域における医療及び介護の総合的な確保を推進するための関係法律の整備等に関する法律"によって医療法のなかに死亡事故に関する医療事故調査制度が盛り込まれた（この法律による改正後の医療法第6条の10，第6条の11，第6条の15〜27）．この制度は2015年10月1日から施行される[*4]．

　この制度の対象となる医療事故は，病院等（病院，診療所，助産所）に勤務する医療従事者が提供した医療に起因し，または起因すると疑われる死亡または死産であって，病院等の管理者が当該死亡または死産を予期しなかったものである．病院等の管理者は，このような医療事故が発生した場合には，遅滞なく，当該医療事故の日時，場所，状況などを民間の第三者機関である医療事故調査・支援センターに報告しなければならない．また，病院等の管理者は，その原因を明らかにするために必要な調査をすみやかに行い，調査結果について遺族に説明し，医療事故調査・支援センターに報告しなければならない．また，医療事故調査・支援センターは，医療事故が発生した病院等の管理者または遺族から調査の依頼があったときは，必要な調査を行い，その調査の結果を管理者および遺族に報告する．

　さらに，医療事故調査・支援センターは，病院等による報告によって収集した情報の整理・分析を行い，医療事故の再発の防止に関する普及啓発を行うこととされている．

　なお，上記検討部会のとりまとめでは，死亡事故以外について段階的に拡大していく方向で検討するとされているので，今後，調査対象となる医療事故の拡大も想定される．

（笠井祐子）

[*3] 日本医療機能評価機構が登録分析機関である．参加医療機関については下記のURLを参照されたい．
http://www.med-safe.jp/contents/register/index.html

[*4] 医療事故調査制度については下記のURLを参照されたい．
http://www.mhlw.go.jp/stf/seisakunitsuite/bunya/0000061201.html

医療法人の設立とその注意点について教えてください

Answer 第5次医療法改正により，平成19（2007）年4月以後は"持分の定めのある社団医療法人"は設立できなくなりました．社団医療法人を設立するには，① 医療法だけでなく，税務対策のために，② 法人税法，③ 所得税法，④ 社会保障制度を熟知する必要があります．また，将来的な ① 法律の改正，② 分院の経営，③ 理事長（自分）の退職と承継を想定しておくことが重要です．

文献は p.279 参照．

第5次医療法改正による医療法人制度の変化

平成18（2006）年に公布された"良質な医療を提供する体制の確立を図るための医療法等の一部を改正する法律（第5次医療法改正）"により，平成19（2007）年4月以降に設立する医療法人は"財団医療法人"と"持分の定めのない社団医療法人"に限られることとなった[*1-4]．

医療法人は，医療法第54条により経営利益の配当を禁止されている．しかし，改正前の社団医療法人は，出資者に財産権が認められており，"持分の定めのある社団医療法人"と呼ばれ，退社時には持分（出資割合）に相当する財産の払戻が請求できた．また，解散時には持分に相当する残余財産の分配を請求できた．これが事実上の配当にあたるとされ，改正以後は，出資者に財産権のない"持分の定めのない社団医療法人"しか設立できなくなった．したがって，平成19（2007）年4月以後に設立された社団医療法人においては，出資者は，退社時に持分に相当する財産の払戻や，解散時に残余財産の分配を受けることができなくなり，社団医療法人を解散すると，残余財産は国庫などに入ることになった．ただし，基金制度を採用すれば（基金拠出型法人），定款に定める条件を満たすことにより出資者は出資金の返還を受けることができるが，出資金返還後の残余財産は国庫などに入ることとなる．

[*1] 医療法第39条：病院，医師若しくは歯科医師が常時勤務する診療所又は介護老人保健施設を開設しようとする社団又は財団は，これを法人（医療法人）とすることができる．（抜粋）

[*2] 平成24（2012）年の医療法人総数 47,825 のうち，財団が 391，社団が 47,434 であり，社団のうち一人医師医療法人は 39,947 である．

[*3] "持分有の社団医療法人"は平成20（2008）年の 43,638 をピークに減少し，平成24（2012）年は 42,245 となった．

[*4] "持分の定めのない社団医療法人"は年1,000ペースで増加しており，平成24（2012）年は 5,189 であった．

医療法人は税務上のメリットが多く，分院の開設が可能

所得税から法人税へ：個人開業の場合は，医業収入は個人に帰属す

表1 給与所得控除額

収入金額	給与所得控除額
162.5万円以下	65万円[*1]
162.5万円を超え 180万円以下	収入金額×40％[*1]
180万円を超え 360万円以下	収入金額×30％＋18万円[*1]
360万円を超え 660万円以下	収入金額×20％＋54万円[*1]
660万円を超え 1,000万円以下	収入金額×10％＋120万円
1,000万円を超え 1,500万円[*2]以下	収入金額×5％＋170万円
1,500万円[*2]超	245万円

[*1] ただし，収入金額が660万円未満の場合には上記によらず，法別表第5により給与所得控除額控除後の所得金額を求める．
[*2] 上表の上限金額である1,500万円は，平成28（2016）年分より1,200万円，平成29（2017）年分より1,000万円に引き下げられる．

るので，必要経費を除いた所得には所得税が課税される．わが国の所得税は累進税率なので，平成26年（2014）度までは，1,800万円以上の所得には40.84％の所得税および復興特別税が課せられる．また，平成27（2015）年度より4,000万円以上の所得には45.945％の課税となる．しかし，平成24（2012）年4月開始事業年度の医療法人では28.05％（年800万円を超える利益部分，復興特別法人税含む）の法人税の課税ですむ．

所得分散（医療法，所得税法）：医療法人を設立するには役員（理事3人以上，監事1人以上）を選任しなければならない．役員には給与（役員報酬）を支払うことができるので，理事長（医師）以外の配偶者などを役員にして，医療法人の仕事に従事してもらい，役員報酬を支払うことにより，所得の分散による，所得税累進税率の回避を図ることができる．さらに，役員報酬は給与所得であるので，理事長も含めて，給与所得控除を受けることができる（**表1**）．

法人契約による経費の損金算入（法人税法）：自動車・固定電話・携帯電話は医療法人で契約登録・使用すれば，過剰な私的利用がない限り，原則的に法人の経費となる．理事長の生命保険は法人契約することで，一定割合が損金算入できる．別荘やリゾート会員権なども，役員・職員の使用のためであれば，福利厚生費として経費処理できる．ただ，これらの経費は，税務調査で否認されることもあるので，十分な説明ができるように使用リストなどを作成しておく必要がある．否認された経費は理事長への役員賞与となり，法人で損金処理できない[*5]．

[*5] 役員賞与は法人で損金処理できないうえ，役員の所得となり所得税がかかる．二重課税となるので，税負担は非常に高くなる．

土地と建物の所属（法人税法，所得税法，消費税法，相続税法）：建物（医院・事務所）は医療法人で登記すれば，原則的に医療法人の経費として減価償却できる．土地は償却資産でないので，医療法人で登記しても固定資産税以外は経費にはならない．土地と建物の登記は，① 土地・建物ともに医療法人登記，② 土地・建物ともに個人登記で医療法人に賃貸，③ 土地は個人，建物は医療法人で登記し，土地を医療法人に賃貸する方法がある．それぞれ，長所・短所があるが，個人から医療法人に建物を賃貸すると消費税の課税対象になるが，土地の賃貸（地代）には消費税が課税されないことは，今後，消費税率が上がることとあわせて十分に考慮する必要がある．また，土地と建物は相続の対象になるので，将来の相続税の負担も考慮して ①～③ を選択する必要がある．

接待交際費（法人税法）：個人と違って，資本金・出資金1億円以下の法人の接待交際費には上限（600万円の定額控除限度額）があり，また，定額控除限度額内でも，10％ は損金算入することができない（平成24〈2012〉年まで）．しかし，医療法人は交際費控除限度額がある点からして，個人よりも，税務調査で損金として認められる傾向がある．ただし，接待した相手の氏名，名称などを記録し，説明ができるようにしておく必要がある[*6]．

[*6] 法人では，一人当たり5,000円以内の打合せ飲食費は，全額が少額交際費となり全額損金算入できる．

社会保険診療報酬の源泉徴収：個人に対して払われる社会保険診療報酬に対しては（診療報酬額−20万円）×10％ の所得税源泉徴収がされるが，医療法人に対して払われる場合は，源泉徴収がされない．最終的には，個人は確定申告で所得税，医療法人は決算で法人税を申告納税するが，医院の規模が大きくなると，源泉徴収税額の有無は，医院経営のキャッシュフローに大きな影響が出る場合がある．

分院の開設（医療法）：個人診療所の場合は，原則として，複数の診療所（分院）を開設することはできないが，医療法人は複数の診療所（分院）や介護老人保健施設を開設することができる．複数の診療所が同一自治体にある場合は知事の認可となるが，複数の自治体にまたがる場合は，厚生労働大臣の認可となり，手続きが複雑になる．

医療法人のデメリット

配当禁止：医療法人は出資者への配当が禁止されているので，年々，内部留保が積み上がる．第5次医療法改正前は，解散時の内部留保は出資額に応じて出資者に分配できたが，平成19（2007）年度以降に設立された医療法人の場合は，残った内部留保（残余財産）は国

庫などに入ってしまうことに注意が必要である*7.

組織運営が複雑：一人医療法人の設立には，社員が通常3人以上必要である．社員は一人一票の議決権を有する社員総会において，理事を3人以上，監事を1人以上選任しなければならない．さらに理事会において，医師もしくは歯科医師である理事から理事長を選任する．理事長は医療法人を代表し，その業務を総理する．しかし，重要事項の決定には理事会や社員総会での承認が必要である．

公官庁に事業報告書などの提出が必要であり，公開される：毎年の決算において，事業報告書，財産目録，貸借対照表，損益計算書などを作成し，公官庁に提出する義務があり，これらは公開される．医療法人の運営に対して，行政庁からの介入を受ける可能性があることにも留意すべきである．

社会保障制度への強制加入による負担増：医療法人は，厚生年金保険への加入が義務づけられているが，従業員が5人未満の個人事業所（個人開業医）は加入義務がない．また，医療法人が加入する健康保険は全国健康保険協会"協会けんぽ"であり，その管掌健康保険料は労使折半であるが，個人開業医が加入することができる医師国民健康保険は，保険料を労使折半する義務がなく，さらに保険料は所得にかかわらず一定であり，保険料が"協会けんぽ"よりも割安である場合が多い（平成25〈2013〉年，埼玉県）．

[*7] 医療法第54条：医療法人は，余剰金の配当をしてはならない．

医療法人設立当時の法律（税制）の変化

医療法：平成19（2007）年3月までに設立された"持分の定めのある社団医療法人"は改正医療法附則により"経過措置型医療法人"となり，"当分の間"存続が認められるようになった．しかし，逆に言えば，将来的に存続が認められなくなり"持分の定めのない社団医療法人"に移行させられる可能性がある．

所得税法：平成25（2013）年度から，給与所得控除に上限が設けられた．給与等の収入金額が1,500万円を超える部分については，給与所得控除を受けることができなくなった（図1）．さらに，平成28（2016）年分からは上限金額が1,200万円，平成29（2017）年分からは1,000万円に引き下げられる（表1）．

法人税法：日本は諸外国に比べ法人税率が高く，産業界からの要望や，産業活性化のために，法人税率は低下傾向にある（図2）．

また，平成21（2009）年6月の経済対策として，資本金等の額が1億円以下の中小法人が支出した交際費などは，定額控除限度額が

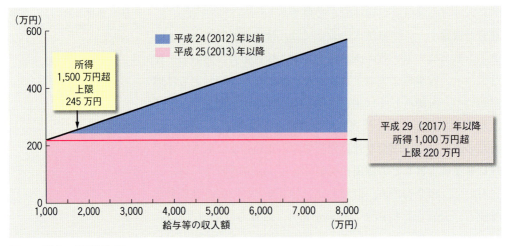

図1　給与所得控除額

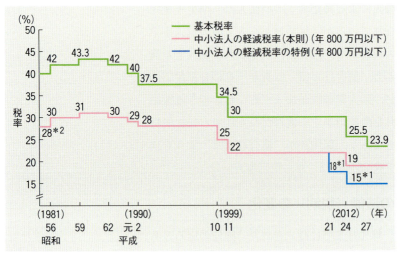

図2　法人税率の推移

*¹ 中小法人の軽減税率の特例（年800万円以下）について，平成21(2009)年4月1日から平成24(2012)年3月31日の間に終了する各事業年度は18％，平成24(2012)年4月1日から平成29(2017)年3月31日の間に開始する各事業年度は15％．

*² 昭和56(1981)年4月1日前に終了する事業年度については年700万円以下の所得に適用．

400万円から600万円に引き上げられた．平成25(2013)年4月1日以後開始事業年度からは，定額控除限度額が800万円に引き上げられ，かつ，定額控除限度までの使用金額の10％までの損金不算入枠が撤廃されたので，800万円までの交際費などは全額損金算入できるようになった（図3）．

消費税法：消費税は平成元(1989)年に3％で始まったが，平成9(1997)年に5％に上がり，平成26(2014)年4月に8％，平成29(2017)年4月に10％に引き上げられる予定である．その後も，さらに税率が上がるであろうことは明らかである．社会保険診療報酬は非課税であるので，医療機関は，建物・医療機器などの設備投資，薬剤，手術機材，消耗品，自動車，事務機器，光熱費，家賃などで支払った消費税を最終消費者である患者に転嫁できないため，自己負担（損税）

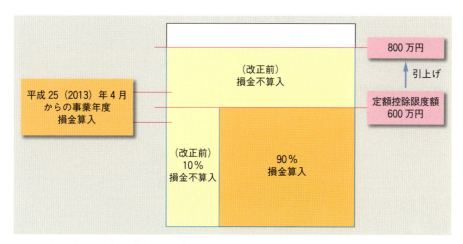

図3 中小法人の交際費特例拡充

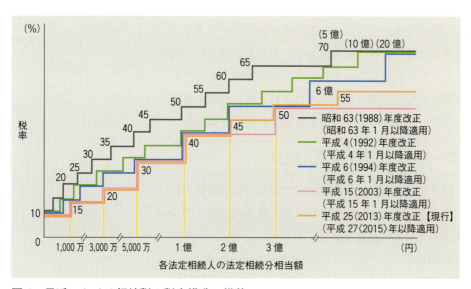

図4 最近における相続税の税率構造の推移

となっている．社会保険診療報酬が非課税ではなく，課税ゼロ税率になれば，医療機関は支払った消費税の還付を受けることができるが，その実現は政治力学上，きわめて厳しいのが現実である．

相続税法：平成27(2015)年1月1日から，遺産に係る基礎控除額が，"5,000万円+1,000万円×法定相続人数"から"3,000万円+600万円×法定相続人数"に，基礎控除額が40％引き下げられたので，相続税負担が重くなった．また，相続税の税率も変更された．相続税は，経済情勢や政治力学により，今までにもたびたび変更されている(図4)．

医療法人の議決権と支配

医療法人の最高意思決定機関は社員総会で，株式会社の株主総会

に相当する．社員は社員総会の構成員で，株式会社等の株主に当たる．しかし，社員総会では一人一票であり，株主総会のように出資の割合に応じた議決権はない．よって，出資割合による医療法人の支配はできないので，社員の選定には十分な注意が必要である．通常，医療法人の安定支配のため，社員には配偶者や子ども，兄弟などの親族を選ぶことが多い．

退職と解散

一人社団医療法人を設立した医師（理事長）が退職する場合は，医療法人を ① 相続，② 売却（M&A），③ 解散するのが一般的である．創業者は ① 相続を希望する場合が多いが，相続する医師の子どもがいない場合は，② 売却（M&A）が有利な方法である．特に"持分の定めのある社団医療法人"は，今後設立することができないので，有利な条件で売却できる可能性がある．③ 解散の場合は，医療法人の残余資産を理事長が退職金としてとるのが税務上有利であるが，退職金が過大になると役員報酬とみなされ，法人の損金算入ができないばかりか，理事長の給与所得となり，納税額が膨らむ．

人生設計の一環としての医療法人設立

医療法人を設立するにあたって注意すべき点は，① 医療法，② 税法，③ 家族，④ 継承である．また，これらが医療法人の設立から時間とともに変化することに留意が必要である．

① 第5次医療法改正により，新規に"持分の定めのある医療法人"は設立できなくなったほか，現在ある"持分の定めのある医療法人"は"経過措置型医療法人"となり，存続の基盤が不安定になった．
② 法人税は所得税より税率が低い．さらに，法人税は経済対策から減税傾向にあり，所得税は国の財政赤字のために増税傾向にある．
③ 所得税の累進税率回避のために配偶者に所得分散をしても，配偶者と離婚すれば，分散した所得は配偶者とともに消えてしまう．また，配偶者が社員の場合は，離婚を理由にしての除名は困難である．
④ 医療法人を継承すべき子どもがいない，子どもがいても医師にならない，もしくは，医師になっても継承を拒否するような場合は，医療法人の売却や解散が必要になる．

〔杉浦康広〕

広告の制限と診療科の標榜

広告できる事項

　医業の広告については，不当な広告により受け手側が誘引されて不適当なサービスを受けた場合の被害が著しいこと，広告の受け手が実際のサービスの質について事前に判断することが非常に困難であることなどから厳格な規制がされている．その一方で，患者，その家族，地域住民への情報提供を充実させ，治療の選択を支援する観点から，近時，広告可能な事項が大幅に拡充されてきている．しかし，広告の内容は客観性・正確性を確保できるものに限られるべきであるので，広告できる事項は法令に列挙される必要がある．そこで，医療法第6条の5は，医業に関し，次に掲げる事項を除いて広告してはならない旨を定め，広告できる事項として次のものを挙げている（医療法第6条の5第1項第1号〜第13号）．

1. 医師または歯科医師である旨．
2. 診療科名．
3. 病院または診療所の名称，電話番号・所在場所を表示する事項，管理者の氏名．
4. 診療日，診療時間または予約による診療の実施の有無．
5. 法令の規定に基づき，一定の医療を担うものとして指定を受けた病院もしくは診療所，または医師もしくは歯科医師である場合には，その旨．
6. 入院設備の有無，病床の種別ごとの数，医師，歯科医師，薬剤師，看護師，その他の従業者の員数，その他の当該病院または診療所における施設，設備，または従業者に関する事項．
7. 当該病院または診療所において診療に従事する医師，歯科医師，薬剤師，看護師，その他の医療従事者の氏名，年齢，性別，役職，略歴，その他のこれらの者に関する事項であって，医療を受ける者による医療に関する適切な選択に資するものとして厚生労働大臣が定めるもの（具体的には，後記平成19〈2007〉年3月30日厚生労働省告示第108号に定められている．11，12，13も

同様である).

8. 患者, またはその家族からの医療に関する相談に応ずるための措置, 医療の安全を確保するための措置, 個人情報の適正な取り扱いを確保するための措置, その他の当該病院, または診療所の管理, または運営に関する事項.

9. 紹介をすることができる他の病院もしくは診療所, またはその他の保健医療サービスもしくは福祉サービスを提供する者の名称, これらの者と当該病院または診療所との間における施設, 設備または器具の共同利用の状況, その他の当該病院, または診療所と保健医療サービス, または福祉サービスを提供する者との連携に関する事項.

10. 診療録, その他の診療に関する諸記録に係る情報の提供, 入院の際の書面の交付（医療法第6条の4）. その他の当該病院または診療所における医療に関する情報の提供に関する事項.

11. 当該病院または診療所において提供される医療の内容に関する事項（検査, 手術, その他の治療の方法については, 医療を受ける者による医療に関する適切な選択に資するものとして, 厚生労働大臣が定めるものに限る）.

12. 当該病院または診療所における患者の平均的な入院日数, 平均的な外来患者または入院患者の数, その他の医療の提供の結果に関する事項であって, 医療を受ける者による医療に関する適切な選択に資するものとして厚生労働大臣が定めるもの.

13. その他, 前各号に掲げる事項に準ずるものとして厚生労働大臣が定める事項.

広告の内容・方法の制限

上記の事項を広告する場合においても, 当然のことながら, その内容が虚偽であってはならない（医療法第6条の5第3項）. また, 医療に関する適切な選択を妨げてはならないので, 他の病院や診療所と比較して優良である旨や誇大な広告をしてはならず, 客観的事実であることを証明できない内容の広告や公序良俗に反する内容の広告をすることも禁じられる（医療法第6条の5第4項, 医療法施行規則第1条の9）.

診療科の標榜

病院や診療所が標榜・広告できる診療科名（上記の医療法第6条

表1 広告規制に関する告示・通達

医療法第6条の5第1項及び第6条の7第1項の規定に基づく医業等の業務又は病院等に関して広告することができる事項	平成19年3月30日厚生労働省告示第108号
医業若しくは歯科医業又は病院若しくは診療所に関して広告し得る事項等及び広告適正化のための指導等に関する指針（医療広告ガイドライン）	平成19年3月30日付け医政局長通知（最終改正 平成25年9月27日）
広告が可能な医師等の専門性に関する資格名等について	平成19年6月18日付け医政局総務課長通知（最終改正 平成25年5月31日）
広告可能な診療科名の改正について	平成20年3月31日付け医政局長通知
医療機関のホームページの内容の適切なあり方に関する指針（医療機関ホームページガイドライン）について	平成24年9月28日付け医政局長通知

の5第1項第2号）については，原則として政令で定められたものに限られる（医療法第6条の6，医療法施行令第3条の2第1号）．

眼科関係では，"眼科"のほか，"眼科"と医学的に不合理でない一定の事項とを組み合わせた診療科名（たとえば"小児眼科"や"老人眼科"）が可能である（医療法施行令第3条の2第1号ニ，医療法施行規則第1条の9の2第2項，第1項，第1条の9の4第2項参照）．

専門性については，"公益財団法人 日本眼科学会認定 眼科専門医"等の眼科専門医を表す広告が可能である．

広告規制に関する情報

広告規制については，上記のような法律，政令，省令のほか，厚生労働省から随時発せられる通達，ガイドライン等を参照する必要がある．厚生労働省のホームページの"医療法における病院等の広告規制について"[*1]が便利である．関連する告示・通達を表1にまとめる．

（笠井祐子）

[*1] 下記のURLを参照されたい．
http://www.mhlw.go.jp/seisakunitsuite/bunya/kenkou_iryou/iryou/kokokukisei/index.html

3. 医薬品医療機器等法（旧 薬事法）とコンタクトレンズ

医薬品医療機器等法（旧 薬事法）総論

"薬害肝炎事件の検証及び再発防止のための医薬品行政のあり方検討委員会"での議論内容を受け，2013（平成25）年秋の臨時国会で二つの薬事法改正法案が成立した．ひとつは2014（平成26）年6月から施行された医薬品販売制度に係る改正であり，二つ目は2014（平成26）年11月から施行された医薬品医療機器等法である．今回，改正内容のなかで，臨床にも関連のあるところにポイントを絞り，解説したい．

医薬品販売制度に係る法改正

まず，医薬品のインターネット販売などに係る法改正の経緯などを説明する．2006（平成18）年度の薬事法改正に伴って改正された薬事法施行規則で"一般用医薬品の郵便販売等については第3類医薬品に限る"とされた[*1]．これに対し，インターネットによる医薬品販売を行っていた医薬品販売業者がこれを無効であるとして国を提訴した．裁判では，最高裁は"薬事法の委任の範囲内と認めることはできない"とした．法律で定めている範囲を超えて政令や省令で規制することはやり過ぎであり，行政手続法第38条（命令等を定めるにあたっては，当該命令等がこれを定める根拠となる法令の趣旨に適合するものとなるようにしなければならない）に違反する，というものであった．この判決を受け，医薬品のインターネット販売が全面解禁となった．

インターネット販売を全面解禁するために，厚生労働省は要指導医薬品という新たな区分をつくり，それまで第1類医薬品とされていた医療用医薬品からのスイッチ直後品目や劇薬がそこに分類された（図1）．

医薬品医療機器等法

次に，医薬品医療機器等法について説明する．すでに70年以上にわたって使用されてきた"薬事法"が"医薬品医療機器等法"[*2]になった．

[*1] 一般用医薬品はリスクに応じて3分類されており，第3類医薬品はリスクの低い製品である．

[*2] これは，あくまでも略称で，正式名は"医薬品，医療機器等の品質，有効性及び安全性の確保等に関する法律"である．

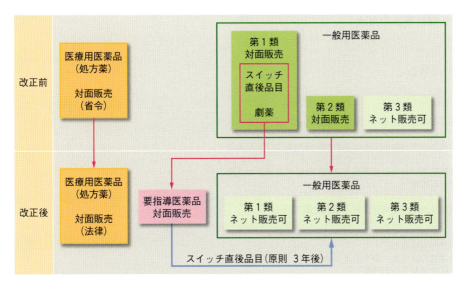

図1 医薬品の分類と販売方法について
要指導医薬品の指定の要否については，薬事・食品衛生審議会要指導・一般用医薬品部会にて審議する．

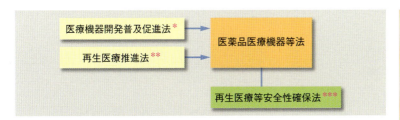

図2 医薬品医療機器等法に関連する法律
* 国民が受ける医療の質の向上のために医療機器の研究開発及び普及の促進に関する法律（平成26年法律第99号）
** 再生医療を国民が迅速かつ安全に受けられるようにするための施策の総合的な推進に関する法律（平成25年法律第13号）
*** 再生医療等の安全性確保等に関する法律（平成25年法律第85号）

　わが国の法律案の多くは政府，つまり各省庁がつくる"内閣提出法案"（閣法）であるが，今回の改正の特徴としては議員提出法案が（内閣提出法案である）薬事法改正法案を後押しするということで，議員立法もあわせて検討された．二つの議員立法で基本的な枠組みを定め，これらを踏まえて法律だけでなく予算，税制もあわせて具体的な施策が検討された（**図2**）．

　今回の法改正のポイントを以下にまとめる．

1. 医薬品，医療機器等に係る安全対策の強化
2. 医療機器の特性を踏まえた規制の構築
3. 再生医療等製品の特性を踏まえた規制の構築

　目次をみると，改正の全容を把握することが可能である．医療機器/体外診断用医薬品が新たに章立てされたこと，再生医療等製品が

表1　医薬品医療機器等法の目次

第1章	総則
第2章	地方薬事審議会
第3章	薬局
第4章	医薬品，医薬部外品及び化粧品の製造販売業及び製造業等
第5章	医療機器及び体外診断用医薬品の製造販売業及び製造業等
第1節 　第2節	医療機器及び体外診断用医薬品の製造販売業及び製造業 　登録認証機関
第6章	再生医療等製品の製造販売業及び製造業
第7章 　第1節 　第2節 　第3節	医薬品，医療機器及び再生医療等製品の販売業等 　医薬品の販売業 　医療機器の販売業，貸与業及び修理業 　再生医療等製品の販売業
第8章	医薬品等の基準及び検定
第9章 　第1節 　第2節 　第3節 　第4節 　第5節 　第6節	医薬品等の取扱い 　毒薬及び劇薬の取扱い 　医薬品の取扱い 　医薬部外品の取扱い 　化粧品の取扱い 　医療機器の取扱い 　再生医療等製品の取扱い
第10章	医薬品等の広告
第11章	医薬品等の安全対策
第12章	生物由来製品の特例
第13章	監督
第14章	指定薬物の取扱い
第15章	希少疾病用医薬品，希少疾病医療機器及び希少疾病用再生医療等製品の指定等
第16章	雑則
第17章	罰則
附則	

新設されたこと，さらには，附則に入っていた医薬品等の安全対策が章立てされたことが特徴的である（**表1**）．

改正のポイント（1）安全対策の強化

　薬害の防止ということが目的として明確になるように，"保健衛生上の危害の発生及び拡大の防止のために必要な規制を行う"ことが医薬品医療機器等法（第1条）に明示された．また，薬害問題の発

生については，行政や製薬企業が把握していたリスク情報の伝達が不十分であったことなど，適切な対応がとられなかったという指摘があり，関係者がそれぞれの責務を果たすことを明確にするため，責務規定が設けられた．関係者として，国，都道府県，医薬品等関連事業者，医療関係者の責務規定が設けられている．さらには，健康被害を防止するためには使用する側の意識も重要であることから，国民の役割も規定された．

"薬害肝炎事件の検証及び再発防止のための医薬品行政のあり方検討委員会"では，行政責任の明確化が求められた．それを受けて，厚生科学審議会医薬品等制度改正検討部会では，国の監督権限を法律上明確にすることが必要とされたが，添付文書を承認内容とする（すなわち変更に際して申請/承認が必要とする）のか，届出制とするのかについてはいろいろな意見があった．添付文書を承認内容にすると，その変更に審査という手続きが発生するため，迅速に変更できないなどの懸念があり，結局は届出制にしたほうがよいのではないかという意見が優位であった．このとりまとめを踏まえて，添付文書の届出制が導入された．添付文書の内容については医療現場に最新の情報を迅速に届けるという観点から，届け出た添付文書の内容を直ちに企業のウェブサイトに掲載することが規定されている．届出の項目としては，名称，使用上の注意及び取扱い上の注意，とされている．届出の範囲としては，体外診断用医薬品及び承認不要医薬品を除く医療用医薬品は届出が必要であるが，一般用医薬品は届出不要である．医療機器は，特定高度管理医療機器を除いて届出不要とされている．医療機器は，最近ではインターネットを通じて購入したり，場合によってはレンタルしたりということもあるため，インターネットによる情報提供をもって添付文書に代えることができる，とされている．

改正のポイント（2）医療機器の特性を踏まえた規制

医療機器に関しては，今回の改正によりいろいろな面で規制緩和が行われた．医療機器は医薬品とは異なり，パソコンなどと同じ機械製品であり，製造過程においては単なる部品であって，最終製品になってはじめてヒトの体に影響を与えるものなので，強い規制を講ずる必要はないのではないかとの意見があった．また，医療機器の特性として，①絶えず改良・改善が行われ，一製品当たりの寿命が短い，②企業などの研究開発のみならず医師が実際に現場で使用

国際分類*	クラスI	クラスII	クラスIII	クラスIV
	小 ← リスク → 大			
具体例	不具合が生じた場合でも，人体へのリスクがきわめて低いと考えられるもの (例) 体外診断用機器 鋼製小物(メス，ピンセットなど) X線フィルム 歯科技工用用品 眼鏡	不具合が生じた場合でも，人体へのリスクが比較的低いと考えられるもの (例) MRI装置 電子内視鏡 消化器用カテーテル 超音波診断装置 歯科用合金	不具合が生じた場合，人体へのリスクが比較的高いと考えられるもの (例) 透析器　コンタクトレンズ 人工骨　眼内レンズ 人工呼吸器	患者への侵襲性が高く，不具合が生じた場合，生命の危険に直結する恐れがあるもの (例) ペースメーカー 人工心臓弁 ステントグラフト
薬事法の分類	一般医療機器	管理医療機器	高度管理医療機器	
規制	届出	第三者認証**	← 法改正で拡充 大臣承認(PMDAで審査)	

図3　医療機器の分類と規制

* 日米欧豪加の5地域が参加する"医療機器規制国際整合化会合（GHTF）"において，2003（平成15）年12月に合意された医療機器のリスクに応じた四つのクラス分類の考えかたを薬事法にとり入れている．
** 厚生労働大臣が基準を定めたものについて大臣の承認を不要とし，あらかじめ厚生労働大臣の登録を受けた民間の第三者認証機関（現在13機関）が基準への適合性を認証する制度．
PMDA：Pharmaceuticals and Medical Devices Agency（独立行政法人 医薬品医療機器総合機構）
GHTF：International Medical Device Regulators Forum

することを通じて実用化される，③有効性・安全性を発揮するには医師の技能による部分が大きいことが挙げられる．

医療機器として特徴的なのは，厚生労働大臣の登録を受けた第三者認証機関が基準への適合性を認証する制度とされている．従来はクラスIIが第三者認証であったが，法改正により，一部のクラスIIIまで第三者認証が拡充された（図3）．

医療機器の製造販売の定義が変更された．1点目は，賃貸が貸与に変更された．無償での貸し出しも規制対象に含まれることとしたためである．2点目は，すでに欧米では医療機器として位置づけられていることを踏まえ，画像診断用等に提供される単体としてのプログラムを医療機器に分類することとされた．

今回の改正では，医療機器については再審査，再評価制度を適用せず，これに代わり使用成績評価制度が新たに設けられた（図4）．絶えず改良・改善が行われ，一製品当たりの寿命が短いことなどの医療機器の特性に応じた対応がなされた．

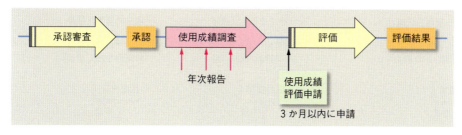

図4　使用成績評価

第23条の2の9 "厚生労働大臣が薬事・食品衛生審議会の意見を聴いて指定する医療機器又は体外診断用医薬品につき第23条の2の5の承認を受けた者又は当該承認を受けている者は，当該医療機器又は体外診断用医薬品について，厚生労働大臣が指示する期間を経過した日から起算して3か月以内の期間内に申請して，厚生労働大臣の使用成績に関する評価を受けなければならない．"

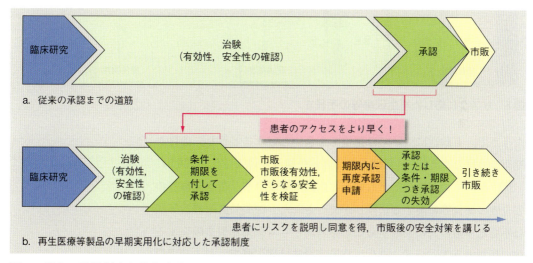

図5　従来の承認制度と薬事法改正により再生医療等製品の実用化に対応した承認制度

改正のポイント（3）再生医療等製品の規制

　現在，自家培養表皮と自家培養軟骨の2品目が承認されているが，これら製品が承認された当時は再生医療等製品としての定義がなかったので，医療機器に分類されてきた．今回の改正で，再生医療等製品を法律に位置づけるため，新たに再生医療等製品という定義が設けられた．

　再生医療等製品は生体由来のものなので，感染症や癌化のリスクなども特性として挙げられる．また，ヒトの組織を用いるため，個人差が出て均質ではない．均質なものと同様の考えかたで治験を実施すると，より多くの症例を集める必要があり，相当な時間が掛かることになる．再生医療等製品を必要とする患者にいち早く届けるという観点から，今回の改正では安全性についてはきちんと確認し

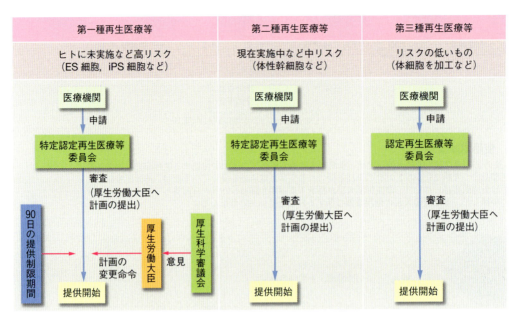

図 6 リスクに応じた再生医療等の手続き

たうえで，有効性については推定でもよいということとし，条件と期限をつけたうえで，早期に承認できる仕組みが導入された（**図 5**）．

医薬品医療機器等法とともに，再生医療等安全法（再生医療等の安全性の確保等に関する法律）が施行された．医薬品医療機器等法は不特定多数の人に使用することを目的として企業が製造販売する際の規制である．一方，再生医療等安全法は臨床研究，および実際の診療として行われる再生医療の安全性を確保するための法的手続きなどを定めた法律である．再生医療技術は生命および健康に与える影響の程度（リスク）に応じて，3 段階に分類されている（**図 6**）．

（奥山慎一郎）

治験の実施基準

治験とは

　医薬品，医薬部外品，厚生労働大臣の指定する成分を含有する化粧品または医療機器の製造販売の承認を受けるため，規定により提出すべき資料のうち臨床試験の試験成績に関する資料の収集を目的とする試験の実施が治験である（医薬品，医療機器等の品質，有効性及び安全性の確保等に関する法律〈医薬品医療機器等法〉第2条第16項）．特に，医薬品ならびに医療機器の申請に必要な資料は，厚生労働大臣が定める基準に従って収集されるとともに，作成される必要がある（医薬品医療機器等法 第14条第3項）．このような厚生労働大臣が定める治験の実施基準は厚生労働省令として制定されており，一般に GCP（good clinical practice）といわれている．現在，国内では医薬品に適用される『医薬品の臨床試験の実施の基準』（医薬品 GCP 省令）と医療機器に適用される『医療機器の臨床試験の実施の基準』（医療機器 GCP 省令）が存在する．ここでは，局長通知である『医薬品の臨床試験の実施の基準に関する省令の運用について』をもとにして『医薬品 GCP 省令』（以降，GCP）について説明する．

GCP の特徴

趣旨と適用範囲：GCP が適用されるのは，"治験"と"製造販売後臨床試験"である．GCP は，被験者の人権，安全性および福祉の保護のもとに，試験の科学的な質と成績の信頼性を確保することを目的に策定されており，それらに関する計画，実施，モニタリング，監査，記録，解析および報告などに関して遵守しなければならないルールが示されている．ルールとはいえ，医薬品医療機器等法（旧 薬事法）に基づいて策定されたものであり，万一違反した場合には，その内容によっては刑事罰が適用されることもあり，厳しいものであることを認識しておく必要がある．なお，治験および製造販売後臨床試験以外の臨床研究は GCP の目的から外れるため，法的には

表1 治験に関する原則的事項

1	治験は，ヘルシンキ宣言に基づく倫理的原則およびGCPを遵守して行うこと
2	治験を開始する前に，個々の被験者及び社会にとって期待される利益と予想される危険及び不便とを比較考量すること
	期待される利益によって危険を冒すことが正当化される場合に限り，治験を開始し継続すべきである
3	被験者の人権の保護，安全の保持及び福祉の向上に対する配慮が最も重要であり，科学と社会のための利益よりも優先されるべきである
4	治験薬に関して，その治験の実施を支持するのに十分な非臨床試験および臨床試験に関する情報が得られていること
5	治験は科学的に妥当でなければならず，治験実施計画書にその内容が明確かつ詳細に記載されていること
6	治験は，治験審査委員会が事前に承認した治験実施計画書を遵守して実施すること
7	被験者に対する医療及び被験者のためになされる医療上の決定に関する責任は，医師または歯科医師が常に負うこと
8	治験の実施に関与する者は，教育，訓練および経験により，その業務を十分に遂行しうる要件を満たしていること
9	すべての被験者から，治験に参加する前に，自由意思によるインフォームド・コンセントを得ること
10	治験に関するすべての情報は，正確な報告，解釈及び検証が可能なように記録し，取扱い，及び保存すること
11	被験者の身元を明らかにする可能性のある記録は，被験者のプライバシーと秘密の保全に配慮して保護すること
12	治験薬の製造，取扱い，保管および管理は，『治験薬の製造管理，品質管理等に関する基準について』を遵守して行うこと
	治験薬は治験審査委員会が事前に承認した治験実施計画書を遵守して使用すること
13	治験のあらゆる局面の質を保証するための手順を示したシステムを運用すること
14	治験に関連して被験者に健康被害が生じた場合には，過失によるものであるか否かを問わず，被験者の損失を適切に補償し，因果関係の証明等について被験者に負担を課すことがないようにすること

GCPの適用範囲外となり，『人を対象とする医学系研究に関する倫理指針』（平成26〈2014〉年文部科学省・厚生労働省告示第3号，平成27〈2015〉年4月1日施行）の対象となる．

ヘルシンキ宣言に基づく倫理的原則：治験の原則的事項として"治験はヘルシンキ宣言に基づく倫理的原則およびGCPを遵守して行うこと"と述べられている（表1）．ヘルシンキ宣言（ヒトを対象とする医学研究の倫理的原則）では，いかなる臨床研究も"被験者の福利に対する配慮が科学的および社会的利益よりも優先"されなければならず，研究者は"被験者の生命，健康，プライバシーおよび尊厳を守る"責務があるとされている．治験にかかわるすべての者にGCPの目的を再認識させるために，その趣旨に"被験者の人権の保護，安全の保持及び福祉の向上を図り，治験の科学的な質及び成績の信頼性を確保するため"の基準であると記されている．

構成と特徴：GCPは第1章～第6章で構成され，なかでも第2章『治験の準備に関する基準』，第3章『治験の管理に関する基準』および第4章『治験を行う基準』が大きな柱となっている．第2章では『治験実施計画書』（第15条の4），第3章では『副作用情報等』（第20条）ならびに『モニタリングの実施』（第21条）が重要である．また，医療機関においては，第4章に規定されている事項を遵守しながら治験を実施しなければならない．第4章には，『第1節　治験審査委員会（institutional review board；IRB）』としてIRBの機能充実と透過性の確保，『第2節　実施医療機関』として治験実施医療機関における実施体制の充実化，『第3節　治験責任医師』として治験責任医師の責任および実務の明確化，ならびに『第4節　被験者の同意』として文書によるインフォームド・コンセントの義務化について規定されている．さらに，GCP全体を通して，① 治験依頼者の体制の強化と責任の明確化，② 治験依頼者による開発業務受託機関への業務委託の明文化，ならびに ③ 医師主導治験に関する規定なども大きな特徴といえる．

治験の実施における必須事項

GCPに示されている基準において，特に重要な項目である"治験実施計画の作成と届出"，"治験審査委員会（IRB）"，"インフォームド・コンセント"，"モニタリングの実施"，"副作用情報等"について詳細に説明する．

治験実施計画書の作成と届出：GCP第7条において，"治験の依頼をしようとする者は，治験実施計画書を作成しなければならない"とされており，治験の目的，被験薬の概要，治験の方法など，多くの項目が設定されている．また，医薬品医療機器等法 第80条の2では，"治験の依頼をしようとする者による治験（企業主導治験）"および"自ら治験を実施しようとする者による治験（医師主導治験）"の両者において，あらかじめ，厚生労働大臣に治験の計画の届出をしなければならないと規定されている．初めての届出（初回治験計画届）を行った治験については，その届出が受理された日から30日間は治験の依頼または自ら治験の実施を行ってはならない．なお，届出事項は医薬品医療機器等法施行規則第269条に規定されており，また，届出にかかわる事項を変更した場合や治験を中止または終了した場合に，その内容および理由などを厚生労働大臣に届け出なければならないことが同施行規則第270条に規定されている．

表2　IRBの委員構成（GCP第28条）

1	治験については倫理的および科学的観点から十分に審議を行うことができること
2	5名以上の委員からなること
3	委員のうち，医学，歯学，薬学その他の医療または臨床試験に関する専門的知識を有する者以外の者が加えられていること
4	委員のうち，実施医療機関と利害関係を有しない者が加えられていること
5	委員のうち，治験審査委員会の設置者と利害関係を有しない者が加えられていること

治験審査委員会（IRB）：GCP第27条では，"医療機関の長は治験を行うことの適否その他の治験に関する調査審議をIRBに行わせなければならない"とされている．以前は，特定の場合を除いて原則的には実施医療機関ごとにIRBを設置する必要があった．しかしながら，現在では，医療機関の長の判断に基づき自施設のIRB以外の外部IRBに調査審議を行わせることが可能とされている．ただし，外部IRBに調査審議を行わせる場合には，外部IRBの設置者と契約を締結する必要がある．なお，この外部IRBの設置者としては，公益法人，特定非営利活動（nonprofit organization；NPO）法人，学術団体，他医療機関，医療機関を有する学校法人，国立大学法人，地方独立行政法人，医療の提供などを主な業務とする独立行政法人が認められている．

　IRBの委員構成は，GCP第28条にて**表2**に示すように規定されている．そのため，医療関係者ではない非専門家，実施医療機関と利害関係のない外部の人も必ず委員に加えられていなければならない．実施医療機関の関係者のみで治験について審議するだけでは，一般社会に到底受け入れられることはなく，**表2**に示す委員構成からなるIRBで適切な判断を下される必要があるということである．

　IRBの役割は，計画された臨床試験が科学的，倫理的に適正であるか，医療機関において適切に実施できるか，について第三者的に公平な立場から審査し，その臨床試験の実施を承認するか否かを決定することにある．また，臨床試験の実施を承認することのみでIRBの役割が果たされるわけではなく，臨床試験開始後も随時，提出される資料に基づき，計画書通りに適切に実施されているか，被験者の安全，倫理が確保されているかなどについて評価する役割も担っており，場合によっては実施中であっても臨床試験を中止させる権限を有している．

表3 説明文書に記載すべき事項（GCP 第51条）

1	当該治験が試験を目的とするものである旨
2	治験の目的
3	治験責任医師の氏名，職名および連絡先
4	治験の方法
5	予測される治験薬による被験者の心身の健康に対する利益（当該利益が見込まれない場合はその旨）および予測される被験者に対する不利益
6	他の治療方法に関する事項
7	治験に参加する期間
8	治験の参加をいつでも取りやめることができる旨
9	治験に参加しないこと，または参加を取りやめることにより被験者が不利益な取扱いを受けない旨
10	被験者の秘密が保全されることを条件に，モニター，監査担当者ならびに実施医療機関等設置治験審査委員会等および第三者治験審査委員会が原資料を閲覧できる旨
11	被験者に係る秘密が保全される旨
12	健康被害が発生した場合における実施医療機関の連絡先
13	健康被害が発生した場合に必要な治療が行われる旨
14	健康被害の補償に関する事項
15	当該治験の適否などについて調査審議を行う治験審査委員会の種類，各治験審査委員会において調査審議を行う事項その他当該治験に係る治験審査委員会に関する事項
16	当該治験に係る必要な事項

インフォームド・コンセント：GCP 第50条では，治験責任医師または治験分担医師が"被験者となるべき者を治験に参加させるときには，あらかじめ治験の内容その他の治験に関する事項について当該者の理解を得るよう，文書により適切な説明を行い，文書による同意を得なければならない"とされている．GCP 第51条には，説明文書に記載するべき事項が規定されており（**表3**），これらについては漏らすことなく説明し，被験者の理解を得る必要がある．また，同条においては，① 被験者となるべき者に権利を放棄させる旨，またはそれを疑わせる記載，② 治験依頼者，自ら治験を実施する者，実施医療機関，治験責任医師などの責任を免除もしくは軽減させる旨，またはそれを疑わせる記載をしてはならないこと，③ できるだけ平易な表現を用いなければならないこと，が規定されている．なお，GCP 第52条"同意文書等への署名等"が定められているが，説明文書と同意文書は一体化した文書または一式の文書とすること

が望ましいとされている．

モニタリングの実施：治験依頼者に対して，モニタリングに関する手順書の作成とともに，手順書に基づくモニタリングの実施が義務付けられている（GCP第21条）．モニタリングの目的は，被験者の人権の保護，安全の保持および福祉の向上が図られていること，治験が最新の治験実施計画書および本基準を遵守して実施されていること，治験責任医師または治験分担医師から報告された治験データなどが正確かつ完全で原資料などの治験関連記録に照らして検証できることを確認するなどが挙げられている．

副作用情報等：治験依頼者は，治験薬の安全性を継続的に評価する責任を有することが述べられている（GCP第20条）．また，治験依頼者は，被験者の安全に悪影響を及ぼし，治験の実施に影響を与え，または治験継続に関する治験審査委員会の承認を変更する可能性のある情報を，治験に関与するすべての治験責任医師，実施医療機関の長にすみやかに通知することとされている．なお，治験依頼者は，新たに重要な情報が得られた場合には，治験薬概要書の改訂に先立って，治験責任医師，実施医療機関の長および規制当局にこれらの情報を報告しなければならない，とされている．

カコモン読解 第18回 一般問題18

薬物の有効性と安全性を調べる治験の手順で誤っているのはどれか．
a 治験実施計画書の作成と届出
b 治験審査委員会の審査
c 口頭による患者の同意
d 重大な有害事象の国への報告
e 治験中のモニタリングの実施

解説 GCP第50条では，治験責任医師または治験分担医師が"被験者となるべき者を治験に参加させるときには，あらかじめ治験の内容その他の治験に関する事項について当該者の理解を得るよう，文書により適切な説明を行い，文書による同意を得なければならない"とされている．

模範解答 c

（西口工司）

眼科医療施設と医療機器（用具）の販売

医療機器（用具）[*1]とは医療機関で治療や診断に使われる器械器具であり，その製造や販売には『医薬品，医療機器等の品質，有効性及び安全性の確保等に関する法律』（医薬品医療機器等法〈旧 薬事法〉）によってさまざまな規制がなされている．

文献は p.279 参照.

[*1] 医療機器の多様化や高度化の実態などを踏まえて，従来の"医療用具"としていた法制上の名称が現在は"医療機器"に変更されている．

医薬品医療機器等法における医療機器に係る安全対策（表1）

医薬品医療機器等法における医療機器に係る安全対策の基本方針は，医療機器にはメス・ピンセットから画像診断装置，ペースメーカーに至るまで多種多様な製品があり，医薬品同様に，疾病の診断，治療・予防などに用いられるものであるため，保健衛生上の観点から，各種の安全対策が講じられている．

安全対策（1）医療機器のリスクに応じたクラス分類制度の導入

医薬品医療機器等法における医療機器製造・販売に関しては，リスクに応じて"高度管理医療機器"，"管理医療機器"，"一般医療機器"に分類し，保守点検，修理その他の管理に専門的な知識・技能を必要とする医療機器を"特定保守管理医療機器"として，指定した医療機器のリスクに応じた規制の導入と，高度管理医療機器および特定保守管理医療機器の販売・賃貸に関して許可制度の導入，販売業者の許可要件，遵守事項などの大幅な見直しを含んだ安全対策の充実が盛り込まれている．医療機器のクラス分類は，以下の通りである．

高度管理医療機器
クラスⅣ：患者の侵襲性が高く，不具合が生じた場合，生命の危険に直結する恐れがあるもの（例：ペースメーカー，人工心臓弁，放射線治療装置など）
クラスⅢ：不具合が生じた場合，人体へのリスクが比較的高いと考えられるもの（例：CL〈コンタクトレンズ〉，IOL〈intraocular lens；眼内レンズ〉，透析器，人工呼吸器など）

医療機器であって，副作用または機能の障害が生じた場合（適正な使用目的に従い適正に使用された場合に限る．"クラスⅡ"におい

ても同じ）において人の生命および健康に重大な影響を与える恐れがあることから，その適正な管理が必要なものとして，厚生労働大臣が薬事・食品衛生審議会の意見を聴いて指定するもの．

管理医療機器

クラスⅡ：不具合が生じた場合でも，<u>人体へのリスクが比較的低い</u>と考えられるもの（例：MRI，電子式血圧計，消化器用カテーテルなど）

　高度管理医療機器以外の医療機器であって，副作用または機能の障害が生じた場合において人の生命および健康に影響を与える恐れがあることから，その適正な管理が必要なものとして，厚生労働大臣が薬事・食品衛生審議会の意見を聴いて指定するもの．

一般医療機器

クラスⅠ：不具合が生じた場合でも，<u>人体へのリスクがきわめて低い</u>と考えられるもの（例：眼鏡，メス，ピンセット，X線フィルムなど）

　高度管理医療機器および管理医療機器以外の医療機器であって，副作用または機能の障害が生じた場合において人の生命および健康に影響を与える恐れがほとんどないものとして，厚生労働大臣が薬事・食品衛生審議会の意見を聴いて指定するもの．

安全対策 (2) 低リスクの医療機器に係る第三者認証制度の導入

　管理医療機器のうち厚生労働大臣が適合性認証基準を定めて指定した品目（指定管理医療機器）については，厚生労働大臣による承認制度に代えて，厚生労働大臣が認定した第三者認証機関による基準適合性認証を受けることになっている．

安全対策 (3) 医療機器の販売業・賃貸業に係る安全対策（表1）

高度管理医療機器等の販売業・賃貸業への許可制の導入

1. 医療機器の販売・賃貸における安全対策を推進する目的で，都道府県知事への届出制となっていた医療機器の販売業・賃貸業のうち，高度管理医療機器および特定保守管理医療機器（例：レントゲン装置，CT装置，人工呼吸器など）に係る販売業・賃貸業については，届出制に代えて都道府県知事の許可が必要となっている．
2. 高度管理医療機器等の販売業・賃貸業の許可要件として一定の構造設備の具備などを定めるほか，営業所の管理者の設置が義

表1 医療機器の販売業・賃貸業に係る安全対策

		高度管理医療機器（クラスIII・IV）	管理医療機器（クラスII）	一般医療機器（クラスI）
許可要件等	許可等	許可	届	×
	構造設備基準	○	○	×
	欠格要件	○	×	×
遵守事項	管理者の設置義務	○ 法律	○ 省令	×
	管理者の責務等	○ 法律	○ 省令	×
	販売管理者の継続的受講義務	○	△	×
	品質確保義務	○	○	○
	苦情・回収処理	○	○	○
	外観検査（検収）実施義務	○	○	○
	納品先記録作成・保管義務	○	△	△
	一般消費者への適正使用情報の提供	△	△	△
	中古品販売時の元売業者からの指示事項の遵守義務	○	○	○

（凡例）○：義務あり，×：義務なし，△：努力義務

務化されている．

医療機器の販売業・賃貸業全般に共通する安全対策の充実：医療機器の販売業・賃貸業全般についての安全対策を充実する目的で，高度管理医療機器等以外の医療機器の販売業・賃貸業も含めて，医療機器の販売業・賃貸業全般に共通する遵守要件を強化し，新たに納品先記録の作成・保管，一般消費者への適正使用のための情報提供，中古品販売時における元売業者からの指示事項の遵守などが義務化されている．

眼科医療施設に関連して販売されている医療機器としては眼鏡，CL，IOLがあるが，眼鏡は一般医療機器（クラスI）に分類され，その販売に関して医薬品医療機器等法上は特に規制はないが，眼科医療施設に併設する販売所での販売に関しては医療法上の規制を受ける．CL，IOLは高度管理医療機器（クラスIII）に分類されており，IOLは手術時の医療材料として使用されるもので，直接使用者

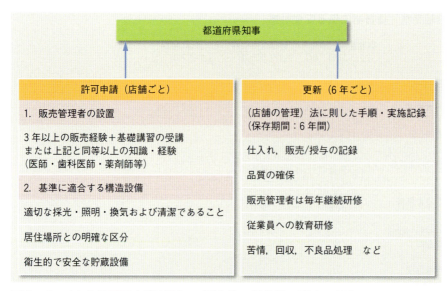

図1　CL（高度管理医療機器等）の販売業・賃貸業に関する対応

表2　高度管理医療機器販売業の申請とその許可（医薬品医療機器等法　第39条および第5条）

1. 高度管理医療機器の販売業又は賃貸業の許可を受けたものでなければ，それぞれ，業として，高度管理医療機器等を販売し，授与し，若しくは賃貸し，又は販売，授与若しくは賃貸の目的で陳列してはならない．
2. 前項の許可は，営業所ごとに，その営業所の所在地の都道府県知事が与える．
3. 次の各号のいずれかに該当するときには，第1項の許可を与えないことができる．
   (1) その営業所の構造設備が，厚生労働省令で定める基準に適合しないとき．
   (2) 申請者が下記のいずれかに該当するとき．
   イ．第75条第1項の規定により許可を取り消され，取り消しの日から3年を経過しない者
   ロ．禁錮以上の刑に科せられ，その執行を終わり，又は執行を受けることがなくなった後，3年を経過していない者
   ハ．イ及びロに該当する者を除くほか，この法律，麻薬及び向精神薬取締法（昭和28年法律第303号）その他薬事に関する法令又はこれに基づく処分に違反し，その違反有為があった日から2年を経過していない者
   ニ．成年被後見人又は麻薬，あへん若しくは覚せい剤の中毒者
   ホ．心身の障害により薬局開設者の業務を適正に行うことができない者として厚生労働省令で定める者
4. 第1項の許可は，6年ごとにその更新を受けなければ，その期間の経過によって，その効力を失う．

に販売されるものではないので販売に関しての規制は受けない．眼科施設で必要とされるのはCL販売に関してであるので，これ以降はCL（高度管理医療機器等）販売について説明する．

CL（高度管理医療機器等）販売に関する対応（図1）

まず，CL（高度管理医療機器等）を販売する場合には都道府県知事へ高度管理医療機器販売業の申請をし，その許可を受けておかなければならない（医薬品医療機器等法　第39条および第5条，表2）．

その際の高度管理医療機器等販売・賃貸業の許可申請書の記載事

表3　高度管理医療機器等販売・賃貸業の許可申請書の記載事項および添付資料

申請書記載事項
1. 営業所の名称
2. 営業所の所在地
3. 営業所の構造設備の概要（医療機器の保管設備の概要を示す）
4. 営業所の管理者の氏名及び住所
5. 兼営事業の種類
6. 申請者の欠格条項への該当性
7. 備考
添付資料
1. 営業所の構造設備に関する書類（営業所全体の概要を示す図面を添付）
2. 法人の場合は登記簿の謄本
3. 申請者（業務を行う役員）が麻薬等の中毒者でない旨の診断書
4. 営業所の管理者がその要件を満たすことを証明する書類

表4　医薬品医療機器等法上での"医療機器販売業の営業所の構造設備"

第5条　医薬品医療機器等法第39条第1項に規定する営業所の構造設備基準
一　採光・照明及び換気が適切であり，かつ，清潔であること． 二　常時居住する場所及び換気が不潔な場所から明確に区別されていること． 三　取扱品目を衛生的に，かつ，安全に貯蔵するために必要な設備を有すること．

項および添付資料は，表3の通りである．

　医薬品医療機器等法によりCL（高度管理医療機器等）の診療と販売の分離が明確化されているので，医療施設内でのCL販売はほぼ不可能となり，CL販売法人などの医療施設とは別組織での販売が不可欠である．

　CL（高度管理医療機器等）販売業の許可申請時の構造設備基準については，医薬品医療機器等法上では"医療機器販売業の営業所の構造設備"として，表4の通り規定されている．

　しかし，医療施設に併設されたCL販売所においては，医療法上の規制を受けることになる．これにより，医療施設とCL販売所との構造関係は，以下のようになる．ただし，この基準は各都道府県の判断により差違があるので，所轄の行政機関に確認することが必要である．この医療法上の施設基準は医療施設に併設された眼鏡（一般医療機器）店の場合でも適用される．

診療所の場合：CL販売所が診療所から離れている場合には問題はないが，診療所に隣接している場合は，それぞれが単独の施設として完全に分離している必要がある．

1. それぞれに独立した出入り口が必要．
2. 診療所とCL販売所との間が完全に遮断されていること．

表5　CL（高度管理医療機器等）販売管理者の要件

第1項

第1号　医療機器の販売又は賃貸に関する業務に3年（CL販売に限っては1年）以上従事した後，別に厚生労働省令で定めるところにより厚生労働大臣より登録を受けた者が行う基礎講習を修了した者

第2号　厚生労働大臣が前号に掲げる者と同等以上の知識及び経験を有すると認めた者

第2号の厚生労働大臣が前号と同等以上と認める者については，当面の間，以下の者とする．
1. 医師，歯科医師，薬剤師の資格を有する者
2. 医療機器の第1種製造販売業の総括製造販売管理者の資格を有する者
3. 医療機器製造販売業の責任技術者の資格を有する者
4. 医療機器の修理業の責任技術者の資格を有する者
5. 薬種商販売業許可を受けた店舗における当該店舗に係る許可申請者若しくは当該店舗に係る適格者
6. 財団法人医療機器センター及び日本医科器械商工団体連合会が共催で実施した医療機器販売適正事業所認定制度"販売管理責任者講習"を修了した者

第2項

販売業者等は，営業所の管理者に，別に厚生労働省令で定めるところにより厚生労働大臣に届出を行った者が行う継続研修を毎年受講させなければならない．
（継続研修を実施する者に関する要件に関しては，薬事に関する法令に関すること，医療機器の不具合報告及び回収報告や情報提供に関すること等の内容を含む2時間程度の講義を適切に行える者とする予定．）

3. 一般のビルの一部を使用している場合では，廊下・階段は施設外とみなされる．

病院の場合：非医療施設区域（購買・食堂などのサービス区域）に販売所を設ける必要がある．

CL（高度管理医療機器等）販売管理者の要件

　CL（高度管理医療機器等）を販売するにあたっては営業所ごとに販売管理者を設置しなければならず，その要件は表5の通りである．

　CL販売管理者に関しては，その要件は前述の通りであるが，厚生労働省医薬食品局医療機器審査管理室長通知（薬食機発第709001号）によると，眼科診療所の管理医師がCL販売所の販売管理者と兼務することは，医療機関の業務に支障のない範囲内で医薬品医療機器等法上では原則的には可能である．

　しかし，医療法上では"医療機関の開設者の確認及び非営利性の確認について"（平成5〈1993〉年2月3日　厚労省健康政策局総務・指導課長連名通知）によって，都道府県によってはこれを厳格に適用される場合があり，医療機関の管理医師のCL販売所の販売管理者との兼務を認めない場合もあるので，各都道府県に確認の必要がある．

　また，毎年継続的に受講の必要がある販売管理者の継続研修につ

表6 販売管理者の継続研修

高度管理医療機器等の販売業者等は，高度管理医療機器等営業管理者に，別に厚生労働省令で定めるところにより厚生労働大臣に届出を行った者が行う研修を毎年受講させなければならない．（医薬品医療機器等法施行規則第168条）
継続研修の内容（平成17〈2005〉年厚生労働省令第53号）
1. 研修は次に掲げる事項について講義により行うものとし，総時間数が2時間以上であること．
   イ　薬事法その他薬事に関する法令
   ロ　医療機器の品質管理
   ハ　医療機器の不具合報告及び回収報告
   ニ　医療機器の情報提供
2. 前号に掲げる事項を教授するのに適当な講師を有すること．
3. 正当な理由なく受講を制限するものでないこと．

いては，表6の通り規定されている．

　販売管理者の継続研修の開催は厚生労働大臣に届けをすれば実施できるが，前述の要件を満たせば，日本眼科学会専門医制度委員会認定講習会もカリキュラムの一部を追加のうえ，医薬品医療機器等法上の継続研修講習会として認められることになっている．

まとめ

　以上，医薬品医療機器等法における医療機器（用具）の販売など，特にCL（高度管理医療機器）販売について述べた．しかし，平成26（2014）年6月24日の内閣府で"規制改革実施計画"が閣議決定され，医療機関の経営基盤の強化策として，"医療機関において，患者のために，医療提供又は療養の向上の一環としてコンタクトレンズ等の医療機器やサプリメント等の食品の販売が可能であることを明確化し，周知を行う"とされた．これにより，不特定多数を対象とするCLの販売（眼科医療機関併設あるいはCL販売所，量販店など）については，従来通り医薬品医療機器等法で規制されるが，医療機関にかかっている患者が，当該医療機関の診療を受けたうえでCLを使用する場合，営利に反しない状況で，社会的に許される対価でCLを患者に交付することに対しては，医薬品医療機器等法に定める販売には当たらない．また，医薬品医療機器等法に定められた高度管理医療機器販売管理者の資格は，診療所などで医療を目的に行われる限りにおいては必要ではなくなった．

　したがって，眼科医療機関においてCLを取り扱う場合には，CL販売所を通してCLを販売するか，眼科医療機関内で患者診療をしたうえで直接CLを渡すことも可能であるので，各医療機関の状況を考慮して，適切なCL診療ならびに販売を行っていただきたい．

（吉田　博）

コンタクトレンズの処方と販売の状況

これまでの経緯

　平成14（2002）年7月31日に薬事法（現 医薬品医療機器等法）の改正が公布され，コンタクトレンズ（CL）は医療用具から高度管理医療機器（クラスIII）となり，平成17（2005）年4月1日から施行された．従来，CL販売は販売業の届出制であったが，高度管理医療機器は都道府県知事から営業所ごとに販売業の許可を得る許可制となった．そのためにCL販売店には厚生労働省が定める販売営業管理者を置くことが求められている．また，平成26（2014）年8月28日に厚生労働省から"医療機関におけるCL等の医療機器やサプリメント等の食品の販売について"の事務連絡があり，さらに平成27（2015）年4月17日に，そのCL販売などについての質疑応答集（Q&A）が事務連絡され，眼科医療機関でのCL販売が可能となった．したがって，CL販売は医薬品医療機器等法（旧 薬事法）と医療法による二つの販売形式となった．

　現在，医薬品医療機器等法施行によりCLの処方と販売状況が変化してきている．CL販売所では医師の診察，処方を経ない者へCLを販売している場合が少なくない．特にインターネット・通信販売では医師の処方がなくてもCLを販売する販売店が増加し，CL眼障害の増加が懸念されている．さらに医療法の改正により眼科医療機関でのCL販売が許可されるなど，CL販売が多様化してきている．それらを踏まえ，本項ではCLの処方，販売状況について述べる．

コンタクトレンズ販売

　CL販売については，薬事法が改正される前から医療と販売は分離（医販分離）されており，医療機関でのCLの販売は認められていなかったにもかかわらず，医療機関でCLを販売する医療機関は少なくなかった．しかし，平成17（2005）年4月1日から改正薬事法の施行により医販分離が明確となり，医療機関でのCL販売は明確に規制された．その後，後述するように平成26（2014）年8月

28日と平成27（2015）年4月17日に眼科医療機関におけるCL販売は明確に許可された．

薬事法（現 医薬品医療機器等法）の改正

前述のように平成17（2005）年4月1日からCLは高度管理医療機器（クラスIII）となり，その販売は都道府県から営業所ごとに販売業の許可を得て，販売管理者を置くことが求められている．

CL販売営業管理者がとり扱うCLは，指定視力補正用レンズである．それは再使用可能な視力補正用色付CL，再使用可能な視力補正用CL，単回使用視力補正用CL，単回使用視力補正用色付CL，再使用可能な非視力補正用色付CL，単回使用非視力補正用色付CLである．角膜矯正用CL，治療用CLは医療機関向けの高度管理医療機器であり，別途規定がある．販売営業管理者の資格を取得するにはさまざまな要件がある．CL販売営業管理者の資格取得，継続には，**表1**に示す要件を満たす必要があり，厚生労働大臣の登録を受けた者が行う基礎講習を受けて，CL販売営業管理者の資格を取得しなければならない．医師，歯科医師，薬剤師などは基礎講習を免除される．

CL販売営業管理者の資格を取得した後，CLを販売するには各都道府県知事に高度管理医療機器販売業の許可申請を必要とする．概要を**表2**に示す．CL販売店の販売営業管理者は併設の眼科診療所の管理者である医師の兼務が可能である．CL販売店の販売営業管理者は年度ごとに高度管理医療機器の継続研修の受講が必要である．各都道府県眼科医会が行う継続研修は厚生労働省から許可されている．また，日本コンタクトレンズ協会などでも実施している．販売所の許可は，6年おきの更新が必要である．許可申請の詳細については，各都道府県薬務局に問い合わせるか，そのホームページに記載があるので参考されたい．

眼科医療機関におけるCLなどの医療機器の販売

平成26（2014）年8月28日に厚生労働省から"医療機関におけるコンタクトレンズ等の医療機器やサプリメント等の食品の販売について"（**表3**），そして平成27（2015）年4月17日に，そのCL販売などについての質疑応答集（Q&A）が事務連絡され（**表4**），眼科医療機関内のCL販売が可能となった．したがって，CL販売は医薬品医療機器等法（旧 薬事法）と医療法による二つの販売形式となった．

表1 指定視力補正用レンズ等（CL）の販売営業管理者の資格取得，継続の要件

1. 高度管理医療機器等の営業所管理者としては，次の1）に該当することとした．また，指定視力補正用レンズのみを取り扱う販売業者の営業所管理者としては，次の1）又は2）のいずれかに該当すること．

1) 高度管理医療機器等の販売等に関する業務（指定視力補正用レンズのみの販売等に関する業務を除く）に3年以上従事した後，厚生労働大臣の登録を受けた者が行う基礎講習を修了した者又は厚生労働大臣がこれと同等以上の知識及び経験を有すると認めた者．
2) 高度管理医療機器の販売等に関する業務に1年以上従事した後，厚生労働大臣の登録を受けた者が行う基礎講習を修了した者又は厚生労働大臣がこれと同等以上の知識及び経験を有すると認めた者．

2. 高度管理医療機器等の営業所管理者としては，高度管理医療機器等の販売等に関する業務（指定視力補正用レンズのみの販売等に関する業務を除く）に限定し，これに3年以上従事した者であることを求めたこと．従って，指定視力補正用レンズのみの販売等に関する業務に3年以上従事したとしても，上記1. 1）の営業所の管理者の要件は満たさない．

3. 指定視力補正用レンズのみを販売等する営業所管理者としては，指定視力補正用レンズを含む高度管理医療機器等の販売等に関する業務に1年以上従事した者であることを求めたこと．

4. 指定視力補正用レンズを販売する営業管理者の基礎講習の受講を免除される者

前項の1. 1）と1. 2）の"厚生労働大臣がこれと同等以上の知識及び経験を有する"と認めた者（各項に該当する書面等をもって確認する）
1) 医師，歯科医師，薬剤師の資格を有する者
2) 医療機器の第1種製造販売業の総括製造販売責任者の要件を満たす者
3) 医療機器の製造業の責任技術者の要件を満たす者
4) 医療機器の修理業の責任技術者の要件を満たす者
5) 改正法附則第7条の規定により薬事法（昭和35年法律第145号）第36条の4第1項に規定する試験に合格したとみなされたもののうち，同条第2項の登録を受けた者
6) 財団法人医療機器センター及び日本医科器械商工団体連合会が共催で実施した医療機器販売適正事業所認定制度"販売管理責任者講習"を修了した者

5. 管理者の兼務について

医療機器販売業者等の営業所と隣り合う診療所の医師が，営業所の管理者となることを妨げるものではないこと（隣り合う眼科診療所の医師によるCL販売店の営業所の管理者など）．

6. 継続的研修について

高度管理医療機器等の販売業者等は，毎年度，別に厚生労働省令で定めるところにより厚生労働大臣に届け出た者が行う研修を高度管理医療機器等営業管理者に受講させなければならない．なお，毎年度とは，前回受講してから1年以内に次回の研修を受講することを意味するのではなく，年度ごとに1回の受講を意味するものである．

指定視力補正用レンズは，再使用可能な視力補正用色付CL，再使用可能な視力補正用CL，単回使用視力補正用CL，単回使用視力補正用色付CL，再使用可能な非視力補正用色付CL，単回使用非視力補正用色付CLである．
（"薬事法施行規則の一部を改正する省令等の施行について"平成18〈2006〉年3月30日厚生労働省局長通知，薬食発第0330006号
"薬事法施行規則の一部を改正する省令等の施行に関する運用等について"同日厚生労働省施行室長通知，薬食機発第0330003号
"薬事法の一部を改正する法律等の施行に伴う医療機器の販売業及び賃貸業の取り扱いについて"平成21（2009）年9月4日厚生労働省室長通知，薬食機発0904第1号
上記の3通知からの概要抜粋による．）

　表3の事務連絡は，医療機関にて患者のため医療提供または療養の向上の一環としてCLなどの販売が可能であることを明確化したものである．表4のQ&A（Q1）は，それを補うべく，平成26（2014）年6月24日に政府が"医療機関における業務範囲の明確化"という項目で閣議決定を行ったことを踏まえて，発出した事務連絡である．これまで医療機関におけるCLなどの販売については，多くの自治体が認めていない状況を"患者のために，療養の向上を目的とする

表2 コンタクトレンズ販売の許可申請

CL販売は都道府県知事への高度管理医療機器販売業の許可が必要である（改正 薬事法第39条及び第5条）．平成17（2005）年4月1日以降．

1. 販売申請書を都道府県知事に提出し，許可を得る．
   （営業所の所在地を管轄する保健所へ提出）

   1) 高度管理医療機器等販売業・賃貸業許可申請書
   2) 営業所の構造設備の概要（厚生労働省令の定める基準）
   3) 営業所の平面図
   4) 法人の場合は登記簿謄本
   5) 申請者の医師の診断書（証明書を含）
      申請者の法律違反者や身体的問題者（麻薬中毒者等）などを除外する，欠格事項の基準がある．
   6) 管理者の雇用契約書写し等の使用関係を証する書類
   7) 管理者が施行規則第162条の要件を満たすことを証する書類
      高度管理医療機器等営業所管理者を証する書類（営業所の管理者）
   8) 許可の基準
      改正 薬事法第39条第3項第1号
      → 薬局等構造設備規則（昭和36年2月1日厚生省令第2号）

2. CL販売店販売管理者は併設の眼科診療所管理者である医師が兼務できる．
3. 営業所の管理者は継続研修を毎年度受講が必要である．
4. 販売所の許可は6年おきの更新が必要である．

表3 "医療機関におけるコンタクトレンズ等の医療機器やサプリメント等の食品の販売について"

今般，規制改革実施計画（平成26〈2014〉年6月24日　閣議決定）において，医療機関におけるコンタクトレンズ等の医療機器やサプリメント等の食品の販売については，これが可能であり明確化し，周知を行うこととされています（参考資料参照）．医療機関においてコンタクトレンズ等の医療機器やサプリメント等の食品の販売を行うことは，当該販売が，患者のために，療養の向上を目的として行われるものである限り，以前から可能ですので，適切に取扱われるよう，お願いいたします．

事項名	規制改革の内容	実施期間	所管省庁
医療機関における業務範囲の明確化	医療機関において，患者のために，医療提供又は療養の向上の一環としてコンタクトレンズ等の医療機器やサプリメント等の食品の販売が可能であることを明確化し，周知を行う．	平成26年度上期措置	厚生労働省

参考資料：規制改革実施計画（平成26〈2014〉年6月24日　閣議決定）（抄）

II 分野別措置事項
　1　健康・医療分野　（2）個別措置事項　⑧医療機関の経営基盤の強化

No	事項名	規制改革の内容	実施期間	所管省庁
58	医療機関における業務範囲の明確化	医療機関において，患者のために，医療提供又は療養の向上の一環としてコンタクトレンズ等の医療機器やサプリメント等の食品の販売が可能であることを明確化し，周知を行う．	平成26年度上期措置	厚生労働省

（平成26〈2014〉年8月28日，厚生労働省医政局総務課〈事務連絡〉．）

場合に限り可能"とした．

　Q&A（Q2，表4）は，医師が診察し，患者の療養の向上のためにCLなどを患者に渡すことを"交付"とし，一方，不特定多数人に

表 4　医療機関における医療機器の販売等に関する質疑応答集（Q & A）

Q1	『医療機関におけるコンタクトレンズ等の医療機器やサプリメント等の食品の販売について』（平成 26〈2014〉年 8 月 28 日付け厚生労働省医政局総務課事務連絡）は，どのような経緯があって発出されたものですか．
A1	平成 26〈2014〉年 2 月 18 日に開催された規制改革会議 健康・医療ワーキンググループで，コンタクトレンズやサプリメントの販売を例示して，医療提供に関連して，医療機関において患者を対象に物品を販売することは特段禁止していないことを明確化すべき，との指摘を受けたところです． その後，『規制改革に関する第 2 次答申（6 月 13 日規制改革会議）』で，「医療機関において，患者の為に，医療提供又は療養の向上の一環としてコンタクトレンズ等の医療機器やサプリメント等の食品の販売が可能であることを明確化し，周知を行う」こととされました． 医療機関におけるコンタクトレンズ等の販売については，医療機関における医業以外の事業を規制する等の観点から，これまで多くの自治体において認めていない状況がありましたが，今回，この答申を踏まえ，医療法等の関係法令を再検討・整理した結果，医療機関においてコンタクトレンズ等の医療機器やサプリメント等の食品を販売することは，患者のために，療養の向上を目的として行われるものである限り可能であるとして，同年 6 月 24 日に政府として"医療機関における業務範囲の明確化"という項目で閣議決定を行ったところです． 今回の事務連絡は，この閣議決定を踏まえ発出したものです．
Q2	高度管理医療機器に該当するコンタクトレンズの販売に関しては，医療機関とは完全に別の区画の隣接する医療機器販売業許可を持つ店舗が販売を行ってきたところですが，この取扱いについては事務連絡によって変わったのでしょうか．
A2	今般の事務連絡は，医師が診察し，患者の療養の向上のために必要なコンタクトレンズ等を，患者に対して（社会通念上適当な対価を徴収して）交付する場合*の取扱いを示したものであり，この場合は，医療機関で行って差し支えないことを示しているものです． 一方，不特定多数人を対象として，診察を行わずにコンタクトレンズを販売する場合は，医業に付随するものとは言えないことから，医療機関で行うことはできず，医療機関との区画を別にする必要があります．その場合は，医薬品医療機器等法（旧 薬事法）に規定する高度管理医療機器等の販売業の許可を受け，高度管理医療機器等営業管理者の設置等所要の措置をとらなければなりません． *以下，このＱ＆Ａにおいては，医師が診察し，患者の療養の向上のために，患者に対してお渡しすることを"交付"，一方，不特定多数人に対し，医業に付随せずお渡しすることを"販売"と整理します．
Q3	事務連絡中"療養の向上を目的として行われるもの"とあるが，具体的にはどのような事例を指すのか．
A3	眼科学的に適切な診察・指導を当然の前提として，患者のために，療養の向上を目的としてコンタクトレンズを交付するような事例を指します． 眼科医療機関の医師が診察を行い，コンタクトレンズの装用による視力補正や治療を目的としたコンタクトレンズの交付が妥当であると判断し，その診察後に患者に対してコンタクトレンズを当該医療機関が交付する場合は，これに該当します．
Q4	事務連絡中"療養の向上を目的として行われるもの"とあるが，視力補正や治療を目的としないコンタクトレンズ（例えば，装飾を目的としたカラーコンタクトレンズ）の交付についても，対象事例と考えてよいか．
A4	装飾を目的とした非視力補正用カラーコンタクトレンズは，角膜上に装用するもので，眼科学的配慮が必要な医療機器です． 医師による診察のもと，このようなコンタクトレンズの装用が当該患者にとって適当であると認められる場合は，対象事例と考えます． なお，この場合の診察については，患者の治療を目的とするものではないので，保険適用はされません．
Q5	"コンタクトレンズ等の医療機器"とあるが，眼鏡等の交付も可能か．
A5	コンタクトレンズの交付と同様に，医療機関の医師が診察を行い，眼鏡等の装用による視力の補正等医師が必要であると判断した結果，その患者に対して交付するような場合は可能です．

（平成 27〈2015〉年 4 月 17 日，厚生労働省医政局総務課〈事務連絡〉．）

対し，医療に付随せずに CL を渡すことを"販売"とし，交付は医療機関で行ってよいが，"社会通念上適当な対価を徴収して"と規定している．つまり CL 価格は納入価格より高くても低くても問題になると考えられる．また，不特定多数人に診察を実施せずに CL を販売することは医療機関ではなく，高度管理医療機器等の販売業の許可を受けた販売所でのみの販売となる．

Q&A（Q3, 表 4）は，療養の向上を目的として"眼科医療機関の医師"と規定していることは画期的な判断である．つまり，診療所

でのCLの交付は眼科医療機関でのみと限定していることである．Q&A（Q4, 表4）は，装飾を目的としたカラーCLの交付は可能であるが，保険適用はされない．Q&A（Q5, 表4）は，医療機関の医師が診察を行い，医師の裁量で眼鏡を交付することは可能であることが記されている．

　今回の事務連絡（表3, 4）により眼科医療機関でのCL交付が明確化された．CL販売の販売形式には，それぞれのメリット，デメリットがあるが，今後，価格，CL処方せん（指示書），CL販売記録，高度管理医療機器の継続研修など，その対応にはさまざまな問題が生じる可能性があり，厚生労働省の対応もそのつど追加修正されるであろう．

インターネット販売，通信販売などのCL販売店の問題

問題点：インターネット・通信販売でのCLの購入が増加していることは，大きな問題でもある．CLは医師の処方せんなしで雑貨店やインターネット・通信販売で購入できるために，医師の診察，正しいとり扱い，レンズケアの指導を受けずに，不適切に使用している人が増加している．CL販売側は利益を優先する問題がある．現在，行政はCL販売では後述するように医師の処方を経るよう指導しているが，法的な規制がない．そのために医師の処方を経ない者へのCL販売が横行している．CL使用者は利便性を優先する場合が多く，医師の処方を受けない者が少なくない．CL販売側のコンプライアンスの低下が，CL使用者のコンプライアンスの低下に拍車をかけている．

　日本眼科医会の平成23（2011）年単年のCL眼障害調査報告[1]では，眼障害を生じた症例のうち，インターネット・通信販売でCLを購入した人は13.3％であり，そのインターネット・通信販売でCLを購入した眼障害症例のうち，カラーCLが64.8％であった．

　平成24（2012）年の日本コンタクトレンズ学会のカラーCL眼障害調査報告（395例）[2]では，購入時に眼科受診をしなかった者は全年齢が80.3％，15歳以下が95.0％で，ほとんどの中学生は初めてのCLがカラーCLと推測された．カラーCL使用者の大半はコンプライアンスなど関係なく，眼科医を受診することを理解していないとの報告がある．

行政指導：厚生労働省からは"CL販売時の取り扱いについて"の行政指導が何度も通知されている．平成24（2012）年7月に厚生労

文献はp.280参照．

働省医薬品食品局長から各都道府県に発せられた"CL販売時の取り扱いについて"の通知[3]には，CL販売では，CLを購入する者に，医療機関の受診状況を確認し，それを記載，保存し，医療機関を受診していない場合は，CLの健康被害などの情報提供を行い，医療機関を受診するよう勧奨し，さらに，CLの販売には，眼科医療機関のCL指示書（CL処方せんと同様）に基づいて販売するよう努めること，CL使用者には，眼科医の指示を受け，それを守ることが記載されている．

平成24（2012）年8月に平成24年度厚生労働省科学研究による"コンタクトレンズ販売の実態調査に基づく販売規制のあり方に関する研究"[4]を実施した．このなかで，わが国のCL販売規制は，販売業許可制のみから構成され，諸外国に比べ最も簡素で穏やかな規制であることが明らかとなったと報告されている．

その後，厚生労働省は平成25（2013）年6月28日[5]，平成26（2014）年10月1日[6]に同様な内容を含めた再周知を3度にわたり通知している．また，消費者庁からは平成26（2014）年5月28日[7]にカラーCLの販売業者に対する指導の要請があった．

しかし，多くのインターネット・通信販売そしてCL販売店では，医師のCL処方せんなしでもCLを購入できる．大々的に"CL処方せん不要"と宣伝し，眼科受診をしない人へ堂々とCLを販売している場合が少なくない．

今までに多くのCL調査報告，啓発活動そして行政指導が実施されてきたが，CL販売側とCL使用者のコンプライアンスが改善する見通しはきわめて暗い．罰則を含めた行政の介入が必要である[8]．

まとめ

平成17（2005）年4月1日から薬事法（現 医薬品医療機器等法）改正によりCL診療，CL販売の医販分離が明確にされ，医療機関での高度管理医療機器であるCL販売は販売業の許可を得た販売店のみとなり，医療機関での販売が改めて規制された．その後，医療法では平成26（2014）年8月28日から眼科医療機関でのCL販売も許可され，二つの販売形式となった．

しかし，インターネット・通信販売の普及により，医師の処方なしでCL販売する業者があとをたたず，CLによる眼障害の更なる増加が懸念される．厚生労働省は国民にCLの適正使用，適正販売を指導しているが，一向に改められない．今後，罰則を含めた法的な

早急な対応が迫られている．

カコモン読解　第18回　一般問題21

薬事法改正に伴うコンタクトレンズの取扱いで正しいのはどれか．2つ選べ．

a 届出制から許可制に変わった．
b 医師は基礎講習を受けなければならない．
c 開設者は毎年講習を受けなければならない．
d 看護師は基礎講習を受けなければならない．
e 診察と受渡し場所は別にしなければならない．

解説　aは正解．平成14（2002）年7月31日に薬事法の改正が公布され，コンタクトレンズ（CL）は従来の医療用具から高度管理医療機器（クラスIII）となり，平成17（2005）年4月1日から施行された．従来，その販売は販売業の届出制であったが，高度管理医療機器は都道府県知事から営業所ごとに販売業の許可を得る許可制となった．そのためにCL販売店には厚生労働省が定める販売営業管理者を置くことが求められている．

bは不正解．指定視力補正用レンズを販売する販売営業管理者の基礎講習の受講を免除される者に，医師，歯科医師，薬剤師などがある．

以下に詳細を示すが，この薬事法は，**表1**下の3通知に基づいている．詳しくは**表1**の"1"，"2"，"4"を参照されたい．

cは不正解．継続的研修については，**表1**の"6"に示すとおりだが，開設者ではなく高度管理医療機器等営業管理者が毎年講習を受けなければならない．

dは正解．前述したように，看護師であっても基礎講習は免除にはならない．

eは正解．CL販売は薬事法が改正される前から医療と販売は分離（医販分離）されており，医療機関でのCLの販売は認められていなかったが，医療機関でのCLの販売をする医療機関は少なくなかった．しかし，平成17（2005）年4月1日から薬事法改正の施行により医販分離が明確となった．

模範解答　a，d，e（正解は三つあると考える．）

（宇津見義一）

コンタクトレンズの諸問題に関する国の方針

コンタクトレンズ（CL）に関しては，診療という医療の側面だけでなく，販売という商業的な側面もあるので，これらに関する種々の法律や行政通知が出ている[1,2]が，本項では主としてCLの診療に関する国の方針に言及する．

文献はp.280参照．

医師法

第17条には，"医師でなければ，医業をなしてはならない"とあり，医師でない者の医業は禁止されている．この第17条の解釈については行政通知（平成17〈2005〉年7月26日医政発第0726005号）が発出している．"医業とは，当該行為を行うに当たり，医師の医学的判断及び技術をもってするのでなければ人体に危害を及ぼし，又は危害を及ぼすおそれのある行為（医行為）を，反復継続する意思をもって行うことであると解している"とあるが，CL処方に関する一連の行為は医行為と解されている．無資格者によるCLの処方のための検眼およびテストレンズの着脱に関する告発に対して，平成9（1997）年9月30日，最高裁はこれらの行為がいずれも医師法違反とした．無資格者のCL診療についての行政通知（平成19〈2007〉年6月14日，医政発第0614004号）も出ている．平成19〈2007〉年5月21日，神奈川県川崎市のCL販売店の無資格者が併設眼科診療所の患者に対して検眼を行ったことに対して，神奈川県警生活経済課と中原署が同販売店の経営者，店長，従業員ならびに診療所の院長を医師法違反の容疑で書類送検したという事例がある．

日常の診療において，眼鏡およびCLを処方する際に処方せんと称されるものを交付しているが，処方せんというのは医師法などにおいては薬剤のことを指しており，眼鏡およびCLの場合は処方せんというよりも指示書や診断書の類であるという解釈もある．一方，行政通知（昭和33〈1958〉年8月28日，医発第686号）には，"コンタクトレンズを使用させるために検眼し，処方箋を発行し，装用の指導等を行うことは医業である"と示されていることから，慣用的に処方せんという表現を用いている．第19条第2項には，"診療した医師

は診断書の交付の求があった場合，正当の事由がなければ交付を拒んではならない"とあるので，CLが指示書や診断書の類としても，患者から求められた場合には原則として交付しなければならない．しかし，医師として非常な危惧をもった場合には，医師の裁量権によってこれを交付しなくともよいという見解が日本眼科医会より示されている．平成9（1997）年に公正取引委員会はCLの購入を希望する消費者に対して，処方せんの発行を拒否することを決定することは独占禁止法違反になるとしたが，日本眼科医会は処方せんの発行拒否は団体で取り決めているのではなく，あくまでも十分なインフォームド・コンセントのもと，医師個人の裁量で行っているのであれば違反と思えないと説明して，同委員会から理解を得た．

CL処方時ならびに定期検査時には十分な説明が求められる．"CLの装用による角膜障害が生じたのはCL販売店ならびに隣接眼科診療所の医師の不適切な説明，診療による"という患者の訴えに対して，大阪地裁堺支部はCL販売店と同店に実質上雇われている医師の双方に過失責任を認めた．

医療法

第7条第1項には，病院および診療所の開設要件について，第7条第5項には営利を目的とした開設の許可について記されている．医療機関の開設者の確認および非営利性については行政通知（平成5〈1993〉年2月3日，総第5号・指第9号）も出ている．一方，平成26〈2014〉年6月24日の閣議決定によって，"医療機関におけるCL等の医療機器の販売を行うことは，患者のために療養の向上を目的として行われるものである限り，以前から可能ですので，適切に取扱われますよう，お願いします"といった内容の事務連絡が平成26（2014）年8月28日に発出した．これまで医療機関でのCLの販売は営利を目的とするため，この医療法第7条から考えて問題であると各都道府県は指導してきたので，大きな変更といえる．その具体的な内容を示すQ&Aが平成27（2015）年4月17日に示された（本巻"コンタクトレンズの処方と販売の状況"の**表4**〈p.90〉を参照されたい）．

第10条第1項には，"病院又は診療の開設者は，その病院又は診療所が医業をなすものである場合には医師に管理させなければならない"とある．したがって，病院，診療所の開設は医師であり，かつ，管理する医師は常勤すべきと考えられており，2か所以上の管

表1　コンタクトレンズ販売会社と眼科医に関する質問主意書（平成20〈2008〉年5月8日提出）

質問主意書（提出者：藤末健三）	答弁書（内閣総理大臣　福田康夫）
私は，コンタクトレンズの購入に際し，診察を受けた眼科医から特定のコンタクトレンズの種類まで指示されたが，本来はコンタクトレンズの度数，サイズ等の仕様を示すべきであり，特定のコンタクトレンズを眼科医が指示するべきではないと考えるが，法規的にどのように解釈されるか示されたい．	医師は，医師法（昭和二十三年法律第二百一号）上，医療及び保健指導を掌るものである．そのような業務の一環として，眼科医が，自ら患者を診察し，その結果に基づき，御指摘のようにコンタクトレンズの度数，サイズ等の仕様を指示する場合もあれば，これらを兼ね備えた特定の種類のコンタクトレンズの使用を指示する場合もあると考えられ，いずれも医師法に基づく業務の遂行であると解される．なお，医師法その他の法律には，眼科医に対して，特定の種類のコンタクトレンズの使用を指示することを規制するような規定はない．
眼科医は目の検査だけを行い，眼科医以外の者が，視力，目のサイズ，角膜の検査等を行ったり，コンタクトレンズの仕様や特定のコンタクトレンズまで指示している事例が見受けられるが，これも法規的に問題があるのではないかと考えるがどうか．	医師以外の者がコンタクトレンズの処方のための検眼（以下「検眼」という．）やその使用についての医学的な指導・助言を行うことは，医師法上禁止されているが，その者が視能訓練士等の資格を有する場合には，視能訓練士法（昭和四十六年法律第六十四号）等の規定に基づき，検眼を行うことができる． なお，医師以外の者であっても，コンタクトレンズの使用について，医学的な指導・助言以外の一般的な指導・助言を行うことは，医師法上禁止されていない．
そもそもコンタクトレンズ会社に付属する形で眼科医があること自体に問題があると考えるが，その問題について，政府は調査や検討を行っているのか．	「コンタクトレンズ会社に付属する形で眼科医がある」の意味するところが必ずしも明らかではないが，コンタクトレンズ会社と眼科医の関係について調査や検討は行っていない．

理は特別の理由がなければ許可されない．CL診療所の開設が名義上医師でありながらも，実質的には医師以外の者に管理されているのは問題であり，いわゆる名義貸しは医療法違反となる．

医薬品医療機器等法（旧 薬事法）

　平成14（2002）年7月31日に『薬事法及び採血及び供血あっせん業取締法の一部を改正する法律』（薬事法）が改正され，これまでの医療用具は"医療機器"と名称が変更され，リスクに応じた分類制度が導入された．CLは安全対策の強化を必要とする高度医療機器と分類され，人工呼吸器，透析器などと同等のリスクの高い医療機器として扱われることになり，この法律は平成17（2005）年4月1日から施行された．

　CLによる眼障害が問題になっているが，眼障害を起こした患者の多くが，適切なCL処方を受けていない，定期検査を受けていない，眼科医によるCLの使用方法，レンズケアなどについての指導を守っていないことが明らかになったことを背景に，『コンタクトレンズの適正使用に関する情報提供等の徹底について』の通知（平成24〈2012〉年7月18日，薬食発0718第15号）が発出した．CL販売店は購入者に医療機関の受診状況を確認し，医療機関の名称も記載，保存をすること，購入者が医療機関を受診していない場合に

表2　コンタクトレンズ購入時等における眼科検診に関する質問主意書 (平成17〈2005〉年10月7日提出)

質問主意書（提出者：寺田　学）	答弁書（内閣総理大臣　小泉純一郎）
我が国のコンタクトレンズ装用者数は一五〇〇万人にも上るといわれている．現在では，通信販売や量販店の増加により，眼科に行かなくとも簡単かつ安価でコンタクトレンズを購入できるようになっており，コンタクトレンズ使用者にとって非常に便利になってきている．しかし，その一方でコンタクトレンズの販売のあり方については様々な問題点がある．よって以下の事項について質問する．	
一　現行の薬事法上，コンタクトレンズを販売するにあたり，コンタクトレンズ購入希望者が処方箋の交付を受けていることは求められていない．しかし，日本眼科医会は眼障害の予防のためコンタクトレンズ購入時等に眼科検診を受けることを勧めているし，実際に量販店の多くは眼科検診を求めている現状がある．消費者にとって，コンタクトレンズ購入時に処方箋が必要ないとされるのなら，費用が安く済むといったメリットがある．しかし一方で，コンタクトレンズ装用者の約一〇人に一人が眼障害を起こしているとされている．そこで，	
1　コンタクトレンズを高度管理医療機器に指定したのは何故か，その理由を具体的に示されたい．	（一の1について）薬事法（昭和三十五年法律第百四十五号）第二条第五項において，高度管理医療機器とは，医療機器であって，副作用又は機能の障害が生じた場合（適正な使用目的に従い適正に使用された場合に限る．）において人の生命及び健康に重大な影響を与えるおそれがあることからその適切な管理が必要なものとして，厚生労働大臣が薬事・食品衛生審議会の意見を聴いて指定するものと規定されている．コンタクトレンズは，適正な使用目的に従い適正に使用された場合であっても，コンタクトレンズの汚染，変形などが生じた場合，角膜潰瘍等を生じさせ，場合によっては失明につながることもある等，人の健康に重大な影響を与えるおそれがあることから，適切な管理が必要なものとして，薬事・食品衛生審議会において高度管理医療機器に指定することが適当とされたことを踏まえ，厚生労働大臣が高度管理医療機器に指定したものである．
2　米国議会において，処方箋なしでのコンタクトレンズ販売を禁止する法律（Fairness to Contact Lens Consumers Act）が二〇〇四年二月に施行されているが，我が国においてもコンタクトレンズを購入するにあたり，コンタクトレンズ購入希望者が眼科専門医による検査を受け，処方箋が交付されていることを義務付ける必要性があるのか，政府の見解とその根拠を示されたい．	（一の2について）社団法人日本眼科医会が平成十六年九月に公表した資料によると，コンタクトレンズの使用による眼の障害の原因については，コンタクトレンズの不適切な選択によるものよりも，長時間装用やコンタクトレンズの汚染によるものが多いとされている．このためコンタクトレンズの使用による眼の障害を防ぐためには，コンタクトレンズの購入に当たって必ずしも処方せんの交付を義務付けることが必要であるとまでは考えておらず，購入者に対する適切な使用方法等について情報提供することがより適切であると考えている．こうしたことから，平成十七年四月から，高度管理医療機器等の販売業を許可制とするとともに，当該許可を受けた者に対し営業所ごとに管理者を置くことを義務付けたほか，医療機器の販売業者等に対し，医療機器の適正な使用のために必要な情報について，医療機器を購入，使用する者に対して提供するよう努力義務を課したところである．
3　検査を受けることや処方箋が交付されていることを義務付けないとするならば，検査を受け処方箋に基づいて購入した者にコンタクトレンズの使用による眼障害が生じた場合と，検査を受けることなく購入した者にコンタクトレンズの使用による眼障害が生じた場合とでは，その責任の所在が異なるのかどうか．	（一の3について）コンタクトレンズの使用による眼の障害の原因は，長時間装用やコンタクトレンズの汚染等様々であることから，責任の所在については個別具体の事例に即して判断されるべきものであり，お尋ねについて一概にお答えすることはできない．

(表2のつづき)

質問主意書（提出者：寺田 学）	答弁書（内閣総理大臣 小泉純一郎）
4 コンタクトレンズ量販店の広告の中には，処方箋を持たなければコンタクトレンズを購入することが出来ないという旨の錯誤を誘発しかねない表現を伴うものが散見されるが，こうした消費者を混乱させる広告の当否と，それに対する具体的な対応をお示し頂きたい．	（一の4について）コンタクトレンズについては，薬事法上，その販売時に購入者が処方箋の交付を受けていることは求められていないが，購入者が眼科医の診察，指示等を受けることは安全性の観点からいえば否定されるものではなく，販売業者が販売方針としてその旨を広告することについては問題ないと考えている．
二 医療法七条によれば，コンタクトレンズ販売所と医療機関は経営上分離されていなければならない．しかし，コンタクトレンズ販売所がコンタクトレンズを安価で販売する一方，隣接する医療機関において不要な検査を行ったり，行ってもいない検査に対して診療報酬を請求したりする等して不当に診療報酬を請求し，コンタクトレンズ販売所に医療保険費が横流しされているといった問題点が指摘されている．そこで，	
1 かかる問題の当・不当に関する政府の見解及び対応を示されたい．	（二の1について）保険医の診療は，医師として診療の必要があると認められる疾病又は負傷に対して，適確な診断をもとに，適切に行われなければならないものであり，保険医がこのような診療を行った場合には，保険医療機関等は，診療報酬を請求することができることとされているが，保険医療機関等が不要な検査や行っていない検査に基づき診療報酬の請求を行っていれば，その請求は不正な請求に当たるものと考えている． 政府としては，不正な請求が行われないよう，審査支払機関が行う診療報酬請求書の審査の充実や集団指導の機会等を通じた指導を行うとともに，不正な請求の事実が確認された場合には，診療報酬の返還等の措置を講ずることとしているところであり，今後とも，不正な請求が行われないよう努めてまいりたい．
2 コンタクトレンズ購入時の検診や定期検診において必要とされる検査のガイドラインを設けているのか．いるならばその概要を示されたい．もし設けていないのであれば，必要とされる検査の内容，定期検診の必要とされる頻度を示されたい．	（二の2について）厚生労働省は，コンタクトレンズ購入時の検診や定期検診において必要とされる検査のガイドラインを定めていないが，「コンタクトレンズ適正使用に関する取扱説明書記載事項の自主基準の改正について」（平成七年三月九日付け薬安第二十三号厚生省薬務局安全課長通知）においてその内容が適当と考えられるとした日本コンタクトレンズ協会の「コンタクトレンズ適正使用に関する取扱説明書記載事項の自主基準」では，眼科医に指示された定期検査を必ず受ける旨を取扱説明書に記載することとされている．
3 不要な検査や行ってもいない検査が診療報酬として請求されていないかをチェックするために，明細付き領収書の発行が望まれるが，明細付き領収書の発行の必要性に関する政府の見解を示されたい．	（二の3について）保険医療機関等が明細付き領収書を発行することについては，患者に対する適切な情報提供を図る等の観点から重要なことであると考えており，「療養の給付に係る領収書の交付について」（平成十二年三月三十一日付け保発第六十七号厚生省保険局長通知）において，保険医療機関等に対して，医療費の内容が分かる領収書の交付に努めるよう通知しているところであるが，今後とも明細付き領収書の発行の促進に努めてまいりたい．

は医療機関を受診するように勧奨することが主な内容である．このようにCLの購入を希望して来店した客に対して，CL販売店は医療機関への受診を促すことが求められたが，これらの内容が周知徹底されなかったため，平成25（2013）年6月28日に再周知が，さらに平成26（2014）年10月1日にも同様な内容の通知が発出した．一方，これまで国会で医師の処方とCLの販売などに関して質疑応

（表2のつづき）

質問主意書（提出者：寺田 学）	答弁書（内閣総理大臣 小泉純一郎）
三　コンタクトレンズを量販店や眼鏡店で購入した者に眼障害が多く発生しているとの指摘がある一方で（日本コンタクトレンズ協議会コンタクトレンズ眼障害調査小委員会平成十三年十月松本市・下関市・城陽市・横浜市における四六施設内の全コンタクトレンズ装用者の眼障害調査報告に対する日本眼科医会の見解），コンタクトレンズの処方のため行われる検眼やテスト用コンタクトレンズの着脱といった行為は医師法十七条にいう「医業」の内容たる医行為にあたる（最決平成9, 9, 30 刑集五一一八一六七一）とされているのにもかかわらず，そのような行為を無資格者が行っているといった問題点が指摘されている．そこで，	
1　コンタクトレンズの処方のために眼科専門医でない医師が検診することに関しての政府の見解及び対応を示されたい．	（三の1について）御指摘の「眼科専門医」が何を指すのか必ずしも明らかではないが，医師がコンタクトレンズの処方のための検診を行うことについては，特段の問題はないものと考えている．
2　コンタクトレンズ処方のために行われる検眼やテスト用コンタクトレンズの着脱を無資格者が行っている現状に対する政府の見解及び対応を示されたい．	（三の2について）無資格者が業としてコンタクトレンズ処方のための検眼及びコンタクトレンズの着脱（以下「検眼等」という．）を行うことは，医師法（昭和二十三年法律第二百一号）第十七条に違反するものとなる． 　そのため，厚生労働省においては，「平成十七年度の医療法第二十五条第一項の規定に基づく立入検査の実施について」（平成十七年六月二十一日付け医政発第〇六二一〇〇四号厚生労働省医政局長通知）を各都道府県知事等に通知し，無資格者が検眼等を行っていた場合には，違法であることを指導するよう求めているところである．
3　海外においては，検眼やコンタクトレンズの処方を行うことのできる資格として検眼士たる制度が存在するが，日本においてそのような資格を設ける必要性があるのかどうか政府の見解を示されたい．	（三の3について）検眼や処方箋の交付は，高度な医学的知識を有する者である医師が行うべきものであること等から，現時点において，御指摘のような「検眼士」制度を新たに設ける必要があるとは考えていない．
四　コンタクトレンズ購入時等における政府の見解及び対応は，医療機器とはされていない視力矯正を伴わないカラーコンタクトレンズにも当てはまるものと解してよいかどうか．政府の見解を示されたい．	（四について）一の1についてから三の3についてまでは，医療機器であるコンタクトレンズについて述べたものであり，医療機器に該当しない視力矯正を伴わない色付コンタクトレンズについては，当てはまらないものである．

答がなされている（**表1, 2**）ので，国の考えかたがわかる．

　平成26（2014）年11月25日に薬事法は『医薬品，医療機器等の品質，有効性及び安全性の確保等に関する法律』（医薬品医療機器等法）として名称を変更した．この法律によってCL関連についても変更されたものがある．主なものとして，民間の第三者機関によるCLの認証基準を検討しているが，まだ明確にされていない．また，視力補正用・非視力補正用CLならびにオルソケラトロジーレンズの添付文書が改訂されることになった．

CLに関する診療報酬

　屈折異常は眼疾患で，その矯正手段としてCLは重要であると同時に，眼障害の原因にもなりうるため，CLにかかわる診療は保険で賄われるべきである．これまでCL診療は保険になじまないと解釈されてきたが，平成18（2006）年厚生労働省が発出した疑義解釈では，「CLの処方について，自由診療としてとり扱ってよい場合があるか」の問いに対して「一般的に想定されない」という回答であったことから，CL処方は保険が適用されることが示された．当初，自他覚症状のないCL使用者の定期検査は保険給付外としてとり扱われるということであったが，CL処方後の再診についても「保険診療とせず，自由診療とするということは原則として認められない」という疑義解釈が発出したことから，CLに関する一連の診療は保険適用であることが明確になった[3]．

（植田喜一）

4．角膜移植と臓器移植法

角膜移植の関連法とその変遷

角膜移植に関する経緯

　角膜移植に関する法律は，わが国における最初の移植関連法律として1958（昭和33）年に『角膜移植に関する法律』として議員立法で制定された．

　角膜移植の歴史は古く，1837年にBiggerがガゼル（Gazelle）での移植を述べ，1938年にKissamが無麻酔下で豚眼をヒトに移植したとされる[1]．1886年にはvon Hippelが現在のtrephine（トレパン）の基本となる手術器具を含めて報告した[2]．水尾は1905年に動物由来の角膜移植，層状角膜移植などの報告をした[3]．1906年にZirmがヒト由来の角膜を石灰による角膜混濁に対する全層角膜移植とその術後成績を詳細に報告している[4]．その後もElshnigらをはじめとして多くの角膜移植の報告があるが，角膜の病態生理，拒絶反応などに対する知見のない状態での角膜移植であった．1935年，Filatovが死体から摘出した角膜移植例を報告し[5]，それが現在の角膜移植の基礎となった．わが国でも時を経ず，1941年に中村が死体および生体からの角膜移植の症例報告を行う一方で，1950年には164例の角膜移植（うち死体眼からの移植は53眼）を行い報告している[6]．1965年に桑原が角膜保存液（主に全眼球保存）を報告し[7]，その後，米国では保存期間の延長を目的に強角膜片保存液が開発され[8]，桑原が使用したコンドロイチン硫酸を加えたOptisolが現在，主な眼球保存液として使用されている．

　角膜移植に関する法律は，こうした医学的報告からはかなり遅れて整備された．1944年にPatonらによりNew York Eye Bankが設立され，わが国でも熊本などに私設のアイバンクが設立された．第二次世界大戦後，米軍属らの熱心な働きかけがあって角膜移植に関する法整備が国会でも審議されている最中に岩手医科大学で死体からの角膜移植が行われ，死体損壊罪に該当するか否かの判断が問われた．これに対し，検察庁は"違法性の阻却事項"として対応した．こうした社会，医学的状況を背景に1958年に『角膜移植に関する

文献はp.280参照.

法律』が議員立法で制定された．

角膜移植に関する法律

角膜移植に関する法律は角膜移植を合法的に実施することを可能にしたもので，その要件として，① 臓器の売買の禁止，② 提供者または家族の意思の尊重，③ 眼球摘出は医師が行う，④ 礼意の保持，⑤ 安全な角膜移植の実施，⑥ 斡旋のありかたとしてアイバンク規定，⑦ 使用しない組織のとり扱いなど，移植に関する基本的な事項が定められ，その後の臓器移植法の根幹となっている．

法律制定後に厚生省令によって，⑤，⑥，⑦ などが具体的に規定された．⑤ に関してはドナーからレシピエントへ感染する可能性のある，死因に関する疾患の規定がなされている．⑥ に関して，眼球の斡旋は厚生大臣から斡旋の認可を受けたアイバンクのみが可能であり，斡旋の対象は死体から摘出された眼球であると規定されている．したがって，眼球を摘出した医師が眼球を斡旋することはできないこと，何らかの理由で生体から摘出した眼球は法律の適用外であること，などが規定されている．この法律をもとに 1963 年に厚生省医務局からの"眼球提供あっせん業の許可について"に基づいて慶大眼球銀行，順天堂アイバンクが正式に認可，設立された．これは，Eye Bank Association of America（1961 年）が設立された 2 年後のことである．⑦ に関しては焼却処分を行うこととされ，提供眼を角膜移植以外の研究などに使用することは違法とされた．

その後，死体から提供された腎臓の移植も可能にするために 1979（昭和 54）年に『角膜及び腎臓の移植に関する法律』として改正がなされた．

臓器の移植に関する法律

海外では脳死体から提供を受け心臓の移植が行われていたが，わが国では札幌医科大学での心臓移植症例の問題，脳死をヒトの死とすることの死生観などの社会的な問題があり，脳死体からの臓器提供の法整備が遅延し，1997（平成 9）年に『臓器の移植に関する法律（臓器移植法）』が制定された．『角膜及び腎臓の移植に関する法律（旧法）』は，この臓器移植法に包含されることになった．

臓器移植法では，法律の目的などで公平な移植医療，臓器の売買の禁止などを明確に規定している．そのうえで臓器移植法では移植を目的にした場合にのみ，脳死をヒトの死として認め，心停止によ

る死（心臓死）との二通りの死亡の認定が存在することとなった．この場合，脳死を優先させる状況となり，心臓死は"脳死以外の死"として規定された．

また，臓器提供の意思表示は，従来の心臓死での眼球提供の場合は附則第5条で遺族の同意で提供を受けることが可能とされたが，脳死の場合は，脳死の判定を受けることを提供者本人が生前に意思表示カード（ドナーカードなど）による書面での意思表示をしていること，および家族の書面での同意，さらに6時間以上を経過した後での2回目の脳死判定で脳死と診断後に改めて臓器（眼球）を摘出するには，本人および家族の書面での同意が必要と規定された．すなわち，旧法では提供臓器（眼球）は家族に帰属するもの（遺産）としてとらえられた一方で，臓器移植法では本人に帰属するとの概念に変更されたと考えることができる．

また，脳死に関しても死因が同定され，かつ全脳死であることなど厳しく規定されている．一方で，旧法では規定のなかった，検視を要する事例（刑事事例の死因の場合など）での臓器提供手続きが加えられた．また，法律に規定されていない，意思表示，同意家族の範囲，ドナーの年齢（旧法では規定がなかったが，臓器移植法では本人の意思表示に関して民法での遺言作成能力をもとに15歳以上となった），ドナー基準などはガイドラインで規定され，かつ眼球のあっせん（臓器移植法から"斡旋"ではなく"あっせん"）は従来通りアイバンクのみが認可組織とされ，日本臓器移植ネットワークは眼球をあっせんすることはできないとされた．

臓器移植法は脳死での臓器提供を可能とし，心臓移植などへの道を開いたといえる．しかし，脳死の基準（全脳死）とその判定の厳しさ，また臓器提供に必要な意思表示の規定の厳しさ（本人が生前に書面で脳死判定を受けること，および臓器摘出の意思表示をしていることなど）および年齢制限などの問題があり，脳死での臓器提供例は多いものではなかった．

また，角膜移植に関しては，旧法を引き継いだ附則第5条および法律の運用に関する指針（ガイドライン）での提供要件が十分に理解されていないと考えられる状況がみられた．附則第5条では心臓死の場合は死後，従来通り家族の承諾で眼球の提供が可能であるとなっているにもかかわらず，心臓死の眼球提供であっても本人の意思表示がない場合は眼球提供ができないとの誤解が生じ，また年齢制限などの問題もあり提供眼数の減少につながった．従来から眼球

表1 臓器の提供

	12週未満	12週〜6歳未満	6歳〜15歳未満	15歳〜18歳未満	18歳以上
承諾（本人の拒否を除く）	家族の書面による意思表示			（本人の同意）家族の書面による意思表示	
親族優先提供	対象外			本人の書面による意思表示（自殺は対象外・1親等以内）	
虐待防止のチェック || 虐待防止委員会による評価				
脳死判定（本人の拒否を除く）	対象外	小児の脳死判定基準（24時間以上の間隔）		脳死判定基準（6時間以上の間隔）	
知的障害者からの臓器提供は当面行わない.				

提供のアイバンク登録は啓発的意義があったが，ドナーカードで十分であるなどの理解によりアイバンク登録も減少する傾向にあった．

臓器の移植に関する法律の改正（改正 臓器移植法）

臓器移植法は制定後5年で見直すとの規定になっていたが，臓器移植に関する諸問題から見送られる状況にあった．他方，海外では移植臓器の売買と考えられる不適切な問題がみられ，世界保健機関（WHO），国際移植学会では移植臓器は自国内で対応するべきであるとの概念に基づいて，外国へ渡航しての臓器移植を受けることの禁止，臓器の国外への移動の禁止を主眼とした国際移植学会イスタンブール宣言が2008年に出された．イスタンブール宣言の主旨，制定を踏まえて，わが国での臓器移植を推進するためには臓器提供を増加させる必要性に迫られ，2009年に臓器移植法の改正がなされた（改正 臓器移植法）．

改正 臓器移植法は脳死をヒトの死とし，心停止による死との区別を廃止し，あわせて15歳未満のドナーからの臓器提供を可能とすることとし，そのために意思表示の規定，脳死判定の基準の改正を行った．一方で，児童虐待の防止・審査について規定した．また，親族優先提供に関する規定を設ける一方で，臓器提供のための自殺防止への規定をガイドラインで規定している．これらをまとめたものが**表1**である．

承諾：本人が書面を含む何らかの形で臓器提供を明確に拒否の意思表示をしている場合を除いて，臓器摘出に必要な承諾は15歳以上と15歳未満で異なる．これは民法での遺言能力との関係である．15歳以上の場合は本人の臓器提供の意思表示があることが望ましいが，

家族が生前の本人の意思を忖度し，家族が臓器提供に書面で同意することで承諾とみなされる．15歳未満の場合は，原則として家族の書面による同意で臓器提供を受けることができる．

親族優先提供：以下の条件を満たす場合に，臓器を親族に優先的に提供することが可能となった．

a. 1親等以内（戸籍等での確認が必要）．
b. 15歳以上（民法の遺言能力との関係）で提供先を書面で示している．
c. 提供先がすべて規定を満たしていること（眼球のように1眼は1親等以内で僚眼は2親等または家族外などの場合は，1親等以内の親族優先提供も含めて親族優先提供は無効）．
d. 自殺事例は対象外（自殺事例でも臓器提供は可能であるが，親族優先提供はできない）．

虐待防止：虐待防止法案との整合を図るために，18歳未満の臓器提供の場合は虐待防止委員会により虐待がなかったことの検証・評価を必要とする．

脳死および脳死判定：脳死と心臓死との扱いは臓器移植法では"脳死"と"脳死以外の死"との用語を使用していたが，脳死をヒトの死とすることで法律上はすべて"死体"からの臓器の摘出などに統一され，脳死判定基準などはガイドラインにおいて"6歳以上"と"6歳未満から12週"の小児の判定基準に分けられ，12週未満は脳死判定の対象外，したがって臓器の提供は不可となっている．小児での脳死判定は第1回と第2回との間隔を24時間としている（成人の場合は，従来通り6時間）．

カコモン読解　第20回 一般問題20

正しいのはどれか．
a 医師は臓器の斡旋を行える．
b 臓器移植法に眼球は含まれない．
c アイバンクは知事の設立認可が必要である．
d 眼球提供に本人の意思表示は不可欠である．
e 心臓死の場合で遺族の承諾があれば眼球摘出できる．

解説　a．臓器のあっせんは（法律用語であれば斡旋ではなく"あっせん"），眼球はアイバンクのみがあっせんを許可されている．ほかの臓器は日本臓器移植ネットワークで，ただし日本臓

器移植ネットワークは眼球のあっせんはできない．
b. 臓器移植法に眼球は含まれない．眼球は，臓器移植法に含まれるので，誤答肢となる．ただし，"眼球は含まれる"とすれば正解となり，この設問全体は成立する．
c. アイバンクの成立許可は，厚生労働大臣による．
d. 眼球提供には本人が提供しないと意思表示をしている場合を除いて，遺族が生前の本人の意思を忖度することで，家族の総意による書面での承諾で提供が可能．したがって，本人の意思表示は不可欠ではない．この問題はeと密接な関係があるので5者択一の一般問題としては，eとともに不適切．
e. 遺族の書面による承諾が可能なのは，本人が提供をしないと意思表示をしている場合を除いて可能．この意思表示は重要な要件．一方で，知的障害者の場合は提供を見合わせるとなっているが，これは18歳未満では虐待がなかったことが判定された場合に可能，との条件と同レベルなので，選択肢でこの条件まで加えなくてもよいと考えられる．

(澤　充)

眼球摘出の条件と制限

摘出の条件と制限

　移植医療は，提供者（ドナー）とその家族の総意により初めて成り立つ医療であることは周知である．移植に活用するための眼球摘出に関する条件は，ドナーの適応判断については，平成12（2000）年1月7日付け健医発第25号厚生省保健医療局長通知の別添『眼球提供者（ドナー）適応基準』に基づき行われてきたが，平成22（2010）年1月14日付け，厚生労働省健康局長から都道府県知事，各指定都市市長，中核市市長宛ての通達『眼球提供者（ドナー）適応基準の一部改正について』（適応基準）が参考となる．これは，提供された眼球を患者にあっせんしてもよいかどうかの基準となり，安全性を担保するものである（表1）．

　移植医療は，ドナーからの提供により実施されるため，移植を受ける患者に既知の感染症の罹患がないよう，アイバンクは移植に伴うリスクを可能な限り低減するよう努めなければならない．

　眼球提供に際し，ほかの臓器・組織の提供と比較すると，提供の意思を尊重しやすい臓器である．特に悪性腫瘍が死因であっても適応基準に該当しなければ眼球提供を受けることができ，また年齢制限がないことが裏づけられる．より多くの提供意思を汲むためにも，摘出が行われるまでにドナースクリーニングを行うことが重要である．

眼球摘出術

　眼球摘出に際し，ドナースクリーニングによる必要な情報収集およびインフォームド・コンセントを得た後に眼球摘出となる．眼球は臓器として『臓器の移植に関する法律』で扱われているため，医師でなければ摘出することができない．摘出場所としては，特別に手術室などの清潔域で摘出することはなく，日常生活内において比較的清潔な場所であることが望ましい．摘出時間に関しては，各アイバンクにより異なるが，死後12時間以内が望ましいとされている．その判断は，各アイバンクのメディカルディレクターに委ねら

表1 眼球提供者適応基準

1. 眼球提供者（ドナー）となることができる者は，次の疾患または状態を伴わないこと．

① 原因不明の死
② 全身性の活動性感染症
③ HIV抗体，HTLV-1抗体，HBs抗原，HCV抗体などが陽性
④ クロイツフェルト・ヤコブ病およびその疑い，亜急性硬化性全脳炎，進行性多巣性白質脳症の遅発性ウイルス感染症，活動性ウイルス脳炎，原因不明の脳炎，進行性脳症，ライ（Reye）症候群，原因不明の中枢神経系疾患
⑤ 眼内悪性腫瘍，白血病，ホジキン病，非ホジキンリンパ腫などの悪性リンパ腫

2. 次の疾患または状態を伴う提供者（ドナー）からの眼球の提供があった場合には，移植を行う医師に当該情報を提供すること．

① アルツハイマー病
② 屈折矯正手術既往眼
③ 内眼手術既往眼
④ 虹彩炎などの内因性眼疾患
⑤ 梅毒反応陽性

付記1　2の①のアルツハイマー病については，クロイツフェルト・ヤコブ病と症状が類似していることから，鑑別診断を慎重に行うこと．
付記2　2の⑤の梅毒反応陽性については，提供者（ドナー）が当該状態であっても，提供された眼球より強角膜移植片が作製された場合であって，かつ，当該移植片が3日以上4℃で保存されたものであるときは，感染力がないことに留意すること．また，その場合は，当該移植片につき当該方法で保存したものである旨を，あわせて移植を行う医師に情報提供すること．
付記3　全層角膜移植に用いる場合は，角膜内皮細胞数が2,000個/mm²以上であることが望ましい．
付記4　上記の基準は，適宜見直されること．

（厚生労働省健康局長：『眼球提供者（ドナー）適応基準の一部改正について』平成22〈2010〉年1月14日付け．）

表2 眼球のあっせんに関する技術指針（一部抜粋）

4. 眼球の摘出・保存

a. 眼球の摘出
死体から眼球を摘出する際には，滅菌された眼球摘出キットなどを用いて，細菌などによる汚染の予防に細心の注意を払うこと．摘出した眼球は滅菌生理食塩水や抗生物質の溶液で十分に洗浄し，滅菌された専用の眼球保存瓶に入れ，眼球固定器などで瓶内に適切に固定すること．
なお，眼球の摘出を行った医師は，眼球摘出記録を作成すること（臓器の移植に関する法律 第10条第1項）．

b. 摘出眼の保存
眼球の保存に際しては，乾燥を防ぐよう十分留意すること．また，眼球提供者（ドナー）の角膜の細菌汚染の予防について十分配慮すること．

c. 眼球の搬送
眼球保存瓶中に入れた摘出眼球を眼球あっせん機関に搬送する場合には，氷もしくは保冷剤を入れたアイスボックスを用いること．搬送は4℃前後の温度で可能な限り短時間で行い，搬送中に眼球が凍結しないよう注意すること．

5. 強角膜切片の摘出

死体から眼球を摘出せず，直接，強角膜切片を摘出する際には，本技術指針の4，6および7-1*に準じて行うこと．特に，摘出の際，細菌などによる汚染および組織の損傷を防ぐよう留意すること．

6. 眼球摘出後の遺体の処置

眼球摘出あるいは強角膜切片摘出を実施した場合には，出血や眼球内容物の漏出がないように配慮し，さらに義眼を挿入して，眼球提供者（ドナー）の顔貌の変化が最小限になるよう努めること．また，摘出処置後，眼球摘出あるいは強角膜切片摘出に携わった者は，遺族に眼球提供者（ドナー）の顔貌の確認を求めるなど遺族に対し配慮すること．

*本巻"摘出眼球と関係書類のとり扱い"の表1を参照されたい．
（平成12〈2000〉年1月7日制定，平成14〈2002〉年12月2日一部改正，平成22〈2010〉年7月17日一部改正．）

れている．眼球摘出前に行うこととして，血液（血清）の確保をしなければならない．これは，生前のドナースクリーニングと異なりうる状況が，移植後に発覚した際の担保および再検のためにも必要不可欠なものである．眼球摘出は，清潔作業を心がけて施行する（**表2**）．眼球摘出後は綿球および義眼を挿入し，義眼脱出および開瞼防止のため縫合を行い，ドナーの生前の容貌に限りなく近づくよう整える．

（中川紘子，渡邉和誉）

摘出眼球と関係書類のとり扱い

摘出眼球のとり扱い

　摘出された眼球は，安全性を担保するため多岐にわたる検査を要する．移植されるには，まずドナーの血液検査を施し，HBs抗原・HCV抗体・HIV抗体・HTLV-1抗体の陰性などを確認しなければならない．このため1週間程度の保存が可能とされる強角膜切片での保存法を採用しているアイバンクが多い．この方法を用いること

表1　眼球のあっせんに関する技術指針（一部抜粋）

7-1. 強角膜切片作製

a. 強角膜切片作製の準備
　　搬入した眼球の保存瓶は蓋を開けることなくその外部をエタノールなどで消毒し，クリーンベンチなどの無菌操作設備内に運ぶこと．それ以降の処理は滅菌器具を用いて無菌的操作で行うこと．

b. 全眼球からの強角膜切片の単離
　　全眼球を滅菌生理食塩水や抗生物質の溶液で洗浄するなど，細菌などによる汚染の予防に十分留意すること．また，単離を行う際には，余剰の結膜などを除去し，再度洗浄した後，角膜輪部より1 mm程度外側の部位の強膜を全周にわたり切開すること．強角膜切片の単離は，先端の丸いブレードなどで虹彩をゆっくり押し下げて眼球より強角膜切片を単離することにより行うこと．この際，角膜を引き上げて虹彩をとると，角膜内皮細胞に損傷を与えることがあるので細心の注意を払うこと．
　　単離した強角膜切片は，眼球保存液の入った専用保存器に角膜上皮細胞側を下向きにして置き，素早く蓋をして封印すること．

c. 強角膜切片の評価など
　　処理した強角膜切片は，スリットランプ，スペキュラーマイクロスコープなどを利用して可能な限り詳細に検査し，その結果を所定の様式に記入すること．

d. 強角膜切片の保存
　　強角膜切片は角膜組織の評価後に4℃の冷蔵庫内で保存すること．この際，保存した強角膜切片が凍結しないよう注意すること．また，48時間以上保存する際には，角膜内皮細胞の老廃物による影響を最小限に止めるよう努めること．強角膜切片の保存に使用した保存液の名称，ロット番号を記録，保管すること．

e. 強角膜切片の保存期間
　　処理した強角膜切片は，保存より10日間以内に移植に用いること．有効期限内にあっせんできないなどの理由で移植に用いられなかった強角膜切片は，無菌操作により凍結に耐える保存容器にて-80℃で凍結保存し，将来的な角膜表層移植手術，緊急時の手術などに用いるために無菌的に保存すること（凍結保存された角膜を緊急に用いる場合は，保存期間を特に定めない）．
　　強角膜切片保存瓶中の組織を移植医療に用いる場合には，保存液，ならびに角膜輪部の一部組織の細菌培養を行うことが望ましいこと．その場合，眼球あっせん機関は，その結果の報告を受けるよう努めること．

f. 角膜と角膜輪部の使用について
　　一つの強角膜切片より角膜移植を2名以上の患者に実施した場合，移植を行った医療機関は，手術に関する記録を作成し，移植手術実施報告書とともにその旨を眼球あっせん機関に報告すること．この際，医療機関は，開封後の強角膜切片の全部または一部への細菌汚染などを防ぐよう細心の注意を払うこと．

(表1のつづき)

7-2. 移植用強膜片の作製

a. 強膜片の単離
　強膜片の単離においては，眼球の内容物（虹彩，毛様体，水晶体，硝子体，網膜，脈絡膜）を滅菌した鑷子で除去すること．

b. 強膜片の洗浄
　強膜片を単離した後，付着している脈絡膜や血管などを滅菌された綿球，ガーゼなどにエタノールなどを浸したもので十分にふきとること．

c. 強膜片の保存
　洗浄した強膜片は，滅菌された容器に入れ，保存液を使用する場合には凍結し，95％エタノール，グリセリンを使用する場合には室温で，適切に保存すること．なお，保存する際には，使用上の利便性を考慮して半割，1/4 割にしておくことも可能であること．

d. 強膜片の使用
　保存された強膜片を使用する場合には，あらかじめ滅菌生理食塩水，BSS (balanced saline solution) などにより十分に洗浄してから使用することが望ましいこと．

e. 細菌培養
　強膜片の使用に際して，その一部および洗浄した生理食塩水もしくは BSS を培養して細菌の有無を確認すること．眼球あっせん機関は，移植を実施した医療機関から，細菌培養の結果について報告を受けるよう努めること．

7-3. 使用されなかった部分の眼球の処理について

移植に使用されなかった眼球またはその一部については，臓器の移植に関する法律第9条および施行規則第4条に準じ，焼却処分とすること．また，所定の検査などに基づき移植に不適合と判断されたものである場合には，施行規則第15条第2項に準じ，不使用記録を作成すること．

7-4. 表層角膜移植用の全眼球の摘出・保存について

眼球あっせん機関は医療機関から表層角膜移植に使用するための全眼球あっせんの要請があった場合，全眼球のままであっせんすることも可能であること．
その際には，角膜内皮細胞の評価を除いて，他のとり扱い基準を遵守すること．また，全眼球の提供を受け，移植を実施する医療機関においては，表層角膜移植を行った残りの眼球の部分については，焼却処分とすること（臓器の移植に関する法律 第9条および施行規則第4条）．

により，全眼球保存に対し飛躍的に保存期間が延びることとなった．強角膜切片の作製に関しては，習熟した者が処置に当たることとされ，医師でなくても処置を行えることとなっている．しかしながら，移植片の質を維持し担保するにもきわめて重要な処置であるため慎重に行う必要がある．角膜保存専用容器（ビューイングチャンバー）などを用い，保存液（Optisol-GSなど）に強角膜片を浸した状態で，細隙灯顕微鏡やスペキュラーマイクロスコープなどを用い角膜組織の状態および角膜内皮細胞密度の観察を行う．近年の移植術の多様化により，摘出術，保存法，加工術など多岐の方法がある．また，強膜は以前から施行されてきた強膜軟化症をはじめとする手術に加え，近年では緑内障チューブシャント手術にも活用されることになった．いかなる状況においても対応できるよう，アイバンクの役割はさらに重要性を増すこととなる．詳しくは**表1**を参考されたい．

関係書類のとり扱い

『眼球のあっせんに関する技術指針』に記載され，該当法令などが特記されている部分は法令上の義務を構成するものであるが，それ以外の事項についても，安全かつ適切な眼球あっせんを行うために準拠することが必要である．なお，自らの眼球あっせん機関において強角膜切片作製などの眼球の処理を行うことができないために医療機関に委託する場合など，医療機関において手続きが行われる際にも，眼球あっせん機関より医療機関に対して本技術指針に準拠するよう求める必要がある．詳しくは，本巻"脳死と臓器移植"の表4（p.131）を参考されたい．

カコモン読解　第19回 一般問題20

角膜移植の書類で，移植実施施設が5年間原本の保管を義務づけられているのはどれか．3つ選べ．
a 移植記録書　　b 死亡診断書　　c 不使用記録書
d 眼球摘出記録書　　e 眼球摘出承諾書

解説　a．移植記録書は，移植医または当該施設が原本保存，あっせん機関が写しを保存．
b．死亡診断書の保存義務はなく，死亡日時の確認できるものの写しがあればよい．多くは死亡診断書・死体検案書の写しであることが多い．
c．不使用記録書は，摘出医またはその施設が原本を保存する．眼球を摘出した医師以外の医師が摘出した眼球を移植術に使用しないこととした場合は，当該医師が"不使用臓器の記録"を作成し，その勤務する医療機関の管理者が5年間保存しなければならない．移植医または当該施設が不使用と判断した際，原本保存義務が生じる．
d．眼球摘出記録書は，摘出医またはその施設が原本を保存する．移植実施施設は写しを保存．移植医または当該施設が同一の場合，原本保管義務が生じる．
e．眼球摘出承諾書は，提供施設が原本を保存，移植実施施設は写しを保存．

『眼球のあっせんに関する技術指針』を参照されたい．

模範解答　a，c，d

（中川紘子，渡邉和誉）

角膜移植のドナー適応基準について教えてください

Answer 厚生労働省からの通達『眼球提供者（ドナー）適応基準の一部改正について』に基づき，死因，感染症や眼疾患，手術の既往歴などを調べる必要があります．さらに家族への問診で海外渡航歴などを確認します．

ドナー適応基準を設ける意義

移植というのは，ドナーがいなくては行うことのできない医療であるが，その提供臓器を待っている患者に移植して初めて成り立つ医療である．そのため移植を受ける患者に，既知の感染症の罹患がないよう，移植臓器・移植組織をあっせんするバンクは，移植に伴うリスクを可能な限り低減するよう努めることが責務である．

ドナー適応基準とは，提供された臓器・組織を患者にあっせんしていいのかどうかの基準であり，患者に安全を担保するものである．

角膜の場合，年齢制限はなく，乱視・近視・遠視（老眼），白内障手術後，緑内障であっても角膜が透明であれば提供することは可能である．しかし，他の臓器・組織同様ドナースクリーニングとして感染症などの検査を行うことが義務づけられている．

厚生労働省令による適応基準

アイバンクで提供を受ける眼球，角膜に関しては，厚生労働省令『眼球提供者（ドナー）適応基準』（平成12〈2000〉年1月7日付健医発第25号）に基づき，使用禁忌とされる疾患がドナーに存在しないことが明らかである必要があるが，平成22（2010）年1月14日付け，厚生労働省健康局長からの通達『眼球提供者（ドナー）適応基準の一部改正について』を参考にされたい（**表1**）．特に，1の（2）の全身性の活動性感染症には，敗血症や活動性ウイルス疾患などが含まれる．敗血症に関しては，死亡診断書に，敗血症の"疑い"とされる場合も少なからず見受けられるため，確定診断がなされていない場合のとり扱いには注意を要する．とり扱いについては，アイバンクのメディカルディレクターに最終判断を仰ぐものであるが，そ

表1 眼球提供者（ドナー）適応基準

1. 眼球提供者（ドナー）となることができる者は，次の疾患または状態を伴わないこと．

(1) 原因不明の死
(2) 全身性の活動性感染症
(3) HIV抗体，HTLV-1抗体，HBs抗原，HCV抗体などが陽性
(4) クロイツフェルト・ヤコブ病およびその疑い，亜急性硬化性全脳炎，進行性多巣性白質脳症などの遅発性ウイルス感染症，活動性ウイルス脳炎，原因不明の脳炎，進行性脳症，ライ（Reye）症候群，原因不明の中枢神経系疾患
(5) 眼内悪性腫瘍，白血病，ホジキン病，非ホジキンリンパ腫などの悪性リンパ腫

2. 次の疾患または状態を伴う提供者（ドナー）からの眼球の提供があった場合には，移植を行う医師に当該情報を提供すること．

(1) アルツハイマー病
(2) 屈折矯正手術既往眼
(3) 内眼手術既往眼
(4) 虹彩炎などの内因性眼疾患
(5) 梅毒反応陽性

(付記1) 2の(1)のアルツハイマー病については，クロイツフェルト・ヤコブ病と症状が類似していることから，鑑別診断を慎重に行うこと．

(付記2) 2の(5)の梅毒反応陽性については，提供者（ドナー）が当該状態であっても，提供された眼球より強角膜移植片が作製された場合であって，かつ，当該移植片が3日以上4℃で保存されたものであるときは，感染力がないことに留意すること．また，その場合は，当該移植片につき当該方法で保存したものである旨をあわせて移植を行う医師に情報提供すること．

(付記3) 全層角膜移植に用いる場合は，角膜内皮細胞数が 2,000 個/mm² 以上であることが望ましい．

(付記4) 上記の基準は，適宜見直されること．

(『眼球提供者（ドナー）適応基準の一部改正について』平成22〈2010〉年1月14日付け，厚生労働省健康局長からの通達．)

の際に，死亡直前の発熱状況，白血球数・血小板数・CRP（C-reactive protein）値などの炎症に関するデータ，剖検があればその際の出血傾向なども参考材料となるため，極力多くの情報を得られるよう努力しなければならない．

また，ドナーの血清学的検査を実施する必要がある．項目は，HIV抗体，HBs抗原，HCV抗体，HTLV-1抗体，および梅毒である．死後，鎖骨下静脈から採血を行うが，死後の経過時間，温度により溶血している場合もあり，偽陽性反応が表れることがあるので注意を要する．

上記以外の確認事項

さらに，上記以外にクロイツフェルト・ヤコブ（Creutzfeldt-Jakob）病やウエストナイルウイルス症のように新たな使用禁忌疾患が見つかることも十分ありうる．海外渡航歴など家族への問診の強化も行う必要がある（**表2**）．

また，提供角膜のスクリーニングに関しては，摘出前にペンライトによる観察を行い，混濁の有無，上皮・結膜の状態，眼内レンズ

表2 提供者家族への問診事項

クロイツフェルト・ヤコブ病およびその疑い例	ヒト成長ホルモン投与，硬膜・角膜移植歴，1980年以降の海外渡航歴の有無など
ウエストナイル病	死亡4週間以内の海外渡航歴，帰国後の発熱の有無など
SARS	流行地域への海外渡航歴の有無など
狂犬病	死亡7年以内の海外渡航歴の有無，海外での哺乳動物による咬傷受傷歴の有無など
プラセンタ注射歴	ヒト胎盤エキスの注射歴の有無など

SARS：severe acute respiratory syndrome（重症急性呼吸器症候群）

の有無，眼脂の有無などを観察する．さらに，強角膜切片作製後，細隙灯と内皮細胞のスペキュラーマイクロスコープによる観察を行う．項目としては，角膜の状態（透明性，肥厚，folding，異物，炎症など）の観察，内皮細胞密度，六角形細胞出現率，細胞欠損やguttataの有無などを観察して記録する．上記評価後，基準に達しなければ移植には用いることはできない．

ドナースクリーニングから角膜組織の観察に至るまで，すべての項目を記録しておくことも重要であり，アイバンクでは，全身の図形を模したチャートや，血液検査の結果，角膜評価などが記載できるチャートが作成されるべきである．

まとめ

ドナー基準は，日々の医学の発展によってどんどん変化する．現在は使用禁忌であっても，いずれ，何らかの処置をすることによって移植では感染しないことが証明される可能性もあるし，逆に新たな使用禁忌疾患が見つかることも十分ありうる．そのためにもドナーに関する情報収集は重要であると考える．

カコモン読解　第23回　一般問題92

レシピエントの了解のもと角膜移植のドナーとすることができるのはどれか．
a 梅毒血清反応陽性者
b B型肝炎ウイルス抗原陽性者
c C型肝炎ウイルス抗体陽性者
d ヒト免疫不全ウイルス抗体陽性者
e ヒトTリンパ球向性ウイルス1型抗体陽性者

解説 梅毒血清反応陽性者の組織を角膜保存液（Optisol-GS）に浸漬し4℃で3日間以上保存された場合には，感染しないことが証明されていることから，ドナーとすることができる．

模範解答 a

カコモン読解 第24回 一般問題16

角膜移植でドナーとなり得るのはどれか．
a Creutzfeldt-Jakob病　　b HTLV-1抗体陽性　　c 悪性リンパ腫
d 梅毒反応陽性　　e 重症急性呼吸器症候群

解説 前述の"カコモン読解 第23回 一般問題92"の解説を参照されたい．

模範解答 d

（青木　大）

アイバンクの役割と現状

アイバンクの役割

　1928年，ソビエト連邦のVladimir Filatovによって死体角膜による角膜移植がはじめて行われ，1957年にはわが国で最初の献眼を用いた角膜移植が，岩手医科大学の今泉亀撤によって行われた．1963年10月，慶大眼球銀行と順天堂アイバンクが設立されたのをはじめとして，全国にアイバンクが設立され，現在では全県にわたって54のアイバンクが活動している．水疱性角膜症や角膜白斑，重篤な角膜変性症に対しては，今のところ角膜移植が最も有効な治療法と考えられている．角膜移植のためには，献眼する人が必要である．アイバンクの仕事は，①死後に献眼してもいいという"献眼登録者（希望者）"を募り，②その人の死亡後に，遺族に献眼の同意を得て摘出医の手配をし，眼球（強角膜片）の提供を受け，③待機患者をもつ医療機関にその強角膜片を公平にあっせんすることに大きく分けられる．わが国のアイバンクは，厚生労働大臣の許可を得て，臓器移植法に基づき献眼者の募集，眼球（強角膜片）の摘出，強角膜片のあっせんの業務を組織的に行い，患者と献眼者の橋渡しの役割を担っている[*1]．

[*1] 角膜移植に関する法律については，本シリーズ"12. 角膜内皮障害 to the Rescue"の"角膜移植法制"の項に詳しいので参照されたい．

アイバンクの現状

　現在，わが国には，全国の各都道府県に合計54のアイバンクが組織されている．平成25（2013）年度の国内での新規献眼登録者数は10,883人（開設以来累計1,506,250人），献眼者数が927人（開設以来累計38,428人），摘出眼数が1,710眼（開設以来累計70,816眼），待機患者数（平成26〈2014〉年3月末現在）が2,199人という状況で，この10年間をみると，新規の献眼登録者数は減少傾向であるが，献眼者数は横ばいである（図1）．献眼者数をみると，年間に数人しかないアイバンクから，100人を超えるアイバンクまであり，アイバンク間によってかなりの差がある．あっせん手数料も9万円から23万5千円まで，アイバンク間によって開きがある．国内の角膜

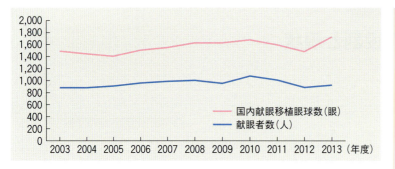

図1 わが国の献眼者数，国内献眼移植眼球数の推移
(日本アイバンク協会資料.)

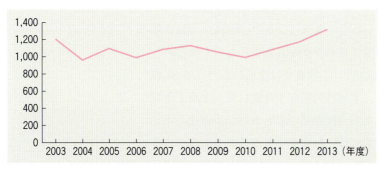

図2 輸入角膜移植眼球数の推移
(日本アイバンク協会資料.)

移植術のうち，現在のところ約40％は輸入角膜によって賄われているようである（図2）．最近では角膜内皮移植術（Descemet's stripping automated endothelial keratoplasty；DSAEK）がさかんに行われるようになりつつあるが，米国のアイバンクのように内皮をプレカットした角膜をあっせんしているわが国のアイバンクはまだない．羊膜移植手術が出始めのころに，角膜移植術が不要になるのではという話も出たが，今のところ角膜移植の代わりになっていない．今後，再生医療の臨床研究が進展していくことが予想されるが，当面は角膜移植術に代わる治療法はないと考えられ，献眼者からの角膜提供を引き続き依頼するしかない．輸入角膜については議論のあるところだが，イスタンブール宣言[*2]を引用するまでもなく，自国内で使用する臓器は，自国内で賄うことを目指すのが本筋であろう．したがって，より多くの献眼者を募り，その遺族の人に献眼への理解を得ることも含め，最後には献眼しやすい環境を整えていくことが重要と考える．

〔中村亘宏，堀田喜裕〕

[*2] **イスタンブール宣言**
2008年，国際移植学会が中心となってイスタンブールで開催された国際会議で採択された"臓器取引と移植ツーリズムに関するイスタンブール宣言"の略称．臓器売買・移植ツーリズムの禁止，自国での臓器移植の推進，生体ドナーの保護を提言している．

日本アイバンク協会とコーディネーター

日本アイバンク協会とアイバンクスタッフ

　公益財団法人日本アイバンク協会は，献眼への普及・啓発活動，角膜移植の研究・教育に対する助成，厚生労働省との折衝，全国の各アイバンク間の調整や緊密な連携をするための事業を行っている．1997年，『臓器の移植に関する法律』が施行され，日本臓器移植ネットワークが臓器あっせんをすることになったが，眼球あっせんは従来どおりアイバンクにて行っている．献眼受付から角膜あっせんまでのコーディネーター（アイバンクスタッフ[*1]）の育成の一環として，日本アイバンク協会は"協会認定スタッフ制度"を導入し，セミナーおよび認定試験を随時開催している．アイバンクスタッフは，角膜の移植医療がスムーズに行われるよう医療知識や法的知識，さらには迅速な判断能力，コミュニケーション能力などさまざまな知識，能力が必要とされる．

献眼の受付から角膜移植まで

　アイバンクスタッフが献眼を受付し，移植医療施設に角膜を提供するまでの流れを図1に示した．献眼者の遺族，ライオンズクラブ関係者，病院関係者（コーディネーター含む）などから各地域アイバンクに献眼の申出の第一報が入る．アイバンクスタッフは，献眼者（ドナー）の死亡時刻，死因，死亡診断の経緯などの情報をもとに，ドナーの適応基準の確認を生前および死亡時の関係医療機関に確認する．また，献眼者の海外渡航歴などを遺族に確認する．提供可能と判断した場合，眼球摘出の担当医師に出動要請をし，遺族の承諾書を得て眼球を摘出する．また前述のドナーの適応基準確認の際，感染症確認項目（梅毒，HBs抗原，HCV抗体，HIV抗体，HTLV-1抗体）に未確認項目がある場合は，採血も依頼し血液検査を行う．摘出された眼球から強角膜片が作製され，スリットランプ，スペキュラーマイクロスコープなどを利用し，可能な限り詳細な角膜評価を行う．血液検査結果がすべて陰性で平均角膜内皮細胞数が

[*1] アイバンクスタッフ
アイバンクスタッフとは各アイバンクに所属する角膜移植コーディネーターの呼称である．現在，アイバンクスタッフのなかで日本アイバンク協会から認定を受けている"アイバンク協会認定スタッフ"は，全国で23人（平成26〈2014〉年3月現在）である．

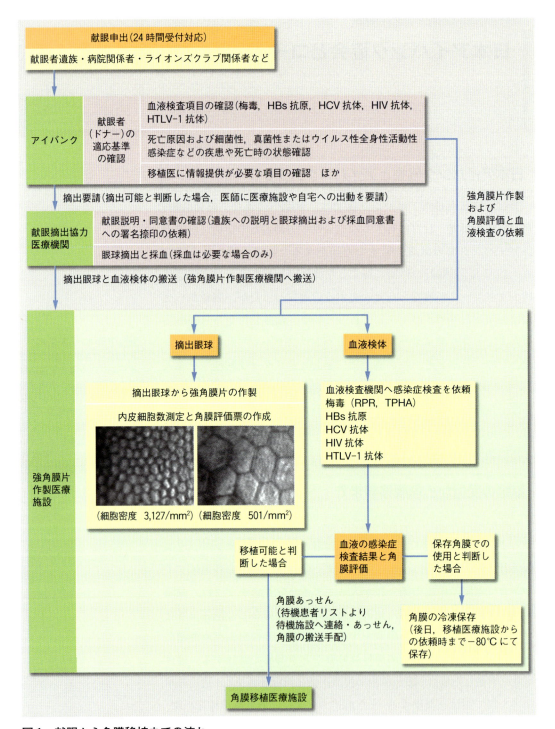

図1 献眼から角膜移植までの流れ
RPR：rapid plasma reagin
TPHA：*Treponema pallidum* hemagglutination

$2,000/mm^2$ 以上であるかをひとつの判断基準とし，移植可能と判断された場合，待機患者リストの情報をもとに移植医療機関にあっせ

ん情報を順次連絡する．移植先が確定次第，すみやかに角膜搬送の手配をし，あっせんが終了する．また，新鮮眼としてあっせんができなかった場合は，将来的な角膜表層移植手術，緊急時の手術などに用いるために冷凍保存する．その後，あっせん先医療機関より移植報告書を受け，遺族には移植に関し提供可能な範囲内で報告をする．これら一連の献眼業務において，献眼者の死亡時刻から眼球摘出，摘出から強角膜片作製までの時間，さらにあっせん確定までの時間をいかに短時間で行うかが重要なポイントになる．そのために現在，日本アイバンク協会の主導で，全国のアイバンクおよび関係医療機関との間で，ネット環境を利用したドナー情報のやりとりを迅速に行えるシステムを展開すべく，準備を始めている．

〔村井仁美，堀田喜裕〕

Q&A 海外ドナーの角膜はどのように入手しますか？

Answer 国外のアイバンクへ手術日の1か月～2週間前までに，術式に応じて発注します．アイバンクからはドナー情報とともに角膜が，指定日に届きます．

海外ドナー角膜の入手方法

　海外ドナー角膜は，米国やスリランカなどの国外アイバンクから医師の裁量により入手することができる．日本国内のアイバンクは，国内の眼球（角膜・強膜）あっせんをする公的機関であるため，海外角膜を直接とり扱うことはできないとされている．海外ドナー角膜は，手術日の1か月～2週間前までに全層角膜移植術用，層状角膜移植術用，角膜内皮移植術用など術式に応じた発注をすることになる（図1）．アイバンクからは，ドナー情報として提供日，年齢，

図1　海外ドナー角膜の発注フォーム（SightLife™）

死因，角膜内皮細胞密度，細隙灯顕微鏡所見などが角膜とともに供給される．オンラインやファクシミリなどで直接連絡をとることで，手術日にあわせた指定日に郵送されることになる．国内の通関業者に通関と配送を依頼する必要があり，さらに冷蔵宅配便などのシステムを用いて配送されることとなる．

国内ドナーと海外ドナーの背景

日本国内では，提供角膜の数がいまだ少なく，公益財団法人日本アイバンク協会の調べでは 2,000～2,500 人程度の待機患者が角膜移植手術を待っている状況下にある．需要と供給のバランスがとれない現在の状況を考慮し，移植医療の緊急性に対応すべき目的にて移植医が提供豊富でかつ安全性の担保が確保された角膜を海外のアイバンクに直接オーダーし，予定手術として実施しているのが現状である（表1）．国内アイバンクからあっせんされた角膜移植件数と海外アイバンクによりあっせんされた角膜移植件数では，わが国における角膜移植件数の約4割が海外アイバンクより提供された海外ドナーにより施術されていることが示される（図2）．

近年，米国では年間5万人以上の献眼があり（図3），移植手術用に使用できる角膜が豊富であるため，たいていは指定した日に移植用角膜が移植施設に届けられ，角膜移植手術を予定手術として施術されている根拠となっている．

海外ドナー角膜を入手するための必要事項

海外角膜の使用に関しては，『臓器の移植に関する法律の一部を改正する法律』（2009年）のきっかけになったといわれる国際移植学会の"イスタンブール宣言"（2008年）では，死体ドナーからの提供者を増やし，国や地域は臓器提供の自給自足を達成するための努力をすべきであると掲げられ，また，それを受けて発表された世界保健機関（WHO）の『移植に関するガイドライン』（2010年）は，臓器取引や移植商業主義の要素が含まれる移植ツーリズムの防止が必要であるとする，倫理的かつ各国に受け入れられる指針として採択された．したがって海外ドナー角膜を使用することは，あくまでも国内ドナーの不足に対する緊急避難的なものであるということを明確に意識して施行されなければならない．そのため，海外ドナー角膜の使用に対するインフォームド・コンセントは，これらの背景を踏まえたうえで行うことが望ましく，費用や保険診療についても

表1　主な海外アイバンク

SightLife™
Rocky Mountain Lions Eye Bank
Minnesota Lions Eye Bank
Vision Share
Lions Eye Institute
National Eye Bank of Sri Lanka

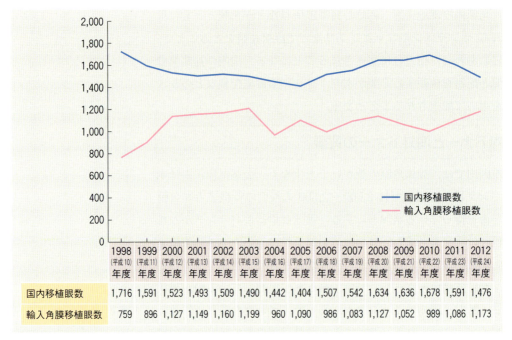

図2 海外角膜アンケート結果（日本アイバンク協会）
平成24年度の主な輸入国は米国，コストは全層では $1,600〜3,900，内皮では $2,900〜4,040.

	2012	2011	2010	2009	2008
調査対象アイバンク数	80	79	79	78	77
眼球もしくは角膜の献眼数	116,990	114,348	110,630	107,289	94,864
献眼者数	59,221	57,835	55,913	53,786	47,776

a. 献眼状況

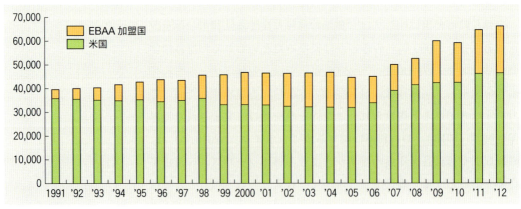

b. 移植件数の推移

図3 米国アイバンクの献眼と移植の状況（EBAA加盟アイバンクの調査結果）
EBAA：Eye Bank Association of America

各施設での対応について具体的に記すことが必要である.

まとめ

　わが国において眼球提供と移植医療の需要と供給のバランスは崩れているため，患者のために医師の裁量のもと海外角膜を用いて移植医療を施行し，quality of vision の向上がなされている実情がある．日本国内のアイバンクの使命として，ドナー数を確保しなければならない．そのためには，各アイバンクが病院をはじめとする医療機関に意思確認ができるよう働きかける活動をさらに進めていかなければならないと考える．患者医療の現状として海外角膜ドナーを活用しなければならないが，将来的には国内で需要と供給のバランスを図り，少しでも多くの患者を大切にできるようなサービス追求を行わなければならない．そのためには，日本国内の各アイバンクと移植医療機関との連携も必須である．

〔渡邉和誉，青木　大，稲富　勉〕

親族優先提供の現状と問題

　角膜移植を含む臓器移植においては，公平性の担保よりレシピエントを特定しての提供は認められていなかった．しかし，親族間の提供に関しては倫理的にも考慮される点であり，平成22（2010）年1月17日『改正 臓器移植法』施行に伴い，脳死や心臓死になった場合，臓器を提供する意思にあわせて，親族に対し臓器を優先的に提供する意思表示ができるようになった．

　しかし，臓器提供の公平性や親族間での心理的な圧迫など留意する事項も多く，日常診療においても年齢制限，親族範囲，生前での意思表示などの法的な規制をよく理解して患者や家族に適切に説明できるようにしておきたい．

改正 臓器移植法における親族優先

　親族への優先提供が行われるためには，① 提供者（15歳以上）が臓器を提供する意思にあわせて親族優先を希望する意思を書面により表示していること，② 臓器提供の際，1親等以内の親族が移植希望登録をしていること（図1），③ 医学的に適合すること，の三つの条件をすべて満たす必要がある．② の1親等以内の親族には，実子だけではなく特別養子縁組による親子関係も含まれる．特別養子縁組とは，養子が戸籍上も実親との親子関係を解消し，養親が養子を実子と同じ扱いにする縁組で，家庭裁判所において審判を受けて親子関係が成立する．一方で普通養子縁組とは，養子が実親との親子関係を存続したまま，養親との親子関係も二重につくるという縁組であり，こちらは親族優先提供が認められていない．

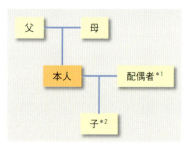

図1　優先提供が可能な親族の範囲
*1 婚姻届を出している人（事実婚は含まず）．
*2 特別養子縁組による養子および養父母を含む．

親族優先での簡易な必須条件

1. 親族優先の意思を生前に書面により表示している．
2. 1親等以内の親族への提供．
3. 移植を受ける親族が移植待機患者として登録されていること．
4. 片眼を第三者へ提供できること．

親族優先での留意事例

1. 医学的な条件などにより親族優先提供が不可能となった場合でも，他の人に提供する意思が必要である．（第三者への臓器提供意思を示したうえで，親族優先を記載する．）
2. 優先提供する親族の人を指名した場合，その人を含めた親族全体への優先提供意思としてとり扱われる．
3. "○○さんだけにしか提供したくない"，または"親族だけにしか提供したくない"という提供先を限定する意思表示があった場合は，親族も含め，臓器提供そのものが行われない．
4. 親族優先提供を目的とした自殺を防ぐため，自殺した人からの親族への優先提供は行われない．自殺した人からの提供の場合には，第三者の移植希望登録者に移植されることとなる．
5. 優先的に移植を受ける候補となる親族が複数いる場合，医学的な緊急度などの基準によって移植順位が決まる．

現場対応と問題点

　アイバンクでは，通常の書類に加え，さらに親族優先提供の確認書を作成し，親族であることの公的書類（戸籍謄本・抄本，住民票など）の確認作業も行う．また，親族優先提供の移植希望登録者が他都道府県に在住の場合，当該移植病院との連携，情報の開示，綿密な打ち合わせも大変重要な課題となってくる．医療現場では移植待機登録時に患者や親族に情報提供し，ドナー登録時には親族優先意思について判断できるような対応が必要である．提供意思の相談を受けた医師やアイバンクコーディネーターは，ドナーの家族が後になって親族優先提供のことをもっと詳しく知っていればと悔やむことのないように，比較的新しいこれらの規定について理解しておく必要がある．

> **カコモン読解** 第 23 回 一般問題 18
>
> 角膜移植で親族優先提供が可能なのはどれか．3つ選べ．
> a 母　　b 兄　　c 娘　　d 孫　　e 配偶者

解説　角膜移植を含む臓器移植での親族優先が認められているのは1親等以内の親族である．兄弟や孫の親族関係は2親等となり優先提供が認められていない．親族範囲だけでなく，生前での意思表示，親族が待機登録していること，片眼を第三者に提供する点などに留意しておく必要がある．

模範解答　a, c, e

（稲富　勉）

脳死と臓器移植

関連する法規の変遷

　角膜移植に関する法律の歴史をひもとくと，昭和33（1958）年の『角膜移植に関する法律』に基づいてアイバンク活動のとり組みが始まり，昭和54（1979）年の『角膜および腎臓の移植に関する法律』において，より整備された．角膜移植はこれらの法律のもと，心臓停止による死亡ドナーからの提供角膜を用いて実施されてきた．平成9（1997）年，『臓器の移植に関する法律（臓器移植法）』が制定され，角膜移植についても心臓や肝臓など他の臓器と同じく臓器移植法に基づき施行されるようになった．本法は心停止後もしくは脳死後に心臓や肝臓など定められる臓器の提供を可能とする法律である．その後，平成22（2010）年に臓器移植法が改正され，本人の意思が不明な場合には家族の承諾で脳死ドナーからの臓器提供を行うことが可能になった．本項では臓器移植法ならびに，その運用に関する指針（ガイドライン）を中心に，脳死と臓器移植について概説する．

臓器移植法と改正 臓器移植法

　平成9（1997）年の臓器移植法は，臓器移植を目的として臓器を死体から摘出すること，臓器売買を禁止することなど，移植医療の適正な実施を目的として制定された法律である．本法における臓器とは心臓，肺，肝臓，腎臓，膵臓，小腸，眼球であり，死体から移植に供する臓器を摘出することができるが，心臓死と脳死で条件が異なっている．心臓死の死体からは家族の承諾があれば本人の生前の臓器提供の意思が不明であっても，臓器提供は可能である．一方，脳死後の臓器提供には本人の書面による意思表示と家族の承諾が必要であった．この意思表示は民法上の遺言可能年齢などを参考として，15歳以上の者の意思表示が有効なものとしてとり扱われたため，15歳未満の脳死臓器提供は不可能であった．

　平成22（2010）年，臓器の移植に関する法律が一部改正され（改

表1 臓器の移植に関する法律

第6条 医師は，次の各号のいずれかに該当する場合には，移植術に使用されるための臓器を，死体（脳死した者の身体を含む．以下同じ．）から摘出することができる．
一 死亡した者が生存中に当該臓器を移植術に使用されるために提供する意思を書面により表示している場合であって，その旨の告知を受けた遺族が当該臓器の摘出を拒まないとき又は遺族がないとき．
二 死亡した者が生存中に当該臓器を移植術に使用されるために提供する意思を書面により表示している場合及び当該意思がないことを表示している場合以外の場合であって，遺族が当該臓器の摘出について書面により承諾しているとき．

表2 脳死下臓器提供を行うことのできる施設

大学附属病院
日本救急医学会の指導医指定施設
日本脳神経外科学会の専門医訓練施設
救命救急センターとして認定された施設
日本小児総合医療施設協議会の会員施設

表3 法的脳死判定

1. 深い昏睡
2. 瞳孔の散大と固定
3. 脳幹反射の消失
4. 平坦な脳波
5. 自発呼吸の停止
6. 6時間以上経過した後の同じ一連の検査（小児は24時間以上）

正 臓器移植法），本人の意思が不明な場合に，家族の承諾があれば臓器提供を行うことができるようになった（**表1**）．これにより15歳未満の脳死ドナーからの臓器提供が可能となった．加えて，親族（配偶者，子，父母）に対し摘出した臓器を優先的に提供する意思を，書面により表示することができるようになった．

脳死下臓器提供

施設：脳死下臓器提供は限られた施設のみで行うことができる（ガイドライン第4条）．**表2**の5施設であって，体制が整えられていること，施設全体の合意が得られていること，施設内の倫理委員会などで承認が得られていることといった条件がある．

脳死判定：ガイドラインに定められた詳細な方法に則って厳格に脳死判定を行う必要がある．法的脳死判定は**表3**の6項目である．知識と経験を有する，移植に無関係な二人以上の医師が行う．

摘出医，移植医としての義務：摘出医，移植医としての義務は臓器移植法第4条"患者への説明"，第8条"礼意の保持"，第10条"記録の作成，保存および閲覧"などがある．臓器提供および移植に必要な書類一覧を**表4**に示す．

表4 臓器提供および臓器移植にあたって必要な書類一覧

書類名	脳死下	心臓死下	作成者（署名者）	保管者：ドナー家族	保管者：判定医またはその施設	保管者：摘出医またはその施設	保管者：移植医またはその施設	保管者：あっせん機関	所管警察	備考
1 本人の生前の意思を表示した書面（脳死判定）	*1	／	本人（同）	（所有）	○	―	○	○	□	
2 本人の生前の意思を表示した書面（臓器摘出）	*1	*1	本人（同）	（所有）	○	○	○	○	□	
3 家族が脳死判定を拒まない・承諾する旨を表示した書面	レ	／	家族（同）	―	●	―	―	○	□	
4 遺族が脳死摘出を拒まない・承諾する旨を表示した書面	レ	レ	遺族（同）	―	●*2	○	○	○	□	
5 脳死判定の的確実施の証明書	レ	／	脳死判定医（同）	―	●	○	○	○	□	
6 脳死判定記録書	レ	／	脳死判定医（同）	―	●	―	―	○	□	（添付①）判定にあたって測定した脳波の記録／（添付②）1及び2の本人の生前の意思を表示した書面の写し*1／（添付③）3の家族が脳死判定を拒まない・承諾する旨を表示した書面
7 死亡日時を確認することのできる書類	*3	*3	主治医・監察医（同）	●	―	○	○	○	□	
8 臓器摘出記録書	レ	レ	摘出医（同）	―	―	●	○	○	―	（添付①）2の本人の生前の意思を表示した書面の写し*1／（添付②）4の遺族が脳死摘出を拒まない・承諾する旨を表示した書面の写し／（添付③）5の脳死判定の的確実施の証明書の写し
9 不使用臓器の記録	レ	レ	摘出医・摘出医以外（同）	―	●*4	―	―	○	―	
10 臓器移植記録書	レ	レ	移植医（同）	―	―	―	●	○	―	
11 移植術の実施の説明記録書	レ	レ	移植医（同）	―	―	―	●	○	―	
12 臓器のあっせん帳簿	レ	レ	あっせん機関	―	―	―	―	●	―	

●：原本を保存　○：写しを保存
□："臓器移植と検視その他の犯罪捜査に関する手続との関係等について"（平成9〈1997〉年10月8日付け健医疾発第20号）第1　検視等の取扱いの4の（2）による．
*1 本人の書面による意思表示があった場合のみ．
*2 実質的に原本は判定医またはその施設が保管する．
*3 臓器の摘出・あっせんにあたっては，摘出医・あっせん機関は，臓器提供者の死亡の日時を主治医等から確認することが必要である．この確認については，摘出医・あっせん機関等の判断により，死亡診断書もしくはその写しの交付や，摘出記録書に記載された死亡日時の確認を主治医等に求めることなどにより行うものとする．ただし，脳死下臓器提供の際は，脳死判定の的確実施証明書の写しにより，死亡の事実および日時を確認することができる．
*4 臓器を摘出した医師以外の医師が摘出した臓器を移植術に使用しないこととした場合は，当該医師が9の不使用臓器の記録を作成し，その勤務する医療機関の管理者が5年間保存しなければならない．

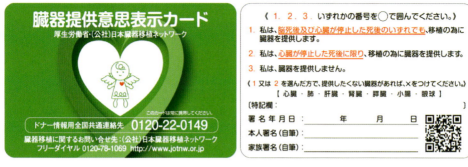

図1　臓器提供意思表示カード
裏面に提供の意思について記載する．

臓器移植の意思表示

　臓器移植に関する意思表示については，以下の三つの方法がある．なお，15歳未満でも臓器を提供しない意思を表示することができる．

意思表示カードへの記入：臓器提供意思表示カード（**図1**）に記入し携帯する．以下の三つから選択する．

1. 脳死後および心停止後のいずれでも臓器提供の意思がある．
2. 心停止後に限って提供する．
3. 臓器提供しない．提供したくない臓器や親族への優先提供について記載が可能である．

健康保険証，運転免許証への記入：健康保険証ないし運転免許証の裏面に意思表示カードと同一の内容が記載できる．

インターネットによる意思登録：日本臓器移植ネットワークが提供する臓器提供意思登録サイトを通じて意思表示が可能である．

まとめ

　臓器移植法の制定により，従来の心停止後のドナーだけでなく脳死ドナーからの角膜移植が考えられるようになった．今一度，移植医療に携わるものとして本法律を確認するとともに，脳死と臓器移植についてよく理解をしておく必要がある．

（相馬剛至）

5. 再生医療における法整備

ヒト幹細胞の臨床研究と再生医療

文献は p.281 参照．

法整備に関するこれまでの経緯

　本項では，主に，医療機関において臨床研究または自由診療として行われる再生医療の規制について述べる．

　生きた細胞などを用いる再生医療などの医療行為については，従来，明確な法的枠組みはなく，医療法・医師法下で実施されてきた．しかし，学術分野で行われる臨床研究については『ヒト幹細胞を用いる臨床研究に関する指針（ヒト幹指針）』（平成25〈2013〉年厚生労働省告示第317号）により厳しく管理される一方，自由診療として行われる医療に関しては特に規制がなく，効果や安全性が不明な治療が広がっている状況が問題視されるようになり，医療としてどのような規制のありかたが妥当なのかについての議論が活発化して，再生医療に関する法令が整備されることとなった．『再生医療等の安全性の確保等に関する法律』（再生医療等安全性確保法）は平成25（2013）年11月20日に成立，11月27日に公布され，平成26（2014）年11月25日より施行された．法の施行により，すべての再生医療は，国への計画提出や安全性などの事前審査が義務づけられることになる．

再生医療の実用化を促進する制度的枠組み

　平成25（2013）年は，再生医療に関する三つの法律が可決・成立し，再生医療の実用化促進へ向けた新たなスタートが切られた年であった．三つの法律とは，再生医療の研究開発から実用化までの総合的な推進を図るため議員立法として4月に成立した『再生医療推進法』[*1]，および11月に成立した，従来の医薬品・医療機器に新たなカテゴリーとして"再生医療等製品"を加えた『薬事法改正法』[*2]，そして再生医療の安全性の確保を図るための基準を定めた『再生医療等安全性確保法』である（図1）．これらにより，再生医療等製品の治験および製造販売については改正された薬事法，再生医療の臨床研究および自由診療などについては再生医療等安全性確保法下で

[*1] 正式名称は『再生医療を国民が迅速かつ安全に受けられるようにするための施策の総合的な推進に関する法律』．

[*2] 改正後の薬事法の正式名称は『医薬品，医療機器等の品質，有効性及び安全性の確保等に関する法律』．

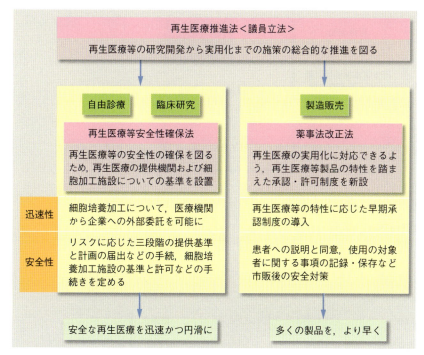

図1 再生医療の実用化を促進する制度的枠組み
（厚生労働省資料．）

実施されることになった．

　ちなみに筆者らは2013年8月より"滲出型加齢黄斑変性に対する自家iPS細胞由来網膜色素上皮シート移植に関する臨床研究"を実施しているが，本臨床研究はヒト幹指針に基づき，実施機関（理化学研究所，先端医療センター）の倫理審査委員会および厚生労働大臣の了承を得て実施しているものである．しかし，ヒト幹指針は再生医療等安全性確保法の施行により廃止となるため，臨床研究を継続する場合は法に則った手続きが必要となるが，経過措置として，医療機関については法の施行から1年間（細胞製造施設に関しては6か月間）はそのまま継続できる猶予期間が設けられている．

再生医療等安全性確保法の概要

　再生医療等安全性確保法は，再生医療等の迅速かつ安全な提供などを図るため，再生医療等を提供しようとする者が講ずべき措置を明らかにするとともに，特定細胞加工物[*3]の製造の許可などの制度などを定めるものである（図2）．法の対象範囲のイメージを図3に示す．

　法律の概要としては，大きく4点が挙げられる．以下，内容につ

[*3] この法律で特定細胞加工物とは，人や動物の細胞に培養などの加工を施したもの（細胞加工物）のうち再生医療等製品（改正 薬事法の対象となるもの）以外のものをいう．

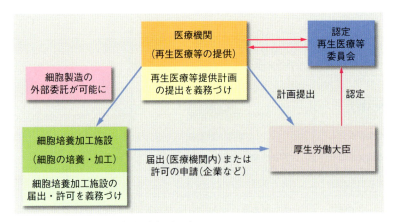

図2 再生医療等安全性確保法の概要
(厚生労働省資料.)

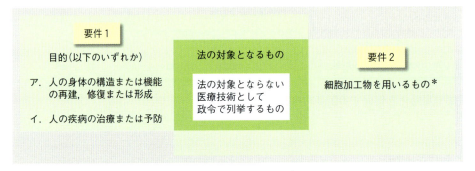

図3 再生医療等安全性確保法の対象範囲のイメージ
*再生医療等製品は改正 薬事法の対象.
(厚生労働省資料.)

いて詳述する.

1. 再生医療等の分類：再生医療をリスクに応じて3分類し,それぞれ必要な手続を定める.

2. 再生医療等の提供に係る手続：第三者による安全性などについての事前審査を義務づける. 再生医療等を実施する際は,認定された委員会の審査を受けたうえで,厚生労働大臣へ計画を提出する.

3. 適正な提供のための措置等：① 再生医療を提供する機関および医師が行うべき事項について定める,② インフォームド・コンセント,個人情報保護のための措置など,③ 疾病など発生時および定期的な厚生労働大臣への報告を義務づける.

4. 特定細胞加工物の製造の許可等：細胞製造の外部委託が可能に.

再生医療等安全性確保法（1）再生医療等の分類

再生医療をリスクすなわちヒトの生命および健康に与える影響の

表1 再生医療等の提供に係る手続に必要な添付書類の例

1. 認定再生医療等委員会が述べた意見の内容を記載した書類
2. 提供する再生医療等の詳細を記した書類
3. 実施責任者および再生医療等を行う医師の氏名，所属，役職および略歴
4. 細胞提供者，再生医療等を受ける者に対する説明文書および同意文書の様式
5. 類似の再生医療等に関する国内外の実施状況を記載した書類
6. 用いる細胞に関連する研究等についての資料
7. 特定細胞加工物概要書，特定細胞加工物標準書，衛生管理基準書，製造管理基準書，品質管理基準書
8. 再生医療等製品を適応外で用いる場合にあっては，当該再生医療等製品の添付文書など
9. 再生医療の内容をできる限り平易な表現を用いて記載したもの
10. 特定細胞加工物の製造を委託する場合にあっては，委託契約書の写し
11. 個人情報取扱実施規程

程度に応じ，"第1種再生医療等"，"第2種再生医療等"，"第3種再生医療等"に3分類する．

"第1種再生医療等"は使用実績が少なく高リスクなもの，たとえばiPS/ES細胞，遺伝子操作を行った細胞，動物細胞などを用いるものである．また，他人の細胞を用いる場合も第1種とされる．"第2種再生医療等"は現在すでに実施されており中程度のリスクのもので，間葉系幹細胞などの体性幹細胞の自家移植などが対象となる．"第3種再生医療等"はリスクがそれほど高くない，体細胞を加工したものなどを対象としている．

再生医療等安全性確保法 (2) 再生医療等の提供に係る手続

再生医療を提供する場合は，前項の分類に応じた手続きをとることになる．申請書，報告書等の様式などについては厚生労働省のウェブサイト[*4]を参照されたい．なお，申請書類については，ウェブ上の書類作成支援サイト[*5]を利用しフォームへの入力により作成することになる（表1）．

第1種および第2種再生医療等を提供する医療機関については，一定の施設・人員要件が課される．

第1種再生医療等：特定認定再生医療等委員会の意見を聴いたうえで，厚生労働大臣に計画を提出する．一定期間（90日間）の実施制限期間を設け，その期間内に，厚生労働大臣が厚生科学審議会（再

[*4] 再生医療について
http://www.mhlw.go.jp/stf/seisakunitsuite/bunya/kenkou_iryou/iryou/saisei_iryou/

[*5] 書類作成支援サイト
http://saiseiiryo.mhlw.go.jp

生医療等評価部会）の意見を聴いて安全性等について確認する．安全性等の基準に適合していないときは，計画の変更その他必要な措置を命令する．

第2種再生医療等：特定認定再生医療等委員会の意見を聴いたうえで，厚生労働大臣に計画を提出して実施する．

第3種再生医療等：認定再生医療等委員会の意見を聴いたうえで，厚生労働大臣に計画を提出して実施する．

認定再生医療等委員会：医療機関などにより設置される，再生医療等に関して識見を有する者から構成される委員会．第1種から第3種まで，すべての審査をすることができる"特定認定再生医療等委員会"と，第3種のみを審査することができる"認定再生医療等委員会"とがある．認定再生医療等委員会は一般のクリニックなどでも設置できるよう，比較的緩い構成要件となっている．特定認定再生医療等委員会については，特に高度な審査能力と第三者性を有するものとされる．

委員会の業務内容について，以下にまとめる．

1. 再生医療等提供計画について審査を行い，再生医療等の提供の適否や留意すべき事項について意見を述べる．
2. 再生医療等の提供に起因するものと疑われる疾病などの発生に関して報告を受けた場合において，その原因の究明や講ずべき措置について意見を述べる．
3. 再生医療等の提供の状況について報告を受けた場合において，留意あるいは改善すべき事項について，またはその再生医療等の提供を中止すべき旨の意見を述べる．
4. その他再生医療等技術の安全性の確保など，再生医療等の適正な提供のため必要があると認めるときは，提供計画に関し意見を述べる．

再生医療等安全性確保法（3）適正な提供のための措置等

再生医療等を提供する医療機関は，再生医療適用基準を遵守しなければならない．具体的には，医療機関が有すべき人員および構造設備その他の施設に関する事項，再生医療等に用いる細胞の入手ならびに特定細胞加工物の製造および品質管理の方法に関する事項，インフォームド・コンセントや個人情報のとり扱いに関する事項，健康被害の補償の方法に関する事項などについての基準である．『再生医療等の安全性の確保等に関する法律施行規則』（厚生労働省令

第110号）より一部を以下に記す．

人員，構造設備（第1種，第2種の場合）
1. 実施責任者（当該再生医療に対する十分な科学的知見，医療に対する経験および知識をもつ医師）を置かなければならない．
2. 共同研究を行う場合は，実施責任者のなかから統括責任者を選任する．
3. 救急医療に必要な施設または設備を有していること（または他の医療機関と連携することにより救急医療を行うために必要な体制が確保されていること）．

細胞の入手：用いる細胞が次に掲げる要件（一部抜粋）を満たすことを確認し，必要に応じ検査などを行い，当該細胞を再生医療等に用いることが適切であることを確認する．
1. 適切に管理を行っている医療機関において細胞の提供が行われたこと．
2. 細胞提供者の適格性について，利用の目的に応じて，既往歴の確認，診察，検査などを行ったこと．
3. 細胞の提供を受ける際に，細胞提供者に対し文書により適切な説明を行い，文書により同意を得ていること．
4. 細胞の提供が無償で行われたこと．
5. 微生物などによる汚染を防ぐために必要な措置が講じられ，必要に応じ微生物などによる汚染に関する適切な検査を行い，これらが検出されないことを確認したものであること．
6. 動物の細胞を用いる場合は，細胞の採取に当たり，必要な要件を満たしていること．

特定細胞加工物の製造および品質管理の方法
1. 提供機関管理者は，再生医療等に特定細胞加工物を用いる場合においては，当該特定細胞加工物の名称，構成細胞および製造方法などを記載した『特定細胞加工物概要書（概要書）』を作成しなければならない．
2. 提供機関管理者は，再生医療等に特定細胞加工物を用いる場合においては，特定細胞加工物製造事業者に，再生医療等安全性確保法第44条に従って細胞培養加工施設における特定細胞加工物の製造および品質管理を行わせなければならない．

再生医療等を行う際の医師の責務
1. 医師はその安全性および妥当性について，科学的文献その他の関連する情報または十分な実験の結果に基づき，倫理的および

科学的観点から十分検討しなければならない．
2. 特定細胞加工物製造事業者に製造を行わせる際に，概要書に従った製造が行われるよう，必要な指示をしなければならない．
3. 特定細胞加工物の投与を行う際に，当該特定細胞加工物が概要書に従って製造されたものか確認するなどにより，使用の可否について決定しなければならない．
4. 環境へ悪影響を及ぼさないよう必要な配慮をしなければならない．
5. 臨床研究として再生医療を行う際には，病状，年齢その他の事情を考慮したうえで被験者を選定する．

再生医療等を受ける者に対する説明および同意，個人情報のとり扱い
1. 再生医療等を受ける者に対し文書による説明を行い，文書による同意を得る．
2. 匿名化を行う場合にあっては，連結可能匿名化とする．
3. 個人情報の適正なとり扱いの方法を具体的に定めた実施規程を定める．

試料の保管：提供機関管理者は，再生医療等を受ける者が感染症を発症した場合などの原因の究明のため，採取した細胞および当該再生医療等に用いた細胞加工物の一部について，一定期間保存しなければならない．

健康被害に対する補償：細胞提供者（提供者が再生医療等を受ける者以外の者である場合）および再生医療等を受ける者（臨床研究として実施される場合）の，当該再生医療等の実施に伴い生じた健康被害の補償のために，保険への加入その他の必要な措置を講じておかなければならない．

疾病などの発生の場合の措置：再生医療等の提供によるものと疑われる疾病，障害，死亡または感染症が発生した場合は，再生医療提供機関管理者，実施責任者，共同研究者，特定細胞製造加工物製造事業者，認定再生医療等委員会，厚生労働大臣などへの報告が必要である（表2）．

再生医療等安全性確保法 (4) 特定細胞加工物の製造の許可等

　この法律において大きなポイントとなるのは，これまでは医師が医療機関内で行うことを原則としていた細胞製造について，外部委託を認めたことである（図4）．法律では細胞培養加工施設の構造設備や製造管理・品質管理についての要件を定め，要件を満たし"特定細胞加工物"の製造の許可もしくは認定を受けた者，または製造の届出をした者を"特定細胞加工物製造事業者"としている．医療

表2　厚生労働大臣または地方厚生局長への報告が必要な場合

疾病などの内容	報告の期限
死亡	7日以内
死亡につながるおそれのある症例	
治療のために医療機関への入院または入院期間の延長が必要とされる症例	15日以内
障害	
障害につながるおそれのある症例	
重篤である症例	
後世代における先天性の疾病または異常	

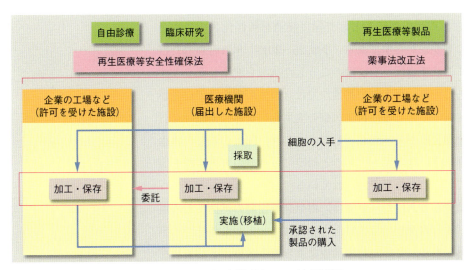

図4　再生医療等安全性確保法による細胞培養加工の外部委託（薬事法改正法との関係）
（厚生労働省資料．）

表3　特定細胞加工物の製造の許可等

国内の医療機関内で製造を行う場合	届出
国内の医療機関以外で製造を行う場合	許可
国外で製造を行う場合	認定

機関が製造を委託する場合には，"特定細胞加工物製造事業者"に委託しなければならない．

　特定細胞加工物の製造をしようとする者は，施設ごとに表3の区分に従って，厚生労働大臣への届出または許可/認定を受けなければならない．国内での製造においては，大学などの場合，その建物が医療機関であるかどうかにより判断される．施設が大学病院内であ

れば届出，研究所などであれば許可を受ける必要がある．

まとめ

　従来，わが国の医療分野は法規制が厳しく，一般に，真に新しい医薬品や医療機器の許認可にあたっては審査・承認に長期間を要するのが常であった．このため，世界に先駆けた新しい医療を行うのはきわめて難しく，医師は新規医療を開拓しようとする意欲を削がれ，患者は最新の医療を享受する機会を奪われていたといえよう．また，新規医療開発の遅滞が長きにわたって常態化した結果，医療分野ではわが国の経常収支は極端な輸入超過に陥り，医療費負担が国家財政の荷物となっている．右肩上がりに需要が伸び続けている医療は，本来ならば成長産業として国民経済を活性化させる力をもっているにもかかわらずである．平成25（2013）年に行われた再生医療に関する法整備は，わが国のこうした状況を変革しようとする気概に満ちている．再生医療推進法では，再生医療を世界に先駆けて国民に提供することと，再生医療の実用化を世界に先駆けて行うことでの国際貢献が基本理念としてうたわれ，国民が新しい再生医療の恩恵を享受できるようにすると同時に日本発の再生医療を国外に輸出していくことを視野に入れている．

　また，本項でとりあげた法整備は，再生医療開発の迅速性と表裏一体となるべく，安全性の確保にも力を入れている．これまで，事実上，法治外におかれていた自由診療による再生医療にも法規制をかけ，学術分野で行う再生医療にも，国，医師，研究者，および事業者の責任と義務を明文化することで，再生医療を開発・実施していくうえでの安全を担保していこうとするものである．

　われわれが実施したiPS細胞による世界初の細胞治療の実現は，こうした法環境の変革の恩恵によるところも大きい．安全性に関する厳しい審査を受けながらもiPS細胞治療が迅速に臨床実施までこぎつけられたことは，世界中の研究者から驚きをもって迎えられた．信じ難いことに，今や再生医療をめぐるわが国の法環境は，世界各国の再生医療関係者からうらやましがられるほどの大きな変貌を遂げたのである．今回の法整備を踏まえ，わが国の再生医療研究が安全性を着実に担保しつつ，すみやかに発展して一刻も早く国内外の患者に福音をもたらし，ひいてはわが国の医療経済にもよい効果をもたらすことを願ってやまない．

（森永千佳子，栗本康夫）

6. 眼科と公衆衛生に関する法律

母子保健法

母子保健法は，昭和40（1965）年8月18日に法律第141号として定められ，平成24（2012）年8月22日に法律第67号が最終改正された．その目的は，"母性並びに乳児及び幼児の健康の保持及び増進を図るため，母子保健に関する原理を明らかにするとともに，母性並びに乳児及び幼児に対する保健指導，健康診査，医療その他の措置を講じ，もつて国民保健の向上に寄与することを目的とする"と，第1条にある．

母子保健法において，眼科領域に特に関係のある①健康診査，②療育医療について述べる．

1. 乳幼児健康診査

市町村が実施する乳幼児健康診査については，母子保健法において，以下のように定められている．

（第12条） 市町村は，次に掲げる者に対し，厚生労働省令の定めるところにより，健康診査を行わなければならない．
　一　満一歳六か月を超え満二歳に達しない幼児
　二　満三歳を超え満四歳に達しない幼児
2　前項の厚生労働省令は，健康増進法（平成14年法律第103号）第9条第1項に規定する健康診査等指針（第16条第4項において単に"健康診査等指針"という）と調和が保たれたものでなければならない．

（第13条） 前条の健康診査のほか，市町村は，必要に応じ，妊産婦又は乳児若しくは幼児に対して，健康診査を行い，又は健康診査を受けることを勧奨しなければならない．

乳幼児健康診査の実施要綱：『乳幼児に対する健康診査の実施について』（平成10年4月8日児発第285号厚生省児童家庭局長通知）で一歳六か月児健康診査（**表1**）と三歳児健康診査（**表2**）について実施要綱が定められている．

眼科における乳幼児健康診査：各市町村が主体となり，乳児健康診査，一歳六か月児健康診査，三歳児健康診査などが行われている．

表1 一歳六か月児健康診査

第二 各論的事項
一 一歳六か月児健康診査
(一) 目的
　幼児初期の身体発育，精神発達の面で歩行や言語等発達の標識が容易に得られる一歳六か月児のすべてに対して健康診査を実施することにより，運動機能，視聴覚等の障害，精神発達の遅滞等障害を持った児童を早期に発見し，適切な指導を行い，心身障害の進行を未然に防止するとともに，生活習慣の自立，むし歯の予防，幼児の栄養及び育児に関する指導を行い，もって幼児の健康の保持及び増進を図ることを目的とする．
(二) 健康診査の種類
　健康診査の種類は，一般健康診査，歯科健康診査及び精密健康診査とする．
(三) 実施対象者
　ア 一般健康診査及び歯科健康診査の対象者は，満一歳六か月を超え，満二歳に達しない幼児とする．
　イ 精密健康診査の対象者は，一般健康診査の結果，心身の発達異常，疾病等の疑いがあり，より精密に健康診査を行う必要があると認められる者であって，次のいずれかに該当するものとする．
　　(ア) 身体面については，それぞれの診療科を標ぼうしている医師に委託することが妥当なもの．
　　(イ) 精神発達面については，医療機関又は児童相談所に依頼することが適当なもの．
(四) 項目等
　ア 一般健康診査の項目は次のとおりとする．
　① 身体発育状況
　② 栄養状態
　③ 脊柱及び胸郭の疾病及び異常の有無
　④ 皮膚の疾病の有無
　⑤ 四肢運動障害の有無
　⑥ 精神発達の状況
　⑦ 言語障害の有無
　⑧ 予防接種の実施状況
　⑨ その他の疾病及び異常の有無
　⑩ その他育児上問題となる事項（生活習慣の自立，社会性の発達，しつけ，食事，事故等）
　イ 歯科健康診査は，歯及び口腔の疾病及び異常の有無について行うものとする．
　ウ 精密健康診査については，第一の七 精密健康診査に定めるところによるものとする．
(五) 留意事項
　健康診査に際して行われる指導においては，家族の育児面での情緒を養い，児童に対する虐待防止等が図られるよう，十分留意した指導を行うものとする．

（乳幼児に対する健康診査の実施について〈平成10年4月8日児発第285号厚生省児童家庭局長通知〉．）

表2 三歳児健康診査

二 三歳児健康診査
(一) 目的
　幼児期において幼児の健康・発達の個人的差異が比較的明らかになり，保健，医療による対応の有無が，その後の成長に影響を及ぼす三歳児のすべてに対して健康診査を行い，視覚，聴覚，運動，発達等の心身障害，その他疾病及び異常を早期に発見し，適切な指導を行い，心身障害の進行を未然に防止するとともに，う蝕の予防，発育，栄養，生活習慣，その他育児に関する指導を行い，もって幼児の健康の保持及び増進を図ることを目的とする．
(二) 健康診査の種類
　健康診査の種類は，一般健康診査，歯科健康診査及び精密健康診査とする．
(三) 実施対象者
　ア 一般健康診査及び歯科健康診査の対象者は，満三歳を超え，満四歳に達しない幼児とする．
　イ 精密健康診査の対象者は，一般健康診査の結果，心身の発達異常，疾病等の疑いがあり，より精密に健康診査を行う必要があると認められる者であって，次のいずれかに該当するものとする．
　　(ア) 身体面については，それぞれの診療科を標ぼうしている医師に委託することが妥当なもの．
　　(イ) 精神発達面については，医療機関又は児童相談所に依頼することが適当なもの．
(四) 項目等
　ア 一般健康診査の項目は次のとおりとする．
　① 身体発育状況
　② 栄養状態
　③ 脊柱及び胸郭の疾病及び異常の有無
　④ 皮膚の疾病の有無
　⑤ 眼の疾病及び異常の有無
　⑥ 耳，鼻及び咽頭の疾病及び異常の有無
　⑦ 四肢運動障害の有無
　⑧ 精神発達の状況
　⑨ 言語障害の有無
　⑩ 予防接種の実施状況
　⑪ その他の疾病及び異常の有無
　⑫ その他育児上問題となる事項（生活習慣の自立，社会性の発達，しつけ，食事，事故等）
　イ 歯科健康診査は，歯及び口腔の疾病及び異常の有無について行うものとする．
　ウ 精密健康診査については，第一の七 精密健康診査に定めるところによるものとする．
(五) 留意事項
　健康診査に際して行われる指導においては，家族の育児面での情緒を養い，児童に対する虐待防止等が図られるよう，十分留意した指導を行うものとする．

（乳幼児に対する健康診査の実施について〈平成10年4月8日児発第285号厚生省児童家庭局長通知〉．）

母子保健法に定められているのは，一歳六か月児健康診査と三歳児健康診査であり，その実際を述べる[1]．

一歳六か月児健康診査：一般健診には，特に眼科項目は挙げられていない．各市町村では『目に関するアンケート』を保護者に対して

文献は p.281 参照.

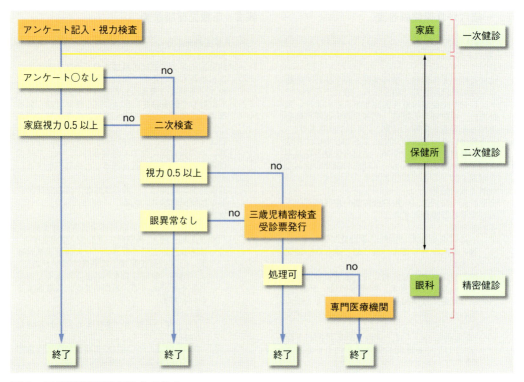

図1 三歳児眼科健康診査の流れ
家庭（一次健診），保健所（二次健診），眼科受託医療機関（精密健診）の3ステップになっている．

行うなど工夫し，眼疾患の早期発見に努めている．一般健診で眼疾患や眼異常が疑われた児は，精密健診として眼科を受診する．精密健診は公費で賄われる．

三歳児健康診査：図1に三歳児眼科健康診査の流れを示す．一次健診は，保護者が家庭で行った視力検査と目に関するアンケートの結果を三歳児健診会場に持参する．二次健診は，一次健診の結果で①視力不良児（両眼，右眼，左眼どれかひとつでも0.5が見えなかった児）および検査不可能児，②アンケートの回答で眼疾患・眼異常が疑われる児，に対して三歳児健診会場で行う．精密健診は，二次健診の結果両眼あるいは片眼のうちどれか一つでも裸眼視力0.5未満であった児，眼疾患や眼異常が疑われる児に対して受託医療機関（眼科）で行う．すべて公費で，保護者の負担はない．

2. 療育医療

未熟児に対する療育医療については，母子保健法において，以下のように定められている．

（第20条） 都道府県，保健所を設置する市又は特別区は，療育のた

め病院又は診療所に入院することを必要とする未熟児に対し，その療育に必要な医療（以下，"療育医療"）の給付を行い，又はこれに代えて療育医療に要する費用を支給することができる．
2　前項の規定による費用の支給は，療育医療の給付が困難であると認められる場合に限り，行うことができる．
3　療育医療の給付の範囲は，次のとおりとする．
　一　診察
　二　薬剤又は治療材料の支給
　三　医学的処置，手術及びその他の治療
　四　病院又は診療所への入院及びその療養に伴う世話その他の看護
　五　移送

母子保健法において，"未熟児"とは，身体の発育が未熟なまま出生した乳児であつて，正常児が出生時に有する諸機能を得るに至るまでのものをいう（第6条6）とある．具体的には出生時体重が2,000g以下であるか，または2,000gを超えていても医師の診断により生活力が特に薄弱で一定の症状を示す乳児に，療育医療指定医療機関において入院療育を必要と認めた場合に医療費の一部を助成する．原則，退院すると，療育医療は使うことができない．申請窓口は，乳児の居住地の市町村となる．申請には，療育医療給付申請書，療育医療意見書，世帯調書，所得に関する証明書，承諾書，印鑑，健康保険証などが必要である．自己負担額は，所得により決定される．自己負担額は子どもの医療費助成の対象になる場合がある．

（杉山能子）

学校保健安全法

学校保健安全法は，昭和33（1958）年に学校保健法として制定・施行された．その後も何度か改正されてきたが，平成20（2008）年の改正によって現在の学校保健安全法に改題されるとともに，学校[*1]における安全管理に関する条項が加えられた（平成21〈2009〉年4月1日より施行）．

学校保健安全法の構成は**表1**のとおりで，これらを実施するうえで必要な事項が学校保健安全法施行令（施行令），学校保健安全法施行規則（施行規則）などで定められている．

本項では，眼科専門医が知っておくべき眼科学校保健の内容について，学校保健安全法を中心に，施行令，施行規則などで定められているものも含めながら述べる．

総則（『学校保健安全法の目的』）

総則にある『学校保健安全法の目的』は，"学校における保健管理と安全管理について必要な事項を定め，もつて学校教育の円滑な実施とその成果の確保に資すること"と要約できる．また，この目的の達成のために，国および地方公共団体は，"財政上の措置その他の必要な施策を講ずる"とともに，"学校安全の推進に関する計画の策定その他所要の措置を講ずる"ことが定められている．

[*1] 学校
学校保健安全法でいう"学校"とは，学校教育法で定められた幼稚園，小学校，中学校，高等学校，中等教育学校，特別支援学校，大学および高等専門学校を指しており，保育所や幼保連携型認定こども園は含まれていない．しかし，保育所については『児童福祉施設の設備及び運営に関する基準』（厚生労働省令）で，また幼保連携型認定こども園については『就学前の子どもに関する教育，保育等の総合的な提供の推進に関する法律』で，学校保健安全法の規定を準用した健康診断などが定められている．

表1　学校保健安全法の構成

第1章　総則
第2章　学校保健
　　　　第1節　学校の管理運営等
　　　　第2節　健康相談等
　　　　第3節　健康診断
　　　　第4節　感染症の予防
　　　　第5節　学校保健技師並びに学校医，学校歯科医及び学校薬剤師
　　　　第6節　地方公共団体の援助及び国の補助
第3章　学校安全
第4章　雑則
附則

表 2　学校医の職務執行の準則（学校保健安全法施行規則第 22 条．一部改変，要約．）

1. 保健組織活動
学校保健委員会への参画
学校保健計画および学校安全計画の立案の参与
2. 環境管理
学校の環境衛生の維持および改善に関する指導および助言
3. 健康管理
健康診断（児童生徒等，職員，就学時）
健康相談，保健指導
疾病の予防処置
感染症の予防に関する指導および助言
学校における感染症および食中毒の予防処置
校長の求めによる救急処置
4. その他，学校での保健管理上，専門的事項に関する指導
5. 上述の職務に従事したときは，その状況の概要を学校医執務記録簿に記入して校長に提出する

学校保健（1）学校の管理運営等

　学校は"児童生徒等[*2]及び職員の健康診断，環境衛生検査，児童生徒等に対する指導その他保健に関する事項について計画を策定し，これを実施"し，学校設置者は"文部科学大臣が定めた学校環境衛生基準に適した環境維持に努めること"が定められている．

　また，学校は"健康診断，健康相談，保健指導，救急処置その他の保健に関する措置を行うため，保健室を設ける"ことになっている．したがって，健康診断や健康相談などは，保健室で実施することが原則である．

[*2] **児童生徒等**
学校保健安全法でいう"児童生徒等"とは，学校に在学する幼児，児童，生徒または学生をいう．

学校保健（2）学校医

　学校医については，学校保健安全法の第 23 条に"学校には，学校医を置く"ことが定められており，さらに"大学以外の学校には，学校歯科医及び学校薬剤師を置く"とある．学校医・学校歯科医・学校薬剤師の役割は，"学校における保健管理に関する専門的事項に関し，技術及び指導に従事する"ことである．具体的には，施行規

則で"学校医の職務執行の準則"として定められている．それを表2にわかりやすくまとめたので，学校医に任命または委嘱された医師は，ぜひ参考にしてほしい．

学校保健（3）健康診断／① 就学時の健康診断

　市町村の教育委員会は，区域内の子どもに対し，小学校入学の前年度に健康診断（就学時健診）を行い，その結果に基づいて治療勧告，保健上の助言，就学に関する指導（特別支援学校への就学など）をすることが定められている．

　施行令では，就学時健診の眼科的検査項目は"視力"および"眼の疾病及び異常の有無"と定められている．具体的には施行規則に，視力については"国際標準に準拠した視力表を用いて左右各別に裸眼視力を検査し，眼鏡を使用している者については，当該眼鏡を使用している場合の矯正視力についても検査する"とあり，眼の疾病及び異常の有無については"感染性眼疾患その他の外眼部疾患及び眼位の異常等に注意する"とある．

　いうまでもなく，就学時健診における眼科医の重要な責務は，弱視と斜視の発見である．実際，就学時健診の会場へスキアスコープやオートレフラクトメータなどを持参して健診児童の屈折度を測定するなど，弱視の発見に努めている眼科医も少なくない[1,2]．

　眼科医に知っておいてほしいのは，視覚特別支援学校（盲学校）への就学基準（学校教育法施行令 第22条の3[*3]で定められている視覚障害者）である．具体的には，平成14（2002）年の文部科学省初等中等教育局長通知『障害のある児童生徒の就学について』[*4]によって就学が決定されるので，その内容についても留意してほしい．

学校保健（3）健康診断／② 児童生徒等の健康診断

　学校は，児童生徒等の健康診断（学校健診）および学校職員の健康診断（職員健診）を毎年定期に，また必要があるときは臨時に行うことが定められている．また，その結果に基づき，児童生徒等に対しては"疾病の予防処置，治療の指示，運動及び作業の軽減等の適切な措置"を，また学校職員に対しては"治療の指示，勤務軽減等の適切な措置"をとることになっている．

時期：施行規則では，学校健診は6月30日までに全学年に対して行うことが定められている．したがって，学校健診を実施する学年を減らしたり，事前の問診などにより学校健診の除外者を決めたりす

文献は p.281 参照．

[*3] **学校教育法施行令 第22条の3**
学校教育法にある視覚障害者について，"両眼の視力がおおむね0.3未満のもの又は視力以外の視機能障害が高度のもののうち，拡大鏡等の使用によっても通常の文字，図形等の視覚による認識が不可能又は著しく困難な程度のもの"と定めている．ここでいう視力とは，万国式試視力表によって測定された矯正視力を指す．

[*4] **『障害のある児童生徒の就学について』**
学校教育法施行令 第22条の3に規定する障害者の児童生徒は，特別支援学校で教育することが定められている．ただし，市町村の教育委員会が障害の状態に照らして，小学校または中学校において適切な教育を受けることができる特別の事情があると認める者は，"特殊学級において教育するか又は通常の学級において留意して指導する"ことになっているので，この点も留意しておいてほしい．

ることはできないことに留意してほしい[1].

また，疾病その他の事由で健康診断を受けることができなかった者には，その事由がなくなりしだい，すみやかに健康診断を行うことが定められている．実際の対応方法については，校長や養護教諭と事前に相談して決めておく必要がある．

検査項目：施行規則では，学校健診の眼科的検査項目は，就学時健康診断と同様，"視力"および"眼の疾病及び異常の有無"と定められている．ただし，視力については"眼鏡を使用している者の裸眼視力の検査はこれを除くことができる"とある．なお，職員健診の眼科的検査項目は"視力"だけである．

保健調査：施行規則では，学校健診の際，"あらかじめ児童生徒等の発育，健康状態等に関する調査"（保健調査）を行うことが定められている．さらに，学校医または学校歯科医による診断の前に，視力検査をはじめ，身体計測，聴力検査，胸部X線検査，尿の検査，寄生虫卵の有無の検査，問診その他の予診的事項に属する検査を実施し，学校医や学校歯科医は"それらの検査の結果及び保健調査を活用して診断に当たる"ことも定められている．要するに，学校眼科医の場合なら，学校健診を実施する際に，事前の視力検査と保健調査の結果を確認する必要があるということである[1].その際，保健調査は眼科独自のもの（目がかゆい，目がかすむなど）でもよいので，内容については事前に養護教諭と検討しておく必要がある[1].

健康診断票：施行規則では，学校は健康診断を行ったときは児童生徒等および職員の健康診断票を作成し，5年間は保存することが定められている．また，児童または生徒が進学・転学した場合は，健康診断票を進学・転学先の校長に送付することになっている．

事後措置：施行規則では，学校は学校健診の結果について，幼児・児童生徒の場合は本人および保護者に対して，また学生の場合は本人に対して，健診の実施後21日以内に通知することが定められている．要するに，異常の有無によらず，学校健診の結果は本人や保護者へ通知するということである．

さらに，学校健診の結果に基づき，"疾病の予防処置，必要な検査や治療，予防接種等の指示"のほか，"必要に応じて出席停止または学習や運動や作業の軽減・停止・変更等"を行うなど，発育や健康状態などに応じて適当な"保健指導"を行うことも定められている．医療機関としても，学校健診の結果により受診勧告書を持参して来院した児童生徒等に対して，医師は"保健指導"という観点からも

対応する必要がある[1]．医師法第1条[*5]にあるように，医師の仕事は"医療及び保健指導"であることに留意してほしい．

臨時の健康診断：施行規則では，感染症や食中毒の発生時，風水害などにより感染症の発生のおそれのあるときなど，必要に応じて臨時の健康診断を行うことが定められている．

学校保健（4）感染症の予防

校長は，感染症に罹患，あるいは罹患の疑いまたは罹患するおそれのある児童生徒等に，"出席を停止させることができる"ことが定められている．また学校設置者は，感染症の予防上，臨時に"学校の全部または一部の休業を行うことができる"とある．

施行規則では，学校において予防すべき眼科的感染症として，第二種の"咽頭結膜熱"（主要症状が消退した後2日を経過するまで出席停止）および第三種の"流行性角結膜炎，急性出血性結膜炎"（学校医その他の医師において感染のおそれがないと認めるまで出席停止）が定められている．

学校保健（5）健康相談等

学校は，"児童生徒等の心身の健康に関し，健康相談を行う"ことが定められている．また，養護教諭その他の職員は，"児童生徒等の心身の状況把握に努め，必要に応じて健康上の問題について指導をしたり，保護者に助言をしたりする"ことになっている．さらに学校は，"救急処置，健康相談又は保健指導を行うにあたっては，必要に応じて近隣の医療機関等と連携を図ること"が定められている．ここで留意してほしいのは，学校との連携については，学校医だけではなく，近隣の医療機関等も協力するという点である．

色覚検査：平成14（2002）年3月の施行規則の改正により，それまで小学4年児童に実施されていた色覚検査は，定期的な学校健診の必須項目から削除され，希望者に対して個別に実施することとなった．その際に出された文部科学省局長通知では，"今後も，学校医による健康相談において，色覚に不安を覚える児童生徒及び保護者に対し，事前の同意を得て個別に検査，指導を行うなど，必要に応じ，適切な対応ができる体制を整えること"と記されていた．しかし，一部の学校を除いて，そのような体制は不備のまま今日に至っている．実際，学校健診で色覚検査を実施しなくなったばかりでなく，色覚検査のための希望調査すらしない学校も多い[3,4]．そのた

[*5] **医師法第1条**
医師は，医療及び保健指導を掌ることによって公衆衛生の向上及び増進に寄与し，もつて国民の健康な生活を確保するものとする．

め，自分が色覚異常であることを知らない若者が増え，進学・就職さらには就業の場において，色覚異常によるトラブルが数多く起きている[5]．

これに対して，平成26（2014）年4月に新たな文部科学省局長通知が出され，"教職員が，色覚異常に関する正確な知識を持ち，学習指導，生徒指導，進路指導等において，色覚異常について配慮を行うとともに，適切な指導を行う"こととし，"特に，児童生徒等が自身の色覚の特性を知らないまま不利益を受けることのないよう，保健調査に色覚に関する項目を新たに追加するなど，より積極的に保護者等への周知を図る"こととなった．今後，学校は色覚に関する検査・健康相談のための"希望調査"を実施し，学校眼科医と協力のうえ，上述の通知に沿った対応をする必要がある[3,4]．

学校保健 (6) 地方公共団体の援助および国の補助

生活保護法で規定された要保護者の子弟（小中学生に限る）が感染性または学習に支障を生ずるおそれのある疾病に罹患し，学校において治療の指示を受けた場合，その治療のための医療費に関する地方公共団体の援助および国の補助について定められている．

なお，施行令では，感染症または学習に支障を生ずるおそれのある眼科的疾病として"トラコーマ及び結膜炎"とある．

学校安全 (1) 学校設置者の責務

学校の設置者は，児童生徒等の安全確保のため，学校における事故，加害行為，災害等による危険を防止し，適切な対処ができるよう，施設，設備および管理運営体制の整備充実に努めることが定められている．

学校安全 (2) 学校安全計画の策定等

学校は，施設および設備の安全点検，児童生徒等に対する通学を含めた学校生活や日常生活における安全指導，さらに職員の研修などについても計画を策定し，実施することが定められている．

施行規則では，学校は毎学期1回以上，施設および設備の異常の有無について安全点検を行うとともに，特に設備などについては日常的な点検を行い，環境の安全確保を図ることが定められている．

学校安全（3）学校環境の安全の確保

校長は，学校の施設・設備について児童生徒等の安全確保に支障がないよう必要な措置を講じ，それが不可能な場合は学校設置者に対し，その旨を申し出ることが定められている．

学校安全（4）危険等発生時対処要領の作成など

学校は，危険等発生時に学校職員がとるべき措置の具体的内容・手順を定めた『危険等発生時対処要領』を作成することが定められている．そのうえで，校長は『危険等発生時対処要領』を職員に周知し，訓練を実施することになっている．なお，『危険等発生時対処要領』の内容については，学校眼科医も学校保健委員会などで意見（眼外傷時の対応など）を述べ，さらなる充実に努めるべきである[1]．

また，学校においては，事故などにより児童生徒等に危害が生じた場合，それによる心理的外傷などの回復を図るために必要な支援を行うことになっている．これは，最近よく耳にする"心のケア"のことである．

学校安全（5）地域の関係機関等との連携

学校は，保護者，地域住民，警察署，地域の安全を確保するための団体などと連携を図ることが定められている．

雑則

雑則では，学校の設置者が"この法律に基づき処理すべき事務を校長に委任することができる"とある．また，専修学校においては，本法律に準用した対応をすることが規定されている．

まとめ

近年，学校眼科医に対して学校保健活動のさらなる充実を望む声が大きくなってきた．少子化対策は，子どもを産み育てやすい環境整備だけではない．少ない子どもを心身ともに立派に育てることも大切な少子化対策である．そういう観点からも，視覚管理をより重視した眼科健康診断に努めるとともに，学校保健委員会への積極的参加，健康教育への協力，学校保健だよりへの投稿など，学校との連携協力をさらに深めていくことを学校眼科医に期待したい[1,2]．

> **カコモン読解** 第20回 一般問題18
>
> 学校健診で検査を行うのはどれか．3つ選べ．
> a 視力　b 屈折　c 色覚　d 眼位　e 外眼部疾患

解説　学校保健安全法施行規則では，学校健診の眼科的検査項目は"視力"および"眼の疾病および異常の有無"であり，後者については"感染性眼疾患その他の外眼部疾患及び眼位の異常等に注意する"とある．したがって，視力，外眼部疾患，眼位の検査は学校健診で行う必要がある．屈折は，学校健診の場で行う検査としては定められていない．また，以前行われていた色覚検査は，平成14（2002）年3月の学校保健安全法施行規則の改正によって学校健診の必須項目から削除され，希望者に対してのみ個別に実施することとなった．

模範解答　a, d, e

（鈴木一作，稲村　輝）

盲学校とは，どんなところなのでしょうか？

Answer 盲学校，視覚特別支援学校などの名称で，すべての都道府県に1校以上，全国に69校（平成26〈2014〉年度）設置されている視覚障害者に対する教育を行う特別支援学校[*1]です．ここでは，盲学校と記述します．

盲学校の概要

盲学校の高等部には，あん摩マッサージ指圧師やはり師，きゅう師の国家資格取得につながる課程も設置されていることが特色のひとつである．1県1校の割合は51％，35/69校である．

従来は，就学基準[*2]に該当する児童生徒は原則として盲学校に就学することとされていたが，『障害者の権利に関する条約』批准（平成26〈2014〉年1月）に先立ついくつかの関係法令改正[*3]を受けて，障害の状態，保護者の意見や，教育・医学など専門的見地などを踏まえて総合的な観点から就学先を決定することに変わっている．

盲学校全体の入学者数は平成25（2013）年度にわずかに増加したが，平成26（2014）年度の幼児児童生徒在籍数は3,192人で長期漸減傾向にある（表1）．大都市圏では児童生徒数が100人を超える盲学校があるが，大半の盲学校は数十人程度の規模である．小学部，

[*1] 特別支援学校は，以下の学校教育法第72条により設置されている．

視覚障害者，聴覚障害者，知的障害者，肢体不自由者又は病弱者（身体虚弱者を含む．）に対して，幼稚園，小学校，中学校又は高等学校に準ずる教育を施すとともに，障害による学習上又は生活上の困難を克服し自立を図るために必要な知識技能を授けることを目的とする．

[*2] 就学基準（学校教育法施行令第22条の3）における視覚障害者の障害の程度は，両眼の視力がおおむね0.3未満のもの，または視力以外の視機能障害が高度のもののうち，拡大鏡等の使用によっても通常の文字，図形などの視覚による認識が不可能または著しく困難な程度のもの，となっている．

[*3] は p.157 参照．

表1 盲学校在籍幼児児童生徒数 （人）

年度	幼稚部	小学部	中学部	高等部本科[*]	高等部専攻科[*]	総計
平成26（2014）年度	221	654	470	816	1,031	3,192
平成25（2013）年度	234	668	482	862	1,108	3,354
平成24（2012）年度	222	672	519	873	1,170	3,456
平成23（2011）年度	232	662	526	862	1,182	3,464
平成22（2010）年度	254	660	519	850	1,195	3,478
平成21（2009）年度	255	677	497	829	1,209	3,467

[*] 本科：普通科，保健理療科など．
専攻科：理療科，保健理療科，理学療法科など．
（平成26〈2014〉年全国盲学校長会資料．一部抜粋．）

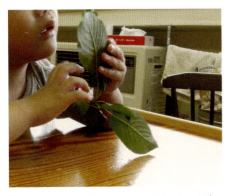
図1　触って学ぶ（全盲児の授業の例）
桜の葉っぱって，こんな感じなんだ．

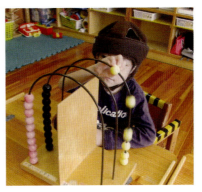
図2　よく見て動かす（弱視児の授業の例）

中学部，高等部普通科の使用教科書によってみた場合，点字と墨字[*4]使用児童生徒の割合はほぼ2：3で，墨字使用の児童生徒のほうが多い．

盲学校の就学前教育（視覚障害のある乳幼児への盲学校の教育的支援）

　幼いわが子に視覚障害があるとわかった保護者の精神的ショックの大きさ，育児ストレスの重さは想像に難くない．盲学校は，見えかた相談や早期支援教室，育児学級などのかたちで教育相談の一環として視覚障害のある乳幼児とその保護者に精神的援助と育児支援を提供し，保護者が子どもの障害を受容して愛しいと感じつつ子育てできるようとり組んでいる．

　幼稚部では，幼児一人一人の視覚障害の状況に応じて，後の学習や生活を支えることとなる心身の調和的発達の基盤を培う支援が行われる．

　視覚障害のある乳幼児は，視覚的な刺激や情報の不足から外界への関心が育ちにくく，発達の過程において自発的な外界への働きかけや興味関心，他者の模倣，安全な環境の理解などさまざまな要素に滞りを生じることがある．全盲児には，人々と関わりながら身近な環境にあるさまざまな対象物を能動的に触ってわかるための意欲や技能を育てる（図1）．弱視児には，自身の見えかたとともに見えにくさを自覚できるようにしながら，眼鏡，レンズなど視覚補助具の活用もあわせて行うことにより，保有する視力をより有効に使って，見る喜びを知り，よく見ようとする意欲を育てる（図2）．

　ほとんどの幼稚部では在籍幼児数が一桁だが，盲学校は視覚障害

[*3] 障害者基本法改正（平成23〈2011〉年8月），学校教育法施行令一部改正（平成25〈2013〉年8月）などがある．障害者基本法（教育）第16条の内容を以下に示す．

> 第16条　国及び地方公共団体は，障害者が，その年齢及び能力に応じ，かつ，その特性を踏まえた十分な教育が受けられるようにするため，可能な限り障害者である児童及び生徒が障害者でない児童及び生徒と共に教育を受けられるよう配慮しつつ，教育の内容及び方法の改善及び充実を図る等必要な施策を講じなければならない．
> 2　国及び地方公共団体は，前項の目的を達成するため，障害者である児童及び生徒並びにその保護者に対し十分な情報の提供を行うとともに，可能な限りその意向を尊重しなければならない．
> 3　国及び地方公共団体は，障害者である児童及び生徒と障害者でない児童及び生徒との交流及び共同学習を積極的に進めることによって，その相互理解を促進しなければならない．

[*4] は p.158 参照．

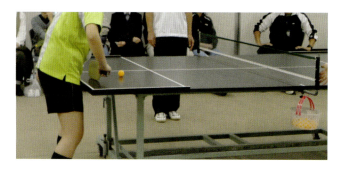

図3　サウンドテーブルテニス
小さな金属球が入ったボールを，卓球台のネットの下を転がして競う．

のある乳幼児および保護者に対する早期教育・早期支援を行い，地域における視覚障害乳幼児教育のセンター的役割を担っている．その支援数は在籍幼児数の数倍となっている．

　乳児期の教育相談を経て盲学校幼稚部に入る，また盲学校幼稚部から盲学校小学部に入学する幼児もあるが，近くに盲学校がないなどの地理的事情や地域で子育てしたい保護者の思いなどから居住地域の幼稚園，小学校を選択する場合も多い．

義務教育段階（小学部，中学部）の盲学校

　小学部，中学部では，個々の視覚障害の状況に配慮しつつ小学校，中学校に準じた教育が提供される．平成26（2014）年度の盲学校小学部の児童総数は654人，中学部生徒は470人である．それぞれの小学部，中学部の児童生徒数は多い学校でも30人以下で，一桁の学校も少なくない．したがって，児童生徒の在籍がない学年があるとか学年1人といった状況もまれではなく，通常の小中学校のような集団での学習が成立しにくい場合が多い．

　その一方で，その状況を生かして児童生徒の障害の状況に応じた指導が行われている．盲学校の児童生徒は，実体や経験を伴わない言葉による説明だけで事象や動作を理解してしまう傾向があるため，保有する視覚と触覚や聴覚などを十分に使う体験的な活動を通して学ぶ必要がある．また，動いているものや遠くにあるもの，触ると危険なものなど直接経験することが困難な場合もあるため，理科の実験観察では晴眼の児童生徒とは異なる順序や方法をとったり，体育などではルールや内容を変えて学んだりすることがある（図3）．

　学習指導にあたって，単眼鏡，各種レンズ類，拡大読書器，立体コピー，パソコンなどのさまざまな学習支援用具・機器が従来から活用されているが，最近ではICT（Information and Communication Technology）機器の発達に伴ってタブレット端末なども活用される

[*4] 盲学校では，通常の文字を墨字と呼んでいる．視覚的かつ同時的に読む表意表音文字である墨字（日本語）に対して，点字は2列×3行の6点ひと組 ⠿ の浮き出させた点の有無を触って継時的に読む表音文字といえる．たとえば"橋"，"端"，"箸"の読み"はし"は ⠿⠿ と表し，点字はかな表記が中心であるため意味は文脈から判断する．

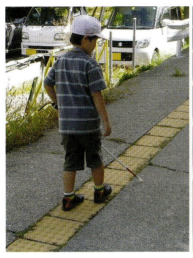 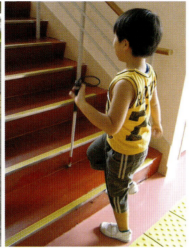

a. b.

図4 白杖歩行
状況にあった白杖の使いかたを練習する.

ようになってきている.

　小学部,中学部を卒業した児童生徒のほとんどは盲学校中学部,高等部へ進学する.地域の小学校,中学校で学んでいた視覚障害のある児童生徒が,専門的な教育的支援を求めて盲学校中学部,高等部へ進学することも多い.

特別支援学校としての盲学校

　盲学校を含めた特別支援学校では,個々の幼児児童生徒が自立をめざし心身の調和的発達の基盤を培うため,障害による学習上または生活上の困難を主体的に改善・克服するために必要な知識,技能,態度および習慣を養う"自立活動"が全教育活動を通して行われる.盲学校における自立活動の指導内容は,自己の視力や視野などの状態についての理解,白杖歩行(**図4a, b**),点字の読み書き,視覚補助具の適切な使用,状況に応じた声の大きさや話しかた,相手の声の抑揚や調子の変化から意図や感情を把握するなどのコミュニケーションの技能や態度,必要な情報を得て適切な行動をとるための周囲の人々への援助依頼,危険な場面の理解とその対処法など多岐にわたる.盲学校においても,近年は知的障害や肢体不自由をあわせ有する重複障害のある幼児児童生徒が増加する傾向にあり,それらの児童生徒には各教科,道徳,特別活動および自立活動をあわせた指導や,自立活動を中心とした指導が行われる.

また，特別支援学校では，幼児児童生徒一人一人に"個別の教育支援計画"を作成している．"個別の教育支援計画"は，幼児児童生徒の将来を見通した支援ニーズに応じて医療，福祉，労働などの関係機関と連携し，系統・継続的な一貫性のある支援を行うための総合的プランといえるもので，幼児児童生徒のプロフィール，支援方針，保護者を含めた支援関係者の役割分担や具体的支援内容が記される．盲学校幼児児童生徒の"個別の教育支援計画"立案にあたっては，本人・保護者の将来についての希望や願い，家庭の状況や生育歴などとともに眼科主治医の診断，治療方針や見えかたの変化の見通しなどが重要である．

　特別支援学校に就学する幼児児童生徒には，たとえば居住地の学校より遠距離の通学となったり障害の特性にあった学用品を準備したりするなど，就学に関して特別な事情が生じることがあり，家庭の経済状況に応じて保護者の経済的負担を軽減するための特別支援教育就学奨励費[*5]が支給される制度がある．

　学校までが遠距離であり自宅から毎日通学することが困難な児童生徒のために，多くの盲学校に寄宿舎が設置されている．小学部の児童から，あん摩マッサージ指圧師やはり師，きゅう師の国家資格取得をめざす成人の生徒まで幅広い年齢の児童生徒が寄宿舎の一つ屋根の下で生活している．かつては通学困難の解消と，視覚障害に伴う生活上の困難の克服が主な目的であったが，児童生徒の障害の重度重複化に伴って，自立的な生活に向けた生活力の向上や基本的生活習慣の確立など生活指導の比重が高まっている．

義務教育後の盲学校（1）高等部普通科

　盲学校高等部普通科は，高等学校普通科に準じた教育課程である．卒業すると，高等学校卒業資格が得られ，大学などの上級学校へ進学できる．重複障害を有する生徒には，小学部・中学部と同様に特別な教育課程が編成され，就職を希望する生徒のためのコースや自立的な生活力の向上をめざすコースを設定している高等部もある．

　普通科卒業生の進路のおよそ半数が就労移行や就労継続または生活訓練などの福祉事業所の利用者となっており，盲学校職業課程や大学・短大などへの進学や就職を上回る状況である（表2）．

　大学などへ進学する生徒の受験に際しては，点字による出題・解答と1.5倍の試験時間延長，拡大文字による出題・文字解答と1.3倍の試験時間延長など特別措置を受けられるようになってきている．

[*5] **特別支援教育就学奨励費**
『特別支援学校への就学奨励に関する法律』に基づいて，特別支援学校および小中学校特別支援学級の就学者（保護者）に，幼児児童生徒および保護者の負担能力（世帯の経済状況）に応じて給付される．対象とする経費は，通学費，学校給食費，教科書費，学用品費，修学旅行費，寄宿舎日用品費，寝具費，寄宿舎からの帰省費などがある．

　このほか就学奨励に関する助成制度に，就学援助と教育扶助がある．当然ながら，これらの助成は，重複して給付および対象とはならない．就学援助費は，学校教育法に基づき，経済的理由で就学困難と認められる義務教育段階の児童生徒の保護者に定額給付されるもので，学用品費，学校給食費，通学用品費，生徒会費，クラブ活動費，PTA会費，医療費などが対象となる．生活保護法に基づく教育扶助費は，生活保護受給世帯に義務教育に伴って必要な費用が定額給付されるもので，高校生のいる世帯の一部も対象となる．

表2　普通科卒業生の進路（平成24〈2012〉年度）

福祉事業所利用	48%
盲学校上級課程へ進学	25%
大学・短大などへ進学	18%
就職	6%
その他（病気療養など）	3%

※人数を百分率に改変
（視覚障害教育の現状と課題．平成26〈2014〉年全国盲学校長会．）

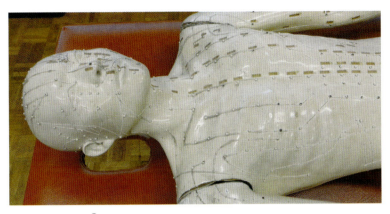

図5 経穴人像®（鈴木医療器）
経穴（ツボ）の位置を触って学ぶための全身模型の一部．

大学入試センター試験において特別措置を受ける場合は，所定の書式に沿った医師の診断書が必要である．

義務教育後の盲学校（2）高等部理療科など

　盲学校69校のうち59校が保健理療科，理療科を設置して理療教育を行っている．理学療法科，音楽科，情報処理科などを設置している盲学校もある．

　高等部本科保健理療科は，高等学校実業科（職業科）の位置づけである．高等学校の卒業要件にあたる通常教科とあん摩・マッサージ・指圧に関する専門教科や実技を学び（図5），卒業するとあん摩マッサージ指圧師国家試験の受験資格が得られる．また，高校卒業資格も得られるので，大学や盲学校専攻科への進学も可能となる．

　専攻科理療科は，修業年限が3年である．あん摩マッサージ指圧師に加えて，はり師，きゅう師につながる専門教科や実技を学び，国家試験の受験資格が得られる．

　平成25（2013）年度の高等部保健理療科，専攻科入学者の年齢層は30〜40歳代が最も多く，50〜60歳代の人もいて，全体のおよそ7割が就労などの社会経験のある生徒である．盲学校高等部は，中途視覚障害者の職業自立を含めた社会自立に向けた役割を担っている．卒業生は，あん摩マッサージ指圧師やはり師，きゅう師の国家資格取得を生かして治療院や医療機関などに就職するほか，ヘルスキーパーなどとして企業の健康管理部門で働く人や治療院を開業する人もいる．近頃はこれらの職種に晴眼者の進出が著しく，相対的に盲学校卒業生の進路が圧迫されており，進路先の開拓や職域の拡

表3 国家試験受験者数 (人)

	晴眼者	視力障害センターなど	盲学校	受験者計
あん摩マッサージ指圧師	1,189	91	467	1,747
はり師	4,641	93	302	5,036
きゅう師	4,613	88	297	4,998

(視覚障害教育の現状と課題.平成26〈2014〉年全国盲学校長会.)

大が課題となっている(表3).

盲学校の視覚障害教育のセンター的機能と地域支援

　盲学校全体の幼児児童生徒数とほぼ同じ3,000人余の視覚障害のある児童生徒が,小中学校の通常学級や弱視学級で学んでいる.盲学校は視覚障害教育のセンター的機能として,視覚障害教育に関するノウハウや情報の提供などによってこれらの児童生徒に間接的支援をしている.

　また,読み障害・書き障害のある児童生徒の一部は,眼球運動などを含めた視機能の発達の遅れや困難さがその要因であるらしいことがわかってきた.盲学校のなかには,これらの児童生徒の教育的支援にとり組み,従来の盲学校の教育より広い領域の支援に踏み出しはじめているところもある.診断や治療に関する専門性と同時に発達的視点をもった眼科専門医や視能訓練士などとの連携が求められるようになってきている.

〔島村賢一〕

感染症と予防衛生法規

感染症法以前の法律と伝染病の届出

　明治以降，近代国家としての成立の過程で，伝染病の予防制圧は重要な課題であり，予防衛生法規と呼ばれるものが制定された．古くは伝染病予防法（明治30〈1897〉年4月1日，法律第36号）から，寄生虫予防法（昭和6〈1931〉年4月2日，法律第59号），予防接種法（昭和23〈1948〉年6月30日，法律第68号），性病予防法（昭和23〈1948〉年7月15日，法律第167号），結核予防法（昭和26〈1951〉年3月31日，法律第96号），らい予防法（昭和28〈1953〉年8月15日，法律第214号）および検疫法（昭和26〈1951〉年6月6日，法律第201号）があり，さらに後天性免疫不全症候群の予防に関する法律（エイズ予防法；平成元年〈1989〉1月17日，法律第2号）に引き継がれてきた．このなかで，法定伝染病および届出伝染病をはじめとする疾患に医師の届出の義務が規定されていた．届出先は法律によって若干異なっており，都道府県知事であるもの（らい予防法，性病予防法〈保健所長を経て〉，エイズ予防法）と，保健所長であるもの（伝染病予防法，結核予防法，寄生虫予防法）とがあった．届出伝染病には，インフルエンザ，狂犬病，百日咳，麻疹などが含まれるが，"患者所在地の管轄保健所長に24時間以内に書面，口頭，電報又は電話にて届出"するのに対し，法定伝染病では"患者もしくは死体所在地の市町村，検疫委員又は予防委員を経由（特別区及び政令市は直接）して管轄保健所長に24時間以内に書面，口頭，電報又は電話にて届出"することになっていた．

感染症法制定後のとり扱い

　一方，近年の医学の進歩により，多くの感染症の予防や治療が可能となり，従来の集団感染予防に重点を置いた考えかたから，個々の国民の予防と良質かつ適切な医療の積み重ねにより社会全体の感染症予防を推進するという考えかたへの転換が必要となった．また，従来知られていなかった病原体による新興感染症への国際的な対応

も必要となってきたことから，1999年に"感染症の予防及び感染症の患者に対する医療に関する法律"（いわゆる感染症法；平成11〈1999〉年4月1日，法律第114号）が施行された．従来との相違点は，患者の人権への配慮がされるようになり，入院が強制的なものから，入院勧告に基づくものとなった点や，患者から退院の要望があれば，病原体がいなくなったか確認することなどである．伝染病という用語は使用せず，感染症を1類，2類，3類，4類，指定および新感染症に分類した．従来の伝染病予防法，性病予防法，エイズ予防法は廃止された．その後，平成15〈2003〉年11月に感染症類型が見直され，2類感染症に重症急性呼吸器症候群（severe acute respiratory syndrome；SARS）が追加され，4類を新4類および新5類に分類した改正が加えられた．

疾患類型は次のような考えかたに基づいている．1類感染症は輸入感染症であり，国内への侵入を完全に阻止すべき疾患である．2類感染症は公衆衛生環境が劣悪な状態で，かつて，わが国でも多く流行していた感染症である．いわゆる"伝染病"であった疾患を指す．SARSも含まれている．3類感染症は病原性大腸菌O-157を主とする腸管出血性大腸菌感染症である．4類感染症は動物媒介による感染症であり，多くは海外から輸入される動物，または侵入する昆虫などによりもたらされる（表1）．5類感染症は日常的に国内で発生している，周辺へ感染性を有する疾患群である．サーベイランスにより監視体制が敷かれている疾患が多く含まれる．1類から4類感染症までは全例届出の対象となるが，5類感染症には，アメーバ赤痢，ウイルス性肝炎，後天性免疫不全症候群（無症状病原体保有者を含む），梅毒（無症状病原体保有者を含む）など全例届出対象の14疾患と定点からのみ届出が必要な疾患とがある（表2）．ウイルス性結膜炎は5類感染症の後者に含まれる．

新感染症など

感染症法制定後に出現した感染症について上記の5類に加えて，次の3種類の感染症のとり扱いがつけ加えられた．一つは新型インフルエンザ等であり，新型インフルエンザと再興型インフルエンザが該当する．かつて流行した型で再興したものを後者としている．二つ目は指定感染症である．鳥インフルエンザが該当するが，鳥インフルエンザ（H5N1型）は，平成18（2006）年6月12日から平成20（2008）年6月11日の間，指定感染症として指定され，その

表1 全医療機関において届出対象となる感染症（1類から5類まで）

分類	疾病名	届出の要否			届出時期
		患者	疑似症患者	無症状病原体保有者	
1類	エボラ出血熱，クリミア・コンゴ出血熱，ペスト，マールブルグ病，ラッサ熱，痘そう，南米出血熱	要	要	要	直ちに
2類	結核，重症急性呼吸器症候群（病原体がコロナウイルス属 SARS コロナウイルスであるものに限る），中東呼吸器症候群（病原体がベータコロナウイルス属 MERS コロナウイルスであるものに限る），鳥インフルエンザ（H5N1），鳥インフルエンザ（H7N9）	要	要	要	
	急性灰白髄炎，ジフテリア	要	否	要	
3類	コレラ，細菌性赤痢，腸管出血性大腸菌感染症，腸チフス，パラチフス	要	否	要	
4類	ウエストナイル熱，エキノコックス症，黄熱，オウム病，オムスク出血熱，回帰熱，キャサヌル森林病，Q熱，狂犬病，コクシジオイデス症，重症熱性血小板減少症候群（病原体がフレボウイルス属 SFTS ウイルスであるものに限る），腎症候性出血熱，西部ウマ脳炎，ダニ媒介脳炎，炭疽，チクングニア熱，つつが虫病，デング熱，東部ウマ脳炎，日本紅斑熱，日本脳炎，ハンタウイルス肺症候群，Bウイルス病，鼻疽，ブルセラ症，ベネズエラウマ脳炎，ヘンドラウイルス感染症，発しんチフス，マラリア，ライム病，レジオネラ症，E型肝炎，A型肝炎，鳥インフルエンザ（鳥インフルエンザ〈H5N1 および H7N9〉を除く），サル痘，ニパウイルス感染症，野兎病，リッサウイルス感染症，レプトスピラ症，ボツリヌス症，リフトバレー熱，ロッキー山紅斑熱	要	否	要	
5類	後天性免疫不全症候群，梅毒	要	否	要	7日以内
	アメーバ赤痢，ウイルス性肝炎（E型肝炎および A 型肝炎を除く），カルバペネム耐性腸内細菌科細菌感染症，急性脳炎（ウエストナイル脳炎，西部ウマ脳炎，ダニ媒介脳炎，東部ウマ脳炎，日本脳炎，ベネズエラウマ脳炎およびリフトバレー熱を除く），クリプトスポリジウム症，クロイツフェルト・ヤコブ病，劇症型溶血性レンサ球菌感染症，ジアルジア症，侵襲性インフルエンザ菌感染症，侵襲性髄膜炎菌感染症，侵襲性肺炎球菌感染症，水痘（入院例に限る），先天性風しん症候群，播種性クリプトコックス症，破傷風，バンコマイシン耐性腸球菌感染症，バンコマイシン耐性黄色ブドウ球菌感染症，風疹，麻しん，薬剤耐性アシネトバクター感染症	要	否	否	

後，法改正により2類感染症となった．一方，鳥インフルエンザ（H7N9型）は，平成25（2013）年5月6日に指定感染症に指定された．中国本土で感染例と13の死亡例が報告された．人から人への感染例は見つかっておらず，どのようにして感染しているのか（宿主が何か）など未解明である．家禽類での感染が見つかっているが，豚の感染例は発見されていない．中国政府は2013年5月21日に流行の制圧を宣言し，わが国への拡大は阻止されたと考えられ，現在まで国内からの発症はない．その後，鳥インフルエンザ（H7N9型）は，2類感染症となった．感染症法第6条第9項で新たに規定されたのが，新感染症である．"人から人に伝染すると認められる疾病であって，既に知られている感染性の疾病とその病状又は治療の結果

表2 指定届出機関において届出対象となる感染症（5類感染症）

定点種別	疾病名	届出時期
小児科定点	咽頭結膜熱，インフルエンザ，A群溶血性レンサ球菌咽頭炎，感染性胃腸炎，水痘，手足口病，伝染性紅斑，突発性発しん，百日咳，風しん，ヘルパンギーナ，麻しん（成人麻しんを除く），流行性耳下腺炎，RSウイルス感染症	次の月曜日
インフルエンザ定点	インフルエンザ（高病原性鳥インフルエンザを除く）	
眼科定点	急性出血性結膜炎，流行性角結膜炎	
STD定点	性器クラミジア感染症，性器ヘルペスウイルス感染症，淋菌感染症，尖圭コンジローマ	翌月初日
基幹定点	細菌性髄膜炎（真菌性含む），無菌性髄膜炎，マイコプラズマ肺炎，クラミジア肺炎（オウム病を除く），成人麻しん	次の月曜日
	メチシリン耐性黄色ブドウ球菌感染症，ペニシリン耐性肺炎球菌感染症，薬剤耐性緑膿菌感染症	翌月初日

STD: sexually transmitted disease

表3 感染症類型における医療体制

感染症類型	主な対応	医療体制	医療費公費負担
新感染症	原則として入院	特定感染症指定医療機関	全額公費
1類感染症		第一種感染症指定医療機関	入院は公費
2類感染症	状況に応じ入院	第二種感染症指定医療機関	
3類感染症	特定業務への就業制限	一般の医療機関	医療保険
4類感染症	発生動向の把握・提供		
5類感染症			

が明らかに異なるもので，当該疾病にかかった場合の病状の程度が重篤であり，かつ，当該疾病のまん延により国民の生命及び健康に重大な影響を与えるおそれがあると認められるもの"と定義されている．まったく新しい重症感染症を想定しているが，今のところ該当する疾患はない．上記の3疾患群は検疫感染症に指定され，外国人の患者はわが国への入国が拒否される．

感染症の医療体制

　感染症法により上記のように疾患が分類され，そのとり扱いが指定されている．新感染症ならびに1類および2類感染症については，表3にその診療医療機関が限定されている．特定感染症指定医療機関は1類感染症，2類感染症の患者および新感染症の所見がある者に対する医療機関として厚生労働大臣が指定する．成田赤十字病院，独立行政法人国立国際医療研究センター病院およびりんくう総合医療センターなど国際空港近隣の3施設のみである．第一種感染症指

定医療機関は1類，2類感染症の患者に対する医療機関として都道府県知事が指定しており，現在は41医療機関がある．第二種感染症指定医療機関は2類感染症の患者に対する医療機関として都道府県知事が指定する．3類以降の疾患は一般の医療機関で診療して差し支えない．ただし，新感染症ならびに1類および2類感染症に対しては公費負担が設けられている．

学校感染症

学童および生徒に対しては，学校内の集団感染を防止する目的で，従来は学校保健法で学校伝染病が指定されていたが，平成21（2009）年4月に新たに学校保健安全法が施行された．同法施行規則第18条では"学校において予防すべき感染症"と表記されており，"学校感染症"の表現が用いられるようになった．このなかに第一種から第三種までの感染症が分類されている．第二種の感染症のなかに咽頭結膜熱が，第三種の感染症には流行性角結膜炎と急性出血性結膜炎が規定されている．第二種である咽頭結膜熱は主要症状が消退した後2日を経過するまで，第三種の流行性角結膜炎と急性出血性結膜炎は病状により伝染のおそれがないと認めるまで出席停止となる．これらの判断は学校医その他の医師においてなされる．なお，停止日は保護者より連絡があった日とし，欠席した日をさかのぼって出席停止にはしない．

カコモン読解　第19回 一般問題18

保健所に届け出なくてよいのはどれか．
a ジフテリア菌による偽膜性結膜炎　　b クラミジアによる封入体結膜炎
c 麻疹による角膜炎　　d 梅毒性網脈絡膜炎　　e HIV抗体陽性のカポジ肉腫

解説　届出の必要な疾患には全医療機関を対象とする1類から5類までの感染症（表1）と指定医療機関からのみ患者数が報告される5類感染症（表2）とがある．ジフテリア（a），梅毒（d），HIV（e）は前者に該当する．カポジ肉腫を生じる代表的疾患にエイズがあり，eの症例はエイズと考えてよい．麻疹（c）は後者に該当する．したがって，bがいずれにも該当しない．性器クラミジアは5類の後者の疾患に当たるが，結膜炎は必ずしも性器クラミジアではないので，報告疾患ではない．

模範解答　b

（内尾英一）

Q & A

眼疾患で届出が必要な疾患について教えてください

Answer 41 疾患が対象となる全数把握疾患, 定点把握疾患にはウイルス性結膜炎が含まれます．これ以外に眼症状や眼病変の報告のある感染症法対象疾患で，前例届出となるものがあります．

感染症サーベイランス

わが国では 1981 年以来，厚生労働省によって結核・感染症サーベイランス事業が全国的に継続的に行われている．結核・感染症サーベイランス事業は結核，風疹など 27 疾患が対象として行われていたが，感染症法の制定などの整備を受けて，現在は全数把握疾患，定点把握疾患をあわせて 41 疾患が報告の対象となっている．眼疾患ではウイルス性結膜炎がその対象に含まれており，流行性角結膜炎（epidemic keratoconjunctivitis；EKC），急性出血性結膜炎（acute hemorrhagic conjunctivitis；AHC）および咽頭結膜熱（pharyngo-conjunctival fever；PCF）の 3 疾患が対象となっている[1,2]．ただ EKC と AHC が眼科定点からの報告であるのに対し，PCF は小児科定点からの報告対象疾患である．臨床的に診断された患者数の報告を業務とする“患者定点”の選定は，地域的または人口などの面で偏りのないように都道府県および政令指定都市が選定している．眼科定点については小児科，内科定点のおおむね 10％とすることと定められている．各患者定点眼科医療機関が毎週行っている患者数報

文献は p.281 参照．

別記様式7－3

感染症発生動向調査（眼科定点）

週報

調査期間 平成 年 月 日～ 年 月 日

医療機関名：

		0~5 カ月	6~11 カ月	1歳	2	3	4	5	6	7	8	9	10~14	15~19	20~29	30~39	40~49	50~59	60~69	70歳 以上	合計
急性出血性結膜炎	男																				
	女																				
流行性角結膜炎	男																				
	女																				

図 1 眼感染症サーベイランスの定点からの報告書類

流行性角結膜炎と急性出血性結膜炎について，該当する患者定点からの報告書類を示す．

表 1　眼科医療機関を受診する可能性のある届出対象感染症

疾患	分類	眼病変
エボラ出血熱	1 類	結膜炎
クリミア・コンゴ出血熱	1 類	結膜炎
重症急性呼吸器症候群（SARS）	1 類	結膜炎
マールブルグ病	1 類	咽頭結膜炎
ラッサ熱	1 類	眼球，結膜の出血
ジフテリア	2 類	偽膜性結膜炎
オウム病（*Chlamydia psittaci* 感染症）	4 類	結膜炎
回帰熱	4 類	結膜炎
Q 熱（*Coxiella burnetii* 感染症）	4 類	眼球後部痛
デング熱	4 類	眼窩痛，結膜充血
ボツリヌス症	4 類	複視
B ウイルス病（ヘルペス群ウイルス）	4 類	結膜炎，複視
ライム病（*Borrelia burgdorferi* 感染症）	4 類	ぶどう膜炎
レプトスピラ症	4 類	結膜充血
後天性免疫不全症候群	5 類	網膜症，サイトメガロウイルス網膜炎，カポジ肉腫
先天性風疹症候群	5 類	白内障，緑内障，角膜混濁，小眼球，斜視など
梅毒	5 類	ぶどう膜炎
咽頭結膜熱*	5 類	結膜炎
麻しん（成人麻しんを除く）*	5 類	結膜充血，眼脂
急性出血性結膜炎*	5 類	結膜下出血を伴う結膜炎
流行性角結膜炎*	5 類	結膜炎
ペニシリン耐性肺炎球菌感染症*	5 類	結膜炎，角膜炎
メチシリン耐性黄色ブドウ球菌感染症*	5 類	結膜炎，角膜炎
薬剤耐性緑膿菌感染症*	5 類	結膜炎，角膜炎

*定点把握対象疾患．
SARS：severe acute respiratory syndrome

告書類を図1に示す．また，病原体の分離検査情報を収集する"検査定点"は"患者定点"のおおむね 30％で選定されている．アデノウイルス型の年度ごとの変遷や EKC と診断された症例のなかからヘルペスウイルスが検出されている頻度など，基礎的および臨床的に興味深い情報が提示されている．最近，感染症サーベイランス情報はインターネット上でも閲覧できるようになっている．現在，全国で 610 の観測定点から感染症情報が報告されている．サーベイランス情報は現在インターネットで閲覧でき，患者数に大きな変動があった際には別途週報のなかでも表示される[*1]．

[*1]『感染症情報センター』
http://www.nih.go.jp/niid/ja/from-idsc.html

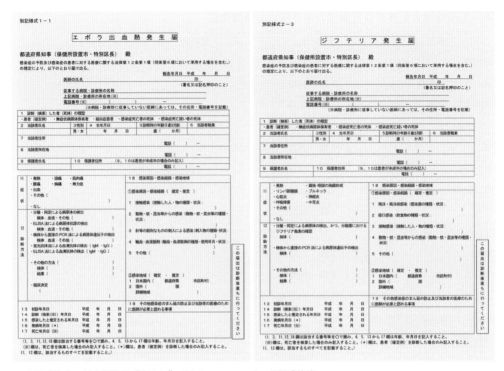

a. 1類感染症．届出期限は"直ちに"である． b. 2類感染症

c. 3類感染症 d. 4類感染症

図2 感染症の届出書類
各分類の代表的疾患の届出書類を示す．この書類は厚生労働省ないし各都道府県の医療保健担当部局のホームページからダウンロード可能である．

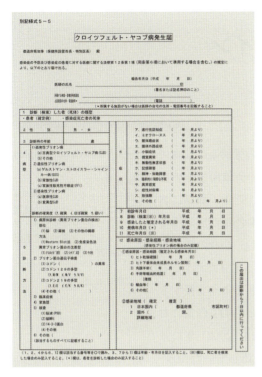

図3 全例把握対象の届出書類
5類感染症の該当疾患については7日以内に,患者の年齢,性別,その他厚生労働省令で定める事項を最寄りの保健所長を経由して都道府県知事まで届け出なければならない.

眼科臨床における感染症届出とその注意事項

　上記のウイルス性結膜炎は一般の眼科医も日常的に臨床で遭遇するものであるが,定点以外の眼科医には届出の義務もないので,むしろ一般の眼科医にとって重要なものは,上記3疾患以外の感染症である.感染症法の対象疾患の診断基準に眼症状が記載されているものや,記載されていないが,眼病変の報告があるものを**表1**にまとめた[3,4].**表1**に示した24疾患のなかには全例届出疾患が17もあり,1類から5類までに広くわたっている.これらの多くは発熱を伴う急性疾患であるが,眼科領域にはなじみの少ない疾患も多い半面,輸入感染症の1類,動物媒介感染症の4類が多く含まれているので,詳細な病歴聴取が重要である.届出の要件や時期は各疾患類型別にさらに細かく規定されている[*2].1類から4類までは直ちに最寄りの保健所長を経由して都道府県知事まで届出なければならない.それぞれの届出に必要な書類を**図2a〜d**に示す.全例把握対象の5類感染症では7日以内に,患者の年齢,性別,その他厚生労働省令で定める事項を最寄りの保健所長を経由して都道府県知事まで届出なければならない.必要書類を**図3**に示す.

（内尾英一）

[*2] 本巻"感染症と予防衛生法規"(p.163)の**表1,2**を参照されたい.

VDT作業に関するガイドライン

　VDT（visual display terminals）[*1] を用いた作業の労働衛生管理については昭和60（1985）年の『VDT作業のための労働衛生上の指針について』により指導が行われてきた．しかし，近年，職場における情報技術化のさらなる急速な進展に伴い，VDT作業が広く職場で行われ，職場環境・作業形態などが大きく変化し，心身の疲労を訴える作業者が非常に高い割合を占めるようになってきた[1]．このため，VDT作業者が作業を支障なく行うことができるよう支援するために，事業者が講ずべき措置などについて示した『VDT作業における労働衛生管理のためのガイドライン』が平成14（2002）年に策定された．詳細は厚生労働省ホームページ[2]で確認していただき，

[*1] **VDT（visual display terminals）**
具体的には，ディスプレイ，キーボードなどにより構成されるコンピュータの出力装置のひとつで，文字や図形・グラフィック・動画などを表示する装置を意味する．

文献は p.281 参照．

表1　VDT作業の区分と作業の例

作業の種類	作業区分	作業時間	作業の例
単純入力型	A	1日4時間以上	資料・原稿からデータ・文章の入力
	B	1日2時間以上4時間未満	
	C	1日2時間未満	
拘束型	A	1日4時間以上	コールセンターにおける受注・予約・照合の業務
	B	1日2時間以上4時間未満	
	C	1日2時間未満	
監視型	B	1日4時間以上	交通の監視業務
	C	1日4時間未満	
対話型	B	1日4時間以上	作業者自身の考えによる文章・表の作成・編集・修正，データの検索・照合・追加・修正，電子メールの送受信，金銭出納業務
	C	1日4時間未満	
技術型	B	1日4時間以上	コンピュータのプログラムの作成・修正やコンピュータを用いた設計・製図業務
	C	1日4時間未満	
その他の型	B	1日4時間以上	携帯情報端末の操作・画像診断検査の業務
	C	1日4時間未満	

表2 作業環境管理の基準

1. 照明および採光
イ．室内はできるだけ明暗の対照が著しくなく，かつまぶしさを生じさせないようにする． ロ．ディスプレイを用いる場合のディスク画面上における照度は500ルクス以下，書類上およびキーボード上における照度は，300ルクス以上とする．また，ディスプレイ画面の明るさ，書類およびキーボード画面上における明るさと周辺の明るさの差はなるべく小さくする． ハ．ディスプレイ画面に直接または間接的に太陽光が入射する場合は，必要に応じて窓にブラインドまたはカーテンなどを設け，適切な明るさとなるようにする．
2. グレアの防止
イ．ディスプレイ画面の位置・前後の傾き・左右の向きなどを調整させる． ロ．反射防止型ディスプレイ画面を用いる． ハ．間接照明などのグレア防止用照明器具を用いる． ニ．その他グレア防止用照明器具を用いる．
3. 騒音の低減措置
VDT機器および周辺機器から不快な騒音が発生する場合には，騒音の低減措置を講ずる．
4. その他
換気・温度および湿度の調整・空気調和・静電気除去・休憩などのための設備などについて事務所衛生基準規則に定める措置などを講ずる．

本項ではガイドラインにおける各項目の概要について述べる．

対象となる作業

対象となる作業は，事務所において行われるVDT作業（ディスプレイ，キーボードなどにより構成されるVDT機器を使用して，データの入力・検索・照合など，文書・画像などの作成・編集・修正など，プログラミング，監視などを行う作業）とし，表1のように作業者を作業の種類および作業時間で区分し，その区分に応じた労働衛生管理を行う．

作業環境管理

作業者の疲労感を軽減し，作業者が支障なく作業を行うことができるよう，照明・採光，グレアの防止，騒音の低減措置などについて表2のように定め，VDT作業に適した作業環境管理を行う．

作業管理

作業者が心身の負担が少なく作業を行うことができるよう，作業時間・作業休止時間などについて表3のように基準を定め作業時間の管理を行う．あわせて，作業者の疲労の蓄積を防止するため，個々の作業者の特性を十分に配慮した無理のない適度な業務量となるよう

表3 作業時間管理

1日の作業時間	一連続作業時間	作業休止時間	小休止
他の作業を組み込むことまたは他の作業とのローテーションを実施することなどにより，1日の連続VDT作業時間が短くなるように配慮する．	1時間を超えないようにする．	連続作業と連続作業の間に10～15分の作業休止時間を設ける．	一連続作業時間内において1～2回程度の小休止を設ける．

表4 作業に応じた健康診断項目

作業区分	配置前健康診断（新たにVDT作業を行う場合）	定期健康診断（1年以内ごとに1回）
A	(イ) 業務歴の調査 (ロ) 既往歴の調査 (ハ) 自覚症状の有無の調査 (ニ) 眼科学的検査 　　a. 視力検査 　　　(a) 5m視力の検査 　　　(b) 近見視力の検査 　　b. 屈折検査 　　c. 眼位検査 　　d. 調節機能検査 (ホ) 筋骨格系に関する検査 　　a. 上肢の運動機能・圧痛点などの検査 　　b. その他，医師が必要と認める検査	(イ) 業務歴の調査 (ロ) 既往歴の調査 (ハ) 自覚症状の有無の調査 (ニ) 眼科学的検査 　　a. 視力検査 　　　(a) 5m視力の検査 　　　(b) 近見視力の検査 　　b. その他，医師が必要と認める検査 (ホ) 筋骨格系に関する検査 　　a. 上肢の運動機能・圧痛点などの検査 　　b. その他，医師が必要と認める検査
B	(イ)，(ロ) および (ハ) の調査ならびに (ニ) の検査を実施し，医師の判断により必要と認められた場合に (ホ) の検査を行う．	(イ)，(ロ) および (ハ) の調査ならびに (ニ) の検査を実施し，医師の判断により必要と認められた場合に (ホ) の検査を行う．
C	自覚症状を訴える作業者について，必要な調査または検査を実施する．	自覚症状を訴える作業者について，必要な調査または検査を実施する．

作業区分のA，B，Cは表1に準ずる．

配慮する．また，デスクトップ型機器・ノート型機器・携帯情報端末・ソフトウエア・椅子・机や作業台などについて基準を定め，適合したものを選定し用いる．また，ディスプレイはおおむね40cm以上の視距離が確保できるようにし，この距離が見やすいように必要に応じて適切な眼鏡による矯正を行うことや，ディスプレイはその画面の上端が眼の高さとほぼ同じか，やや下になる高さに設定し，文字の大きさはおおむね3mm以上とすることなどを作業者に留意させ，自然で無理のない姿勢でVDT作業が行えるよう総合的に調整させる．

VDT機器等および作業環境の維持管理

VDT機器等および作業環境について，点検および清掃を行い，必要に応じ改善措置を講じる．

健康管理

作業者の健康状態を正しく把握し，健康障害の防止を図るため，

作業者に対して**表4**に示した項目についての健康診断・健康相談・職場体操などを実施し健康管理を行う．

労働衛生教育

　VDT作業に従事する作業者および当該作業者を直接管理する者に対して労働衛生教育を実施する．また，新たにVDT作業に従事する作業者に対しては，VDTの習得に必要な訓練を行う．

配慮事項

　高齢者・障害などを有する作業者および在宅ワーカーの作業者に対して必要な配慮を行う．

カコモン読解　第19回　一般問題19

厚生労働省ガイドラインによるVDT作業者の配置前健康診断の検査項目にないのはどれか．2つ選べ．
a 視力　　b 眼圧　　c 眼位　　d 眼球運動　　e 調節機能

解説　表4に示されるようにVDT作業者の配置前健康診断の検査項目にaの視力，cの眼位，eの調節機能は含まれるがbの眼圧，dの眼球運動は検査項目に含まれない．

模範解答　b, d

カコモン読解　第21回　一般問題21

VDT作業における作業環境管理で正しいのはどれか．
a 老眼では遠近両用眼鏡を使用する．
b ディスプレイとの視距離は40cm以内にする．
c ディスプレイ画面の中央に眼の高さを揃える．
d 書類やキーボード上の照度は300ルクス以上にする．
e ディスプレイ画面上の照度は500ルクス以上にする．

解説　表2に示されるように作業環境管理の基準における照明および採光の項で書類上およびキーボード上における照度は，300ルクス（lx）以上とすることが規定されている．

模範解答　d

（平野隆雄）

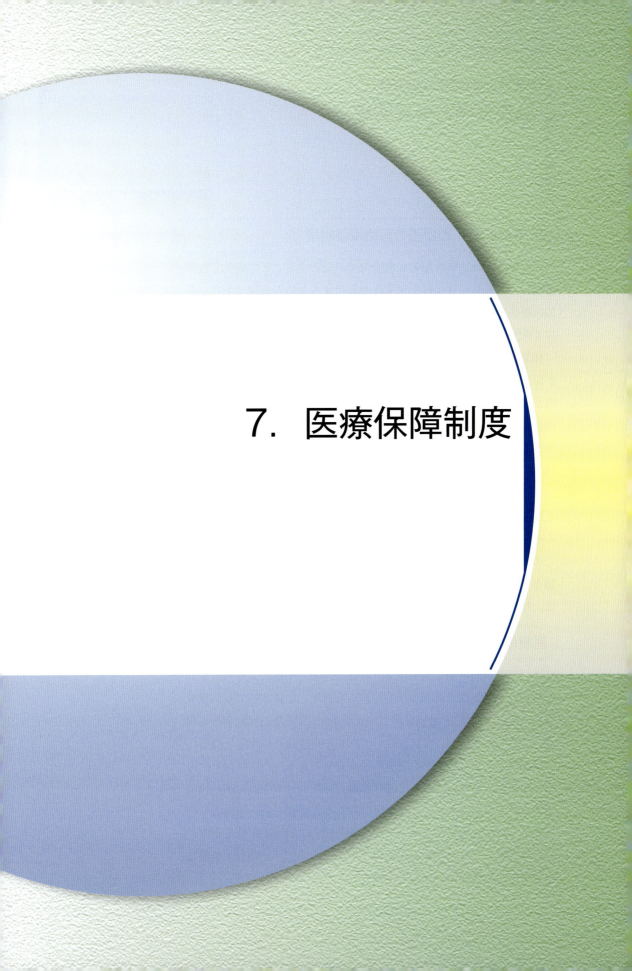

7. 医療保障制度

医療保険と公費医療

医療保険（1）わが国の医療保険制度

　医療保険とは，被保険者が医療機関を受診することで発生した医療費の一部もしくは全部を保険者が負担するための保険である．公的医療保険と民間医療保険に大別され，わが国では国民皆保険制度により国民は何らかの公的医療保険に加入するよう定められている．

　1958年に国民健康保険法が制定され，1961年に国民皆保険制度が開始されてからは，"だれでも"，"いつでも"，"どこでも"保険医療が受けられる体制となった．近年の統計では，国民全体の医療費のおよそ9割が，国および地方自治体の公費と，公的医療保険の保険料によって賄われている．この医療制度によりわが国の医療給付体制は大幅に改善し，平均寿命や乳児死亡率などの健康指標は世界屈指の高水準となっている．しかし，高齢化や医療技術の高度化などにより医療費を含む社会保障費は年々増大しており，それを支える現役世代の人口減少とあわせて大きな問題となっている．現在もこの問題に対応すべく，制度改革や新制度の検討が政府や有識者会議などで進められている．なお，国民医療費の年次推移やその内訳は，厚生労働省のホームページ上で閲覧が可能である[*1]．

[*1]『厚生労働統計一覧』
http://www.mhlw.go.jp/toukei/list/37-21c.html

医療保険（2）公的医療保険の種類

　わが国の公的医療保険制度は，職業・地域・年齢により区分された複数の医療制度で構成されており，大別すると表1のように職域保険（被用者保険）・地域保険（国民健康保険）・後期高齢者医療制度の三つに分類され，全国民はいずれかの保険の被保険者となる．
職域保険：会社員・公務員とその扶養者を対象とした医療保険．医療保険事務上では"社保"と呼ばれる．保険者，すなわち医療保険事業を行う組織は大きく三つに分けられ，大企業や同一業種会社の団体がそれぞれ運営する組合管掌健康保険（組合健保），中小企業と船員を対象とした全国健康保険協会（協会けんぽ），公務員・教職員を対象とした各種の共済組合がある．

表1　公的医療保険の種類

分類	被保険者	保険者	法律
職域保険	大企業の従業員	組合管掌健康保険	健康保険法
職域保険	中小企業の従業員	全国健康保険協会	健康保険法
職域保険	船員	全国健康保険協会	船員保険法
職域保険	公務員・教職員	共済組合	（国家公務員共済組合法）
地域保険	自営業者など	国民健康保険組合	国民健康保険法
地域保険	上記いずれにも属さないもの	市町村	国民健康保険法
後期高齢者医療制度	75歳以上の後期高齢者と障害認定を受けた高齢者	後期高齢者医療広域連合	高齢者の医療の確保に関する法律

地域保険：農林水産業や自営業者など，職域保険の対象とならない者を対象とした保険．医療保険事務上では"国保"と呼ばれる．各市町村が保険者となる国民健康保険（市町村国保）の他に，医師・薬剤師・建設業など，特定の職域を対象に医療保険事業を代行する国民健康保険組合（国保組合）がある．

後期高齢者医療制度：75歳以上のすべての後期高齢者と，一定の障害認定を受けた65歳以上の高齢者を対象とした医療保険制度．各都道府県に置かれる後期高齢者医療広域連合が保険者となり，そこに各市町村が加入する形がとられている．

医療保険（3）給付内容と自己負担額

保険給付は，けがや疾病に対する医療として支給される現物給付（医療給付）と，出産・休職・死亡などに対して支給される現金給付の二つがある．法律で給付が定められた法定給付と，それに各保険者が独自に加算する付加給付があり，加入する保険により給付内容は異なる．表2に法定給付の内容と自己負担額を示す．背景となる法律が異なるため，職域保険（社保）と地域保険（国保）で現金給付の内容に違いがある．

医療保険（4）高額療養費について

高額療養費制度とは，同じ月内に受けた診療の自己負担額が一定限度額を超えた場合，保険者側に申請することで，後日超過分の還付支給を受けられる制度である．自己負担限度額は，年齢と所得，入院と外来で区分されており，平成27（2015）年1月診療分から

表2 公的医療保険の給付内容と自己負担額

給付		国民健康保険・後期高齢者医療制度	健康保険・共済制度
医療給付（負担額）	療養の給付	義務教育就学前：2割 義務教育就学後から70歳未満：3割 70歳以上75歳未満：2割[*1]（現役並み所得者[*2]：3割） 75歳以上：1割（現役並み所得者：3割）	
	入院時食事療養費	1食につき260円（所得・入院期間・年齢により減額）	
	入院時生活療養費（65歳〜）	居住費320円＋1食につき460円（所得などにより減額）	
	高額療養費	別途記載	
現金給付（給付額）	出産育児一時金	原則として42万円を支給	
	埋葬料	条例・規約などで定められた額（1〜5万円）を支給	5万円を支給
	傷病手当金	なし（任意給付）	業務外の事由による療養のために労務不能となった期間中、最長で1年6か月、1日につき標準報酬日額の3分の2相当額を支給
	出産手当金		被保険者本人の産休中、1日につき標準報酬日額の3分の2相当額を支給

[*1] 特例措置により70歳以上75歳未満の窓口負担は1割に据え置かれていたが、平成26（2014）年4月以降に70歳になる被保険者から段階的に2割となる。
[*2] 現役世代の平均的な課税所得（年145万円）以上の課税所得を有する者。
（厚生労働省資料〈平成27年1月〉より抜粋・改変。）
http://www.mhlw.go.jp/stf/seisakunitsuite/bunya/kenkou_iryou/iryouhoken/iryouhoken01/

表3 高額療養費のひと月あたりの自己負担限度額 （平成27〈2015〉年1月以降、単位：円）

70歳未満		70歳以上		
所得区分	自己負担限度額 （〈　〉内は多数回該当の場合）	所得区分	自己負担限度額	
			入院	外来（個人ごと）
年収約1,160万円〜	252,600＋（医療費－842,000）×1％ 〈140,100〉			
年収約770〜約1,160万円	167,400＋（医療費－558,000）×1％ 〈93,000〉	現役並み所得者（窓口負担3割）	[*1]と同額	44,400
年収約370万円〜約770万円	80,100＋（医療費－267,000）×1％[*1] 〈44,400〉	一般	44,400	12,000
〜年収約370万円	57,600〈44,400〉	低所得者（住民税非課税）	24,600	8,000
低所得者（住民税非課税）	35,400〈24,600〉	特に所得の低い者（控除後の総所得金額がゼロ）	15,000	8,000

（厚生労働省資料より抜粋・改変。）
http://mhlw.go.jp/stf/seisakunitsuite/bunya/kenkou_iryou/iryouhoken/juuyou/kougakuiryou/

70歳未満の自己負担限度額が所得に応じてさらに細分化された（表3）。高額療養費は診療報酬明細（レセプト）をもとに支給額が決定されるため、入院時の食事および生活療養費や差額ベッド代は

表4 主な公費負担医療制度

法律	概要と助成対象	医療保険と自己負担
感染症法	結核および指定感染症の予防と医療	新感染症：全額公費 1・2類感染症：自己負担分のみ公費 3〜5類感染症：公費負担なし 結核：自己負担分の95％を公費，入院は全額公費*
難病法 (特定疾患治療研究事業)	難病患者の医療費助成と治療研究	所得に応じた自己負担限度額の超過に公費適用
肝炎治療特別促進事業	B型・C型肝炎治療の医療費助成	所得に応じた自己負担限度額の超過に公費適用
児童福祉法	18歳未満の結核患者の療育 小児慢性特定疾病の医療費助成と治療研究 障害児童の施設入所医療への支援	自己負担分に公費適用*
母子保健法	保健指導，乳幼児健診，未熟児の養育医療	自己負担分のみ公費
障害者自立支援法	障害児の育成医療・障害者の更生医療・精神通院医療	自己負担分の3分の2を公費（自己負担1割） 所得に応じた自己負担限度額あり
予防接種法	予防接種の実施と接種による健康被害への救済	定期接種は原則市町村が負担，任意接種は自費 （市町村ごとに助成や所得に応じた実費徴収あり）
麻薬及び向精神薬取締法	麻薬中毒者に対する措置入院	全額公費*（ただし医療保険が優先）
精神保健福祉法	精神障害者の入院治療	措置入院のみ全額公費*（ただし医療保険が優先）
生活保護法	生活困窮者への医療扶助	国保以外は医療保険優先，自己負担分を公費/生保 国保は生保受給により資格を失い全額公費
中国残留邦人自立支援法	永住帰国した残留邦人への医療支援	生活保護法の医療扶助に準ずる
公害健康被害補償法	公害による認定患者への療養と補償	認定疾病は全額公費
戦傷病者特別支援法	軍人・軍属の公務上での傷病に対する補償	公務上の傷病は全額公費
原爆被爆者援護法	原爆被害者への総合支援	認定疾病（原爆症）は全額公費 一般的な疾病は自己負担分のみ公費

*所得に応じた自己負担あり.

含まれない．同月内に複数の医療機関を受診している場合，自己負担額を合算することができる．その他にも，扶養者を含めた世帯全体での合算（世帯合算）や過去12か月間に3回以上支給を受けている場合に負担限度額が引き下げられる（多回数該当）といった救済措置がある．

公費医療

　公費負担医療制度とは，社会福祉および公衆衛生の観点から，国および地方公共団体が一般財源を基礎として医療に関する給付を行う制度，つまり医療費の全額もしくは一部を公費で負担する制度で

ある.

　わが国における主な公費負担医療制度を**表4**に示す．医療費全額を公費で負担するものと，医療保険制度が優先でその自己負担分のみに対して公費負担が適用されるものがあり，国と地方自治体の負担割合も制度ごとに異なっている．都道府県が負担する場合，助成制度は条例に基づくため，自治体ごとに内容が異なる．さらに市町村単位でも独自の医療費助成制度を設けていることもあるため，実施の有無だけでなく名称，対象者，認定基準，負担方法や負担金など細部が地域ごとに異なり，非常に複雑なものとなっている．

〔鳥山佑一〕

保険医療機関及び保険医療養担当規則

保険医療機関及び保険医療養担当規則は，保険診療を行ううえで保険医療機関と保険医が遵守すべき事項として厚生労働大臣が定めたものであり，"第1章　保険医療機関の療養担当"，"第2章　保険医の診療方針等"で構成され，この二つの事項についてとりまとめられている．以下に，そのなかで特に重要と思われる事項を記す．

保険医療機関の療養担当

療養の給付の担当方針（第2条）：保険医療機関は，懇切丁寧に療養の給付を担当しなければならない．
　保険医療機関が担当する療養の給付は，患者の療養上妥当適切なものでなければならない．

適切な手続の確保（第2条の3）：保険医療機関は，その担当する療養の給付に関し，厚生労働大臣または地方厚生局長もしくは地方厚生支局長に対する申請，届出などに係る手続および療養の給付に関する費用の請求に係る手続を適正に行わなければならない[*1]．

経済上の利益の提供による誘引の禁止（第2条の4の2）：保険医療機関は，患者に対して，値引きをすることその他，経済上の利益の提供により，当該患者が自己の保険医療機関において診療を受けるように誘引してはならない．

特定の保険薬局への誘導の禁止（第2条の5，第19条の3）：処方せんの交付に関し，患者に対して特定の保険薬局において調剤を受けるべき旨の指示等を行ったり，その対償として，保険薬局から金品その他の財産上の利益を収受したりしてはならない．

診療録の記載及び整備（第8条）：保険医療機関は，診療録に療養の給付の担当に関し必要な事項を記載し，これを他の診療録と区別して整備しなければならない．

帳簿等の保存（第9条）：保険医療機関は，療養の給付の担当に関する帳簿および書類その他の記録をその完結の日から3年間保存しなければならない．ただし，患者の診療録にあっては，その完結の日から5年間とする[*2]．

[*1] たとえば，"コンタクトレンズ検査料1"を算定している医療機関において，コンタクトレンズに係る検査の患者数割合が，暦月1か月間で44％を超えた場合または40％以上44％未満の場合が3か月を超えた場合には，遅滞なく変更の届出を行わなければならない．

[*2] 診療録は，"診療日から5年間保存すればよい"のではなく，たとえば10年間継続して診療を行ってきた患者の場合には，（治癒や中止で）診療が終了したのち5年間は，診療を行っていた10年間の全診療録を保存しておく必要がある．

保険医の診療方針等

療養及び指導の基本準則（第13条）：保険医は，診療に当たっては，懇切丁寧を旨とし，療養上必要な事項は理解しやすいように指導しなければならない．

転医及び対診（第16条）：保険医は，患者の疾病または負傷が自己の専門外にわたるものであるとき，またはその診療について疑義があるときは，他の保険医療機関へ転医させ，または他の保険医の対診を求めるなど診療について適切な措置を講じなければならない．

診療に関する照会（第16条の2）：保険医は，その診療した患者の疾病または負傷に関し，他の保険医療機関または保険医から照会があった場合には，これに適切に対応しなければならない．

特殊療法等の禁止（第18条）：保険医は，特殊な療法または新しい療法等については，厚生労働大臣の定めるもののほか行ってはならない[*3]．

使用医薬品（第19条）：保険医は，厚生労働大臣の定める医薬品以外の薬物を患者に施用し，または処方してはならない．ただし，治験に係る診療において，当該治験の対象とされる薬物を使用する場合は，この限りでない[*3]．

診療の具体的方針（第20条）[*4]：医師である保険医の診療の具体的方針は，次に掲げるところによるものとする．

1. 健康診断は，療養の給付の対象として行ってはならない[*5]．
2. 各種の検査は，診療上必要があると認められる場合に行う．
3. 各種の検査は，研究の目的をもって行ってはならない．ただし，治験に係る検査については，この限りでない[*3]．
4. 投薬は，必要があると認められる場合に行い，治療上一剤で足りる場合には一剤を投与し，必要があると認められる場合に二剤以上を投与する．
5. 同一の投薬は，みだりに反覆せず，症状の経過に応じて投薬の内容を変更するなどの考慮をしなければならない．
6. 栄養，安静，運動，職場転換その他療養上の注意を行うことにより，治療の効果を上げることができると認められる場合は，これらに関し指導を行い，みだりに投薬をしてはならない．
7. 投薬量は，予見することができる必要期間に従ったものでなければならない．
8. 注射は，次に掲げる場合に行う．

[*3] "特殊な療法"，"新しい療法"，"厚生労働大臣の定める医薬品以外の薬物の使用"，"研究目的の検査や療法"を保険診療で行ってはならない．ただし，治験や先進医療は例外として認められている．

[*4] 保険診療は，主訴に応じて，必要最小限の検査・治療から始め，段階を踏んで必要の範囲内で行わなければならないことが記されている．

[*5] 健康診断を保険診療として行ってはならない．

  a. 経口投与によって胃腸障害を起こすおそれがあるとき，経口投与をすることができないとき，または経口投与によっては治療の効果を期待することができないとき．

  b. 特に迅速な治療の効果を期待する必要があるとき．

  c. その他注射によらなければ治療の効果を期待することが困難であるとき．

 9. 注射と内服薬との併用は，これによって著しく治療の効果を上げることが明らかな場合または内服薬の投与だけでは治療の効果を期待することが困難である場合に限って行う．

10. 入院の指示は，療養上必要があると認められる場合に行い，単なる疲労回復または通院の不便などのための入院の指示は行わない．

診療録の記載（第22条）：保険医は，患者の診療を行った場合には，遅滞なく，診療録に，当該診療に関し必要な事項を記載しなければならない．

処方せんの交付（第23条）：保険医は，その交付した処方せんに関し，保険薬剤師から疑義の照会があった場合には，これに適切に対応しなければならない．

適正な費用の請求の確保（第23条の2）：保険医は，その行った診療に関する情報の提供などについて，保険医療機関が行う療養の給付に関する費用の請求が適正なものとなるよう努めなければならない[*6]．

（野中隆久）

[*6] レセプトの提出に関する最終的な責任は保険医にある．事務にすべて任せることのないように，保険医はレセプトを確認する必要がある．

眼科領域の保険診療（検査・処方）

保険診療とは

　保険診療とは，"健康保険法，国民健康保険法，高齢者の医療の確保に関する法律等で規定された範囲内で保険医療機関において行う診療行為"である[1]．すなわち，"健康保険または国民健康保険等に加入した被保険者[*1]またはその家族が，疾病または負傷のために保険医療機関で診療を受けた場合の診療行為"を保険診療といい，この診療行為に要した費用（診療報酬）は，一定の割合で保険者[*2]からその保険医療機関に支払われる．

診療報酬が支払われる条件

　診療報酬が支払われるためには，保険医が，保険医療機関において，医師法，医療法，医薬品医療機器等法（旧 薬事法），健康保険法などの各種法令，保険医療機関及び保険医療養担当規則（療養担当規則）の規定を遵守し，医学的に妥当適切な診療を行い，診療報酬点数表に定められたとおりに請求を行う必要がある．

診療報酬点数表について

　公的医療保険制度（保険診療）における医療サービスでは，診療報酬と呼ばれる公定価格の制度が導入されている．この診療報酬の制度のもとでは，細分化された医療行為ごとに，点数がつけられている．この点数を定めたものが診療報酬点数表[*3]である．この点数表に基づき，診療報酬が1点＝10円として計算される．つまり，診療報酬点数とは，簡単にいえば，診療行為の価格ということになる．本項では，一般の病医院の眼科で使用される医科診療報酬点数表のみを対象とし，『医科点数表の解釈』[2]に基づいて記載する．

診療報酬の請求と支払

　保険医療機関は，診療報酬明細書（レセプト）[*4]を社会保険診療報酬支払基金，国民健康保険団体連合会などの保険審査・支払機関[*5]

文献は p.281 参照.

[*1] 保険料を支払い，保険給付の対象となる者．

[*2] **保険事業を行うもの**
全国健康保険協会，健康保険組合，共済組合，日本私立学校振興・共済事業団，市（区）町村，国民健康保険組合，後期高齢者医療広域連合など．

[*3] 診療報酬点数表は，正式には"健康保険法の規定による療養に要する費用の額の算定方法"という厚生労働省告示であり，医科診療報酬点数表，歯科診療報酬点数表，調剤報酬点数表，診断群分類点数表の四つの種類がある．2年に一度改定される．

[*4] 患者に関する情報，傷病名，診療開始日，診療内容などを記載し，月ごとに保険審査・支払機関に提出する．

[*5] レセプトの審査と医療機関への診療報酬の支払を行う．

に提出し,診療報酬を請求する.審査済みのレセプトは保険者に送付され,保険者は保険審査・支払機関を通じて診療報酬を保険医療機関に支払う.

レセプトによる請求は,『医科点数表の解釈』により行うが,実際には不明な点が多く,日本眼科医会の見解が参考となる.日本眼科医会の見解は,日本眼科医会のホームページ,メンバーズルームにある"社会保険Q&A検索"で調べられる.

表1 眼科学的検査の診療報酬と注意点

D255	精密眼底検査（片側）			56点	眼底カメラ撮影のみでは算定できない[*6].
D255-2	汎網膜硝子体検査（片側）			150点	増殖性網膜症,網膜硝子体界面症候群[*7]または硝子体混濁を伴うぶどう膜炎の患者に対して,散瞳薬を使用し,細隙灯顕微鏡および特殊レンズを用いて,網膜,網膜硝子体界面および硝子体の検査を行った場合に算定する.月1回に限り算定する.ただし,汎網膜硝子体検査とあわせて行った,"D255 精密眼底検査（片側）","D257 細隙灯顕微鏡検査（前眼部および後眼部）"または"D273 細隙灯顕微鏡検査（前眼部）"は所定点数に含まれる[*8].一方,同時に施行された生体染色後の再度の"D273 細隙灯顕微鏡検査（前眼部）"は,1回算定できる[*9].
D256	眼底カメラ撮影	1. 通常の方法の場合	イ. アナログ撮影	54点	使用したフィルムの費用として,購入価格を10円で除して得た点数を加算する.広角眼底撮影を未熟児網膜症,網膜芽細胞腫または網膜変性疾患が疑われる3歳未満の乳幼児に対して行った場合は,広角眼底撮影加算として,100点を加算する.通常の方法の場合,蛍光眼底法の場合または自発蛍光撮影法の場合のいずれか複数の検査を行った場合は,主たる検査の点数により算定する[*10].
			ロ. デジタル撮影	58点	
		2. 蛍光眼底法の場合		400点	
		3. 自発蛍光撮影法の場合		510点	
D256-2	眼底三次元画像解析			200点	光の干渉現象やレーザー光を利用した眼底検査法で,網膜など眼底の病変を三次元的に解析する場合に算定できる[*11].月1回に限り算定する.眼底三次元画像解析とあわせて行った,"D256 眼底カメラ撮影 1. 通常の方法の場合"に係る費用は,所定点数に含まれる[*12].

[*6] 経過観察中の白内障,緑内障では,月1〜2回の算定が一般的である.前眼部疾患の再診時には,原則として認められない.

[*7] 網膜硝子体界面症候群には,セロハン黄斑症,偽円孔を含む黄斑円孔,網膜前線維症（黄斑上膜）,網膜硝子体黄斑症,黄斑牽引症候群,裂孔形成に硝子体からの牽引が掛かっている網膜剥離,後部硝子体剥離,などが含まれると考えられる.

[*8] 日本眼科医会の見解では,他眼に該当病名があれば他眼の"D255 精密眼底検査（片眼）"と"D257 細隙灯顕微鏡検査（前眼部および後眼部）"または"D273 細隙灯顕微鏡検査（前眼部）"の算定は可能である.

[*9] レセプト電算処理では,"生体染色後再検査48点"というコードを使用する.

[*10] 手技料を算定できない場合も,使用した薬剤およびフィルム代は注記をして算定できる.デジタルプリントの費用は算定できない.

[*11] 対象疾患の制限については定められていない.網脈絡膜疾患,視神経疾患,緑内障などで算定できる.網膜周辺の病変のみでは,通常算定は困難である.

[*12] この場合のフィルム代の請求の可否については,解釈が分かれている.

（表1のつづき）

区分	項目		点数	備考
D257	細隙灯顕微鏡検査（前眼部および後眼部）		112点	細隙灯顕微鏡検査（前眼部および後眼部）は，散瞳薬を使用し，前眼部，透光体および網膜に対して細隙灯顕微鏡検査を行った場合に算定する*13．細隙灯顕微鏡検査（前眼部）は，細隙灯顕微鏡検査（前眼部および後眼部）とあわせて算定できない．写真診断を必要として撮影を行った場合の使用したフィルムの費用は購入価格を10円で除して得た点数を加算する．細隙灯顕微鏡検査（前眼部および後眼部）または細隙灯顕微鏡検査（前眼部）を行った後，さらに必要があって生休染色を施して再検査を行った場合は，"D273 細隙灯顕微鏡検査（前眼部）48点"を1回算定する*9．
D273	細隙灯顕微鏡検査（前眼部）		48点	
D258	網膜電位図（ERG）		230点	網膜電位図（electroretinogram；ERG）は，前眼部または中間透光体に混濁があって，眼底検査が不能の場合，または眼底疾患の場合に限り算定する．
D258-2	網膜機能精密電気生理検査（多局所網膜電位図）*14		500点	
D278	眼球電位図（EOG）*15		260点	
D259	精密視野検査（片側）		38点	河本氏暗点計およびAmslerチャートによる検査および機器を使用しない検査は，基本診療料に含まれ算定できない．静的視野検査のスクリーニングテストは，閾値測定がなされないので精密視野検査で算定する．Humphrey FDTスクリーナーを用いて閾値を測定した場合，静的量的視野検査*16が算定できる．
D260	量的視野検査（片側）	1. 動的量的視野検査	195点	
		2. 静的量的視野検査	290点	
D261	屈折検査		69点	屈折検査は，裸眼視力検査のみでは算定できない．散瞳薬または調節麻痺薬を使用してその前後の屈折の変化を検査した場合には，前後各1回を限度として屈折検査の点数を算定する．レセプト電算処理では，前後の屈折検査を合わせて"屈折薬剤負荷 138点"というコードを使用するとよい*17．屈折検査と矯正視力検査を併施した場合は，屈折異常の疑いがあるとして初めて検査を行った場合，または眼鏡処方せんを交付した場合に限り，あわせて算定できる．保険者からの再審査請求で最も多いのが，屈折検査と矯正視力検査の同時算定での病名漏れであり，注意が必要である．
D263	矯正視力検査	1. 眼鏡処方せんの交付を行う場合	69点	
		2. 1以外の場合	69点	

*13 この検査を必要とする中間透光体，網脈絡膜の疾患名またはその疑い病名が必要である．

*14 "D258 網膜電位図（ERG）"では十分な情報が得られないと医師が認めるものであって，以下に掲げる場合において算定できる．
1. 前眼部または中間透光体に混濁があって，眼底検査が不能な黄斑疾患が疑われる患者に対して，診断を目的として行う場合（初回診断時1回，以降3月に1回に限る）．
2. 黄斑ジストロフィの診断を目的とした場合（初回診断時1回，以降3月に1回に限る）．
3. 網膜手術の前後（それぞれ1回ずつに限る）．

*15 "D250 平衡機能検査"の"4"の電気眼振図とあわせて行った場合は，主たる検査の所定点数のみを算定する．
EOG：electro-oculogram

*16 慢性に経過する緑内障，高眼圧症，網膜疾患などで，全例あるいは大多数例に毎月のように静的量的視野検査を算定する場合は，査定の対象となる．動的量的視野検査と静的量的視野検査の同日算定には，注記が必要である．

*17 再診では"屈折薬剤負荷"と"矯正視力検査1. 眼鏡処方せんの交付を行う場合"の同時算定はできるが，"屈折薬剤負荷"と"矯正視力検査2. 1以外の場合"の同時算定はできない．

(表1のつづき)

D262	調節検査		70点	調節検査は，近点計やアコモドポリレコーダーによる近点測定，または近距離視力表による近方視力測定などによる調節力の測定をいう．負荷調節検査[*18]を行い，負荷の前後に調節検査を行った場合には，所定点数の100分の200の点数を限度として算定する[*19]．
	負荷調節検査		140点	
D264	精密眼圧測定		82点	水分を多量に摂取させる，薬剤の注射，点眼もしくは暗室試験などの負荷により眼圧の変化をみた場合または眼圧計などを使用して前房水の流出率，産出量を測定した場合に，55点を加算する．精密眼圧測定は，年齢を考慮して算定する必要がある．若年者の画一的な請求は認められない．ステロイド点眼液を使用している場合，眼圧監視目的で月1回の検査は認められる．
D265	角膜曲率半径計測		84点	原則として，屈折異常の病名の初診時，眼鏡処方せん交付時および内眼手術前後に算定できる[*20]．角膜形状解析検査と同一月内に行った角膜曲率半径計測は算定できない．
D265-2	角膜形状解析検査		105点	初期円錐角膜などの角膜変形患者，角膜移植後の患者または高度角膜乱視（2ジオプトリー以上）を伴う白内障患者の手術前後に行われた場合に限り算定する．角膜移植後の患者については2か月に1回を限度として算定し，高度角膜乱視を伴う白内障患者については手術の前後各1回に限り算定する．角膜変形患者に対して行われる場合は，コンタクトレンズ処方に伴う場合を除く．翼状片手術の前後で算定できる．角膜形状解析検査は月1回に限り算定する．
D267	色覚検査	1. アノマロスコープまたは色相配列検査を行った場合	70点	2の場合には，ランタンテストおよび定量的色盲表検査が含まれるが，色覚検査表による単なるスクリーニング検査は算定しない．アノマロスコープと色相配列検査を併施した場合，70点＋70点が算定できる．
		2. 1以外の場合	48点	

[*18] 負荷調節検査は，石原式近点計による連続近点測定，アコモドポリレコーダーその他の精密調節計による測定，読書負荷前後の調節近点を測定した場合が主な算定例である．

[*19] 負荷調節検査の対象となるのは，眼精疲労，VDT（visual display terminal）症候群，テクノストレス眼症，調節緊張，調節衰弱などである．

[*20] 屈折異常の病名の初診時に角膜曲率半径計測を算定した場合，眼鏡処方せん交付時でも同月再診時での再度の算定は過剰である．

（表1のつづき）

D268	眼筋機能精密検査および輻湊検査*21	48点	マドックス（Maddox）による複像検査，正切スカラによる眼位の検査，プリズムを用いた遮閉試験（交代遮閉試験），Hess赤緑試験，輻湊近点検査，および視診での眼球運動検査（遮閉-遮閉除去試験，9方向眼位検査，固視検査，Bielschowsky頭部傾斜試験およびParksの3ステップテスト）などをいう．
D269	眼球突出度測定	38点	
D269-2	光学的眼軸長測定	150点	光学的眼軸長測定と"超音波検査1．Aモード法"の同時算定の可否については，解釈が分かれている．
D215	超音波検査（記録に要する費用を含む） 1．Aモード法	150点	
D270-2	ロービジョン検査判断料	250点	身体障害者福祉法別表に定める障害程度の視覚障害を有するもの（ただし身体障害者手帳の所持の有無を問わない）に対して，眼科学的検査（D282-3を除く）を行い，その結果を踏まえ，患者の保有視機能を評価し，それに応じた適切な視覚的補助具（補装具を含む）の選定と，生活訓練・職業訓練を行っている施設などとの連携を含め，療養上の指導管理を行った場合に限り算定する．月1回に限り算定する．施設基準の届出が必要である．
D271	角膜知覚計検査	38点	
D272	両眼視機能精密検査，立体視検査（三杆法またはステレオテスト法による），網膜対応検査（残像法またはバゴリニ〈Bagolini〉線條試験による）	48点	適応病名があれば，両眼視機能精密検査，立体視検査，網膜対応検査の三つの検査が同時算定可能である．
D274	前房隅角検査	38点	前房隅角検査とは，隅角鏡を用いて行う前房隅角検査であり，緑内障などの場合に行う．圧迫隅角検査は，狭隅角や隅角癒着例に行う．
D275	圧迫隅角検査	76点	
D277	涙液分泌機能検査，涙管通水・通色素検査	38点	涙液分泌機能検査は，涙液層破壊時間の測定のみでは算定できない．涙管通水・通色素検査は，白内障術前検査として1回は算定できる．
D279	角膜内皮細胞顕微鏡検査	160点	内眼手術，角膜手術における手術の適応の決定および術後の経過観察*22．円錐角膜または水疱性角膜症の患者に対する角膜状態の評価の際に算定する．

[*21] 眼筋機能精密検査と輻湊検査をあわせて行った場合に算定する．

[*22] 通常，術後は3か月まで1か月ごとに1回，その後の6か月までに1回程度が限度である．他院で内眼手術が行われた患者では，初診時1回は算定できる．

(表1のつづき)

D280	レーザー前房蛋白細胞数検査		160点	対象はぶどう膜炎，内眼手術などである．白内障手術は術前1回，術後は通常の経過をたどっている例では，3か月以内で月1回を限度とする．頻回に検査を要する症例でも，週1回を限度とする．
D282	中心フリッカー試験		38点	視神経疾患の診断のために行った場合に算定する．緑内障や眼精疲労の病名では算定できない．
D282-2	行動観察による視力検査	1. PL（Preferential Looking）法	100点	PL（Preferential Looking）法は，4歳未満の乳幼児または通常の視力検査で視力測定ができない患者に対し，粟屋-Mohindra方式などの測定装置を用いて視力測定を行った場合に算定する．PL（Preferential Looking）法と乳幼児視力測定（Tellerカードなどによるもの）とをあわせて行った場合には，主たるもののみ算定する．
		2. 乳幼児視力測定（Tellerカードなどによるもの）[*23]	60点	
D282-3	コンタクトレンズ検査料	1. コンタクトレンズ検査料1	200点	コンタクトレンズ検査料は包括点数であり，コンタクトレンズ処方のために眼科学的検査を行った場合およびコンタクトレンズ装用者に対して眼科学的検査を行った場合は，例外を除いて個々の眼科学的検査を算定せず，コンタクトレンズ検査料を算定する．個々の眼科学的検査を算定するコンタクトレンズ検査料の例外を表2に示した．"緑内障の疑い"，"加齢黄斑変性の疑い"などの疑い病名では，個々の眼科学的検査を算定できない． コンタクトレンズ検査料を算定した場合，眼科学的検査の実施に伴い使用する薬剤，フィルムは算定できる．自院または開設者が同一であるなどの特別の関係がある他の医療機関で，過去にコンタクトレンズ検査料を算定した患者に対してコンタクトレンズ検査料を算定する場合は，初診料は算定せず再診料または外来診療料を算定する[*24]．過去の受診が確認できない場合は，初診料を算定する．コンタクトレンズ検査料を算定する場合，初診料および再診料の夜間・早朝等加算は算定できない． コンタクトレンズ検査料には施設基準がある．コンタクトレンズ検査料1を算定するためには届出が必要である．
		2. コンタクトレンズ検査料2	56点	

[*23] "Tellerカードなど"とは，Teller Acuity Cards®，東京女子医大第二式グレーティングカード，LEA Grating Acuity Test，Cardiff Acuity Testなどの縞視力を測定する医療機器を用いたものである．

[*24] コンタクトレンズ検査料に関連した初診料および再診料の算定に関して，保険者より多数の再審査請求がある．

表2 コンタクトレンズ装用者にコンタクトレンズ検査料以外の個々の眼科学的検査を算定する場合

1. 新たな疾患の発生（屈折異常以外の疾患の急性増悪を含む）によりコンタクトレンズの装用を中止し、コンタクトレンズの処方を行わない場合
2. 円錐角膜、角膜変形もしくは高度不正乱視の治療を目的としてハードコンタクトレンズの処方を行った場合
3. 9歳未満の小児に対して弱視、斜視もしくは不同視の治療を目的としてコンタクトレンズの処方を行った場合
4. 緑内障または高眼圧症の患者（治療計画を作成し診療録に記載するとともに、アプラネーショントノメーターによる精密眼圧測定および精密眼底検査を実施し、視神経乳頭の所見を詳細に診療録に記載した場合に限る）
5. 網膜硝子体疾患もしくは視神経疾患の患者（治療計画を作成し診療録に記載するとともに、散瞳薬を使用し、汎網膜硝子体検査または精密眼底検査、細隙灯顕微鏡検査〈前眼部および後眼部〉ならびに眼底カメラ撮影を実施し、網膜硝子体または視神経乳頭の所見を図示して詳細に診療録に記載した場合に限る）
6. 度数のない治療用コンタクトレンズを装用する患者
7. 眼内の手術（角膜移植術を含む）前後の患者

表3 眼科学的検査以外の検査の診療報酬と注意点

尿・糞便等検査				
D000	尿中一般物質定性半定量検査		26点	当該保険医療機関内で検査を行った場合に算定する.
D004	穿刺液・採取液検査	7. IgE定性（涙液）[*25]	100点	
D026	検体検査判断料	1. 尿・糞便等検査判断料	34点	
免疫学的検査				
D012	感染症免疫学的検査	35. アデノウイルス抗原定性（糞便を除く）	204点	
		36. 単純ヘルペスウイルス抗原定性（角膜）[*26]	210点	
D026	検体検査判断料	5. 免疫学的検査判断料	144点	

[*25] アレルギー性結膜炎の診断の補助を目的として判定した場合に、月1回に限り算定できる.

[*26] 角膜ヘルペスが疑われる角膜上皮病変を認めた患者に対し、イムノクロマト法により行った場合に算定する.

また，各都道府県で保険審査の実情に差がみられるので，各県の審査委員や健保担当理事に確認するのがよい[3,4]．さらに地方厚生局による個別指導は『医科点数表の解釈』のみに基づいて行われるため，日本眼科医会の見解や各都道府県の審査委員会での了解事項が否定されることもある．このような事情を理解したうえで，本項を

(表3のつづき)

微生物学的検査				
D018	細菌培養同定検査	5. その他の部位からの検体	140点	
D019	細菌薬剤感受性検査	1. 1菌種	170点	診療実日数1日で培養と薬剤感受性検査の両者を算定する場合は,"菌が検出されたが,患者が来院しなかった"などの注記が必要である[*27].
		2. 2菌種	220点	
		3. 3菌種以上	280点	
D026	検体検査判断料	6. 微生物学的検査判断料	150点	
D215	超音波検査(記録に要する費用を含む)	1. Aモード法	150点	Aモード法と断層撮影法を同一日に検査した場合は,主たる検査方法により1回として算定する[*28].UBM(ultrasound biomicroscope;超音波生体顕微鏡)は,超音波断層撮影(ロ.その他)で算定する.ただし,適応としてはそれほど多くはないので,UBM検査であることの注記が必要である.
		2. 断層撮影法(心臓超音波検査を除く) ロ. その他(頭頸部,四肢,体表,末梢血管など)	350点	

[*27] 月末の検査では,当月に培養検査と検査判断料を算定し,次月来院の際に薬剤感受性検査を算定する.次月に検査判断料は算定できない.次月に患者が来院しなかった場合は,実日数0で,"菌が検出されたが,患者が来院しなかった"などの注記をして薬剤感受性検査を算定する.

[*28] 同一検査を同一月に2回以上実施した場合もしくはAモード法と断層撮影法を同一月の別の日に行った場合,2回目以降の超音波検査は所定点数の100分の90に相当する点数を算定する.

参考にされたい.

検査の算定上の注意点

眼は対称器官であり,検査の点数は(片側)と規定されている場合[*29]以外は,両眼の検査に対する点数である.検査に使用した薬剤は算定できるが,処方料,調剤料,処方せん料および調剤技術基本料ならびに注射料は,算定できない[*30].

検査の診療報酬とその注意点

眼科学的検査およびそれ以外の検査の診療報酬とその注意点を表1,3にまとめる.

処方の診療報酬とその注意点(表4)

投薬の費用は,調剤料,処方料,薬剤料,特定保険医療材料料および調剤技術基本料に掲げる所定点数を合算した点数で算定する.ただし,処方せんを交付した場合は処方せん料に掲げる所定点数のみを算定する.

[*29] たとえば,精密眼底検査(片側),汎網膜硝子体検査(片側)などがある.

[*30] たとえば,屈折検査のために日点アトロピン®点眼液1%を事前に投与する場合,院内処方では薬剤料として検査の項目で算定し,院外処方では算定できない.院内処方では調剤料,処方料および調剤技術基本料が算定できず,院外処方では処方せん料が算定できない.

表4 処方にかかわる診療報酬と注意点

F000	調剤料*31	1. 入院中の患者以外の患者に対して投薬を行った場合	イ．内服薬，浸煎薬および頓服薬（1回の処方に係る調剤につき）	9点
			ロ．外用薬（1回の処方に係る調剤につき）	6点
		2. 入院中の患者に対して投薬を行った場合（1日につき）		7点
F100	処方料*32	1. 3種類以上の抗不安薬，3種類以上の睡眠薬，4種類以上の抗うつ薬または4種類以上の抗精神病薬の投薬（臨時の投薬等のものを除く）を行った場合		20点
		2. 1以外の場合であって，7種類以上の内服薬の投薬（臨時の投薬であって，投薬期間が2週間以内のもの，および区分番号A001に掲げる再診料の注12に掲げる地域包括診療加算を算定するものを除く）を行った場合		29点
		3. 1および2以外の場合		42点
	特定疾患処方管理加算*33	処方期間が28日以上（月1回）		65点
		処方期間が28日未満（月2回）		18点
F200	薬剤料	薬剤料は，表5の各区分ごとに所定単位につき，薬価が15円以下である場合は1点とし，15円を超える場合は10円またはその端数を増すごとに1点を加算する（表5）．1処方につき7種類以上の内服薬の投薬（臨時の投薬であって，投薬期間が2週間以内のものを除く）を行った場合には，所定点数の100分の90に相当する点数により算定する．		
F300	特定保険医療材料	材料価格を10円で除して得た点数を算定する．		
F500	調剤技術基本料*34（月1回）	1. 入院中の患者に投薬を行った場合*35		42点
		2. その他の患者に投薬を行った場合		8点
F400	処方せん料	1. 3種類以上の抗不安薬，3種類以上の睡眠薬，4種類以上の抗うつ薬または4種類以上の抗精神病薬の投薬（臨時の投薬等のものを除く）を行った場合		30点
		2. 1以外の場合であって，7種類以上の内服薬の投薬（臨時の投薬であって，投薬期間が2週間以内のもの，および区分番号A001に掲げる再診料の注12に掲げる地域包括診療加算を算定するものを除く）を行った場合		40点
		3. 1および2以外の場合		68点
		3歳未満の乳幼児に対して処方せんを交付した場合は，処方せんの交付1回につき3点を加算する．薬剤の一般的名称を記載する処方せんを交付した場合は，処方せんの交付1回につき2点を加算する*36．		
	特定疾患処方管理加算*33	処方期間が28日以上（月1回）		65点
		処方期間が28日未満（月2回）		18点

*31 麻薬，向精神薬，覚せい剤原料または毒薬を調剤した場合は，1点を加算する．

*32 入院中の患者以外の患者に対する1回の処方について算定する．麻薬，向精神薬，覚せい剤原料または毒薬を処方した場合は，1点を加算する．3歳未満の乳幼児に対して処方を行った場合は，3点を加算する．

*33 診療所または許可病床数が200床未満の病院で，入院中の患者以外の患者（別に厚生労働大臣が定める疾患を主病とするものに限る）に対して処方を行った場合に算定する．

*34 薬剤師が常時勤務する保険医療機関において投薬を行った場合（処方せんを交付した場合を除く）に算定する．

*35 調剤を院内製剤のうえ行った場合は，10点を加算する．

*36 一般名処方とは，単に医師が先発医薬品か後発医薬品かといった個別の銘柄にこだわらずに処方を行っているものであり，交付した処方せんに1品目でも一般名処方されたものが含まれていれば算定できる．この加算は，後発品のある薬剤を処方した場合に限り算定できる．したがって，後発品のない薬剤や後発品のみ存在する薬剤では算定できない．また，一般名とカッコ書きなどで銘柄名が併記されている場合も算定できない．

表5 薬剤料の単位

使用薬剤	単位
内服薬および浸煎薬	1剤* 1日分
頓服薬	1回分
外用薬	1調剤

*1回の処方において，2種類以上の内服薬を調剤する場合には，それぞれの薬剤を個別の薬包などに調剤しても，服用時点および服用回数が同じであるものについては，次の場合を除き1剤として算定する．
ア．配合不適等調剤技術上の必要性から個別に調剤した場合．
イ．固形剤と内用液剤の場合．
ウ．内服錠とチュアブル錠などのように服用方法が異なる場合．

表6 医薬品の適応外使用が認められる事例

成分名	主な製品名	適応外使用が認められる事例
アセチルコリン塩化物（塩化アセチルコリン）（注射薬）	オビソート®注射用	術中の迅速な縮瞳
アシクロビル（内服薬，注射薬）	ゾビラックス®顆粒，ゾビラックス®錠，ゾビラックス®点滴静注用，他後発品あり	単純ヘルペスウイルスまたは水痘・帯状疱疹ウイルス感染症である角膜ヘルペス，角膜内皮炎，桐沢型ぶどう膜炎
フルコナゾール（注射薬）	ジフルカン®静注液，他後発品あり	真菌性角膜炎，アカントアメーバ角膜炎または真菌による重篤な眼感染症に対する注射液の局所使用（点眼，結膜下注射，硝子体内注射，眼内灌流）または全身使用
トリアムシノロンアセトニド（注射薬）	ケナコルト-A®筋注用，関節腔内用水懸注	黄斑浮腫
コルヒチン（内服薬）	コルヒチン®錠	Behçet病
アシクロビル（注射薬）	ゾビラックス®点滴静注用，他後発品あり	急性網膜壊死
ミコナゾール（注射薬）	フロリードF®注，フロリードF®点滴静注用，他後発品あり	真菌性角膜炎，アカントアメーバ角膜炎
ジスチグミン臭化物（外用薬）	ウブレチド®点眼液	片眼弱視
プレドニゾロンコハク酸エステルナトリウム（注射薬）	水溶性プレドニン®	自己免疫性視神経炎
バラシクロビル塩酸塩（内服薬）	バルトレックス®錠，バルトレックス®顆粒	急性網膜壊死，ヘルペスウイルス性虹彩炎

（社会保険診療報酬支払基金のウェブサイトにある審査情報提供事例〈薬剤〉．）

適応と処方期間

投薬は，薬価基準に収載された薬剤を記載された適応症，用法，用量に従い処方することが原則である．薬価基準に収載されていない薬剤は，代替請求はもとより，保険外として実費で投薬することも，院外処方で投薬を指示することも違法となる[*37]．ヒアレイン®ミニ点眼液の保険請求は，Sjögren症候群またはStevens-Johnson症候群に伴う角結膜上皮障害に限られている．医薬品の適応外使用が認められる事例を示す（表6）．

処方期間は，保険医療機関及び保険医療養担当規則（第20条，二 投薬 ヘ）で，"投薬量は，予見することができる必要期間に従ったものでなければならない"と規定されている．予見することができる必要期間は，薬剤により異なり，医師としての判断もあるので画一的には決めにくい．

[*37] たとえば，ソフトサンティア®などがある．

カコモン読解 第21回 一般問題17

保険点数が片眼検査の2倍算定できる両眼検査はどれか．2つ選べ．
a 屈折検査　b 精密眼圧測定　c 精密眼底検査　d 精密視野検査　e 細隙灯顕微鏡検査

解説　眼は対称器官であり，検査の点数は（片側）と規定されている場合以外は，両眼の検査に対する点数である．問題で示された点数は，『医科点数表の解釈』で，下記のように記載されている．
a. D261 屈折検査 69点，b. D264 精密眼圧測定 82点，c. D255 精密眼底検査（片側）56点，d. D259 精密視野検査（片側）38点，e. D257 細隙灯顕微鏡検査（前眼部および後眼部）112点，D273 細隙灯顕微鏡検査（前眼部）48点となっている．

模範解答　c, d

カコモン読解 第21回 一般問題22

健康保険給付の対象になるのはどれか．
a OCT　b LASIK　c 差額ベッド代　d 通勤途中の眼外傷　e 交通事故による眼外傷

解説　a. OCTは"optical coherence tomography"の頭文字で，光干渉断層計という．"D256-2 眼底三次元画像解析 200点"が算定できる．
b. LASIKは，"laser in situ keratomileusis"の略である．この手術は，医科診療報酬点数表にはない．
c. 差額ベッド代を患者から徴収することは認められている．
d. 業務上災害または通勤災害により，労働者が負傷した場合，疾病にかかった場合，障害が残った場合，死亡した場合などについては，労災保険の扱いになる．
e. 自動車事故などの第三者行為によりケガをしたときの治療費は，本来加害者が負担するのが原則である．しかし，業務上や通勤災害によるものでなければ，健康保険を使い治療を受けることができるが，"第三者の行為による傷病届"をすみやかに提出する必要がある．このような場合，加害者側が支払うべき治療費などを健康保険が立て替えて支払うこととなり，後に被害者に給付した額を相手側に損害賠償金として請求するので，通常の健康保険給付とは異なる．

模範解答　a

（黒澤明充）

眼科領域の保険診療（手術）

文献は p.282 参照.

療養担当規則の認知

　保険診療は，保険者と保険医療機関の法的な契約に基づいて行われることが原則である．すなわち，保険医が，医療機関において，医師法，医療法，医薬品医療機器等法（旧 薬事法），健康保険法，などの規定をクリアし，療養担当規則を守り，医学的常識の範囲内で適切に，診療報酬点数表に定められたとおりに保険診療を行うことが義務づけられている．保険医の診療方針においては常に医学的な立場を堅持して，患者の心身の状態を観察し，心理的な効果を上げることができるように適切な指導をしなければならない．

　また特殊な療法，または新しい療法などについては，厚生労働大臣の定めるもののほかは行ってはならない．手術に関しては，"手術は，必要があると認めた場合に行う"と記載されている．したがって，手術は，必要があると認められた場合にのみ行わなければならない．手術はこれらの療養担当規則を守りながら行われなければならない．

保険診療の仕組み

　保険診療は図1のような仕組みになっている．被保険者（患者）

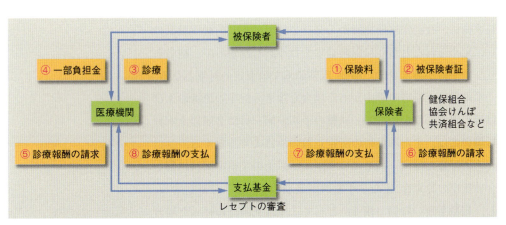

図1　保険診療の仕組み

表1　複数手術の特例

K259	角膜移植術	K279	硝子体切除術
		K280	硝子体茎顕微鏡下離断術
		K281	増殖性硝子体網膜症手術
		K282	水晶体再建術
K268	緑内障手術	K280	硝子体茎顕微鏡下離断術
		K281	増殖性硝子体網膜症手術
		K282	水晶体再建術
		K284	硝子体置換術
K282	水晶体再建術	K277-2	黄斑下手術
		K279	硝子体切除術
		K280	硝子体茎顕微鏡下離断術
		K281	増殖性硝子体網膜症手術

は保険料を納付し，健康保険組合などの保険者はこれをプールし，医療機関において，診察を受けた際，一部負担金を払う．医療機関は診療報酬明細書（レセプト）を支払基金や国保連合会などの審査支払機関に提出し，一部負担金以外の診療報酬を請求する．審査支払機関では医療機関からのレセプトを審査した後，保険者に送付される．保険者は支払基金を通じて医療機関に対して診療報酬を支払う．支払基金は医療機関から提出されたレセプトの病名と検査，投薬，処置，手術が正しく請求されているかどうかを審査している．

保険診療における手術に必要な知識

　眼科手術は，社会保険研究所から発行されている『医科点数表の解釈』に定められたとおりに保険請求を行う．したがって，病名と一致しない手術が請求された場合，保険請求では査定の対象となる．また，手術料は，特別の理由がある場合を除き入院中の患者および入院以外の患者にかかわらず，同種の手術が同一日に2回以上実施される場合には，主たる手術の所定点数のみにより算定する．

　同一手術野または同一病巣につき，二つ以上の手術を同時に行った場合の費用の算定は，主たる手術の所定点数のみにより算定する．ただし，複数手術の特例（表1）として二つ以上同時に行った場合の所定点数は主たる手術の所定点数と従たる手術（一つに限る）の

所定点数の100分の50に相当する点数とを合算して算定する．ただし，この場合においても，それぞれの病名をレセプトに記載しなければならない．

また，1眼に白内障および斜視があり両者に対する手術を同時に行った場合は，別に算定できる．ただし，斜視手術が保険給付の対象となる場合に限る．

同じ手術においても手術点数の異なる場合がある．網膜光凝固術については"1. 通常のもの（一連につき）"，"2. その他特殊なもの（一連につき）"と保険点数にかなりの開きがありレセプトの請求に関して注意が必要となる．

"一連"とは，治療の対象となる疾患に対して所期の目的を達成するまでに行う一連の治療過程をいう．たとえば，糖尿病網膜症に対する汎網膜光凝固の場合は，1週間程度の間隔で一連の治療過程にある数回の手術を行うときは，1回のみ所定点数を算定するものであり，その他数回の手術の費用は所定点数に含まれ，別に算定できない．

"その他特殊なもの"とは，網膜剝離裂孔，円板状黄斑変性症，網膜中心静脈閉塞症による黄斑浮腫，類囊胞黄斑浮腫および未熟児網膜症に対する汎網膜光凝固ならびに糖尿病網膜症に対する汎網膜光凝固術を行うことをいう．

硝子体手術に関しては，異なる手術点数があるため，病名を正確にレセプトに記載する必要がある．現在行われている硝子体手術では，水晶体再建術と同時に施行されているケースが多くなっている．このような場合，硝子体手術に対する病名と白内障の病名をレセプトに記載しなければならない．

また，増殖性硝子体網膜症手術を請求する場合には，増殖性硝子体網膜症，増殖糖尿病網膜症，未熟児網膜症，などの病名が必要である．

原則として，保険の審査においては病名と施行した手術が一致しない場合，査定の対象となるので注意が必要である．

診療報酬明細書（レセプト）作成時の注意事項

レセプトは当該月の請求となるため，診療開始日，傷病名，投薬，処置，手術，検査などを記載して作成する．作成したレセプトは支払基金において審査を受けて，保険者に送られる．

レセプトの審査は，書面審査または画面審査によるため，患者の

状態や手術の内容すべてを審査員は把握することはできない場合もある．特に手術の場合には術者により手術方法が異なるケースがあるため，複雑な手術を施行した場合には，その手術の内容をレセプトに詳しく記載する必要があり，これを症状詳記という．

　症状詳記は読みやすく，わかりやすい言葉で記載し，手術の内容と，その必要性を詳しく具体的に詳記することが望ましい．特に同月に2回の手術を施行したケースなどの場合には，その内容を詳しく記載する必要がある．たとえば，両眼の白内障手術を同月に施行した場合は，両眼それぞれの病名である白内障手術眼とそれぞれの手術施行日を記載する必要がある．また，原則として，白内障手術時の後嚢破損などに伴う合併症に対する硝子体切除術を行った場合，水晶体再建術と硝子体切除術の同時請求は認められない．ただし，水晶体脱臼および水晶体落下の場合は，この限りではない．また，左右眼で施行した手術が異なる場合には左右それぞれの病名，それぞれの手術施行日を記載しなければならない．

　手術時に使用する粘弾性物質に関しては，手術に対する適応やその使用量に制限があり，適応外の手術や規定以上の粘弾性物質を使用した場合には，査定の対象となる．また，粘弾性物質を規定以上に使用した場合，症状詳記を記載する必要がある．

　手術に必要な保険診療については，症例により手術方法やそれに使用する薬剤も異なるケースが多いため，一般的な手術方法以外の術式を行った場合，その術式に対しての症状詳記をすることが原則である．

　最後に，レセプトは医師のみが審査するとは限らず，各健保組合や国保連合会などに従事する職員によって細かく審査されることがある．昨今の経済状況に伴い，この審査に力を入れている場合も多く，再審査請求として支払基金に戻されることが多くなってきている．医師以外の人にも理解できるよう症状詳記することを，保険請求する医療機関や医師が意識して行う必要がある．

（谷内　修）

先進医療の動向について

先進医療とは

　国民皆保険制度のもとでは，保険診療と保険外診療を組み合わせて保険の適用とすることは，一部の例外を除いて認められていない．保険外診療を加えると，保険が使えなくなり，全額自費負担となる．先進医療は，この例外にあたる．先進医療特有の医療部分については保険が使われないが，入院料や検査料などの基本診療については保険が適用され，患者負担を軽くする狙いである．

先進医療AとB

　現在の先進医療の制度は，平成24（2012）年10月1日に，先進医療（第2項先進医療）と高度医療（第3項先進医療）とが一本化されて成立した．先進医療には，未承認あるいは適応外の医薬品・医療機器を用いない医療技術であるAと，未承認あるいは適応外の医薬品・医療機器を用いる医療技術であるBがある．また，Aには未承認あるいは適応外であっても人体への影響が小さいと考えられる検査薬などを用いた医療技術，Bには未承認あるいは適応外ではないが，特に重点的な観察・評価を要する医療技術も含まれている．先進医療Aは，先進医療ごとにとり決められた施設基準を満たした保険医療機関の届出により実施できるが，先進医療Bは実施が可能な保険医療機関であると厚生労働大臣に個別に認められる必要がある．先進医療会議にて保険併用の適否について判断されるが，先進医療Bではその内部組織である先進医療技術審査部会にて，試験計画の有効性や安全性について評価を受けなければならない[*1]．

　平成27（2015）年1月15日現在において暫定的ではあるが，先進医療Aは56技術，先進医療Bは44技術ある．暫定的とは，先進医療が一本化された際，第2項先進医療と第3項先進医療は，先進医療AとBに個別に振り分けられている．このうち，第2項先進医療から先進医療Bへの移行が適当と判断された医療技術は，まず先進医療Aとして実施され，平成28（2016）年3月31日までを移行

[*1] **今後の動向と課題**
本項ではそれほど触れていないが，先進医療は絶えず見直されて今の体制をとるようになった．現行の確立された治療では救われない人々の思いに応えるため，日々医療は進歩している．その先端的医療を，安全性を可能な限り確保しつつ実社会に届ける先進医療の役割は，これからも引き続き必要とされるが，治験との立ち位置については一層の検討が必要である．

表1　眼科関連の先進医療（平成27〈2015〉年1月15日現在）

先進医療	整理番号	技術名	先進医療平均費用（円）*	年間実施件数*
A	30	多焦点眼内レンズを用いた水晶体再建術	509,863	7,026
A	35	角膜ジストロフィーの遺伝子解析	24,200	14
A	38	網膜芽細胞腫の遺伝子診断	125,000	5
A	40	前眼部三次元画像解析	3,857	7,458
A	53	ウイルスに起因する難治性の眼感染疾患に対する迅速診断（PCR法）	−	−
A	54	細菌又は真菌に起因する難治性の眼感染疾患に対する迅速診断（PCR法）	−	−
B	29	自己口腔粘膜を用いた培養上皮細胞シートの移植	555,000	2
B	33	自己口腔粘膜及び羊膜を用いた培養上皮細胞シートの移植術	−	−

＊平成26（2014）年度実績報告（平成25〈2013〉年7月1日～平成26〈2014〉年6月30日）より．
PCR：polymerase chain reaction

期間として先進医療Bへ申請し承認を得ることとされているためである．眼科関連の先進医療を**表1**に示す．先進医療A，Bあわせて8件が承認されており，眼科の先端的医療に対するアクティビティの高さが表れていると実感する．先進医療特有の医療部分に必要となる平均費用は，先進医療総額と年間実施件数から算出しており，参考にしていただければ幸いである．なお，平成15（2003）年から先進医療の適用を受けていた"難治性眼疾患に対する羊膜移植術"は平成26（2014）年度診療報酬改定にて保険収載された．

新たな制度

　先進医療制度は，ドラッグラグ，デバイスラグ[*2]のさらなる解消や開発および実用化の促進に向け，運用の見直しを行っている．審査期間について，先進医療は半年程度必要としていたが，さらに迅速に行うため，平成25（2013）年11月より新たな制度を開始している．特定の分野において，技術面の審査を外部委託することで専門家による審査を受け，審査期間の短縮を実現する．医療上の必要性の高い抗癌薬から始め，再生医療や医療機器についても対象としていく予定である．そして，保険医療機関側のとり組みもすでに行われている．これまで先進医療の申請において数例の実績があることを求めてきていたが，臨床研究中核病院などであったり，治験が適切に実施できる体制が整備されていたりすると，医療技術や医療機関の特性に応じて，先進医療の実施を認めることとしている．

（今井浩二郎）

[*2] **ドラッグラグ，デバイスラグ**
海外で用いられている医薬品，医療機器がわが国で承認・販売されていないことを指す．治験開始の遅れ，治験実施期間，審査期間などの問題点が指摘されていたが，ラグは短縮されつつある．

混合診療の動向について

混合診療とは

　わが国では，1961年に国民皆保険制度[*1]が実現し，必要な医療は保険診療で受ける体制となった．財源として，保険料や税金が使われるため，有効性や安全性が確立された医療に給付される．一方，保険外診療は，有効性などが未確認である．このため，保険診療と保険外診療を組み合わせて実施する"混合診療"では，保険外診療部分のみならず，本来保険が適用される入院や検査代も，すべて自己負担となるのが原則である．

　この例外として，保険外併用療養費がある（表1）．健康保険法に定められている評価療養と選定療養である．評価療養は，保険導入のための評価を行うもので，先進医療や医薬品・医療機器の治験など7種類あり，選定療養は保険導入を前提としないもので，差額ベッドや時間外診療など10種類ある．

混合診療の解禁を求める動き

　混合診療の解禁については，2004年に設置された"規制改革・民間開放推進会議"にて強く求められた．海外で広く認められていながら国内では保険診療となっていない新しい医療技術を活用したいというニーズ，高額な先端的医療の受診機会が一般にも広がるという利点，そして安全性を確認し一部のみを容認するポジティブリスト方式では，医療現場の創意工夫などが促されない懸念などが挙げられた．医療界では，日本医師会が解禁に反対していたが，一方では，東京大学・京都大学・大阪大学の病院長が連名で規制緩和を求めていた．このとき厚生労働省は，無制限な混合診療の解禁には反対の姿勢を示した．

　これらの動きは2004年の厚生労働大臣と規制改革担当大臣による"いわゆる混合診療問題に係る基本的合意"により決着が図られた．"必要かつ適切な医療は基本的に保険診療により確保する"という国民皆保険制度の理念は変わらないが，一定のルールのもとで保

[*1] **国民皆保険制度**
国民が何らかの公的医療保険に加入している制度．わが国の健康長寿を支えてきたが，今後，高齢社会を迎え，いかに保険制度を維持するかが問題となっている．

表1 保険外併用療養費

評価療養（健康保険法第63条第2項第3号）	選定療養（健康保険法第63条第2項第4号）
保険導入のための評価を行うもの（7種類）	保険導入を前提としないもの（10種類）
先進医療	特別の療養環境（差額ベッド）
医薬品の治験に係る診療	歯科の金合金等
医療機器の治験に係る診療	金属床総義歯
医薬品医療機器等法（旧 薬事法）承認後で保険収載前の医薬品の使用	予約診療
医薬品医療機器等法（旧 薬事法）承認後で保険収載前の医療機器の使用	時間外診療
適応外の医薬品の使用（公知申請されたもの）	大病院の初診
	小児う蝕の指導管理
適応外の医療機器の使用（公知申請されたもの）	大病院の再診
	180日以上の入院
	制限回数を超える医療行為

険診療との併用が認められ，さらに保険外診療の保険導入における仕組みを示すこととなった．つまり，特定療養費制度に含まれていた高度先進医療と選定療養を"将来的に保険適用するための評価を行うか否か"により見直し，前述の評価療養と選定療養を導入した．

近年，混合診療を推進しようとする動きが，規制改革会議などで活発になってきている．新たな医療技術開発が進んでおり，患者が先端的医療を享受したいと考えていることや，環太平洋経済連携協定（trans-pacific partnership；TPP）への参加で保険外診療が拡大する見込みがあることなどによる．

2014年規制改革会議は患者申出療養を答申し，2015年5月に成立した"持続可能な医療保険制度を構築するための国民健康保険法等の一部を改正する法律案"（医療保険制度改革法案）に盛り込まれた．患者から未承認薬を使いたいとの申出があると臨床研究中核病院等の医療機関がその申出を倫理的・科学的に審議し，原則6週間以内に保険外併用療養として使用できるようにするもので，2016年度からの施行が目指されている．

混合診療を推進する考え

混合診療が拡大すると，① 自由に価格設定ができるため，産業界において技術革新へ向けた積極的な投資が行われやすいというこ

と，②医療分野・保険金融市場などにおける経済の活性化が見込めるということ，③海外の新しい医療技術を意欲的にとり入れることが可能になるということ，④公的医療費は抑制できると考えられること，⑤治療の選択肢が増えるということ，などがある．

混合診療の解禁に反対する考え

反対の考えとしては，①"必要かつ適切な医療は基本的に保険診療により確保する"という，国民皆保険制度の理念に反しているということ，②新しい薬や技術が保険収載を目指さなくなり，歯科治療のように保険診療が縮小してしまうおそれがあること，③有効性や安全性の疑わしい医療が広がる可能性があること，④高額な保険外診療が必要以上に勧められることにより医療費全体が膨らむおそれがあること，⑤受けられる医療に所得格差が生まれる可能性があること，などがある．

まとめ

わが国の医療を支えてきた国民皆保険制度は，定期的にその保険対象を見直してはいるが，医療分野は急速に進歩しており，先端的医療へのアクセスが必ずしも保証されているとは限らない．医療は患者に対して有効かつ安全であることが第一であるが，国民が，先端的医療の恩恵を可能な限り早期に受けられるような社会であることが求められている．

（今井浩二郎）

視覚障害の認定と身体障害者福祉法

身体障害者福祉法の外側

　身体障害か否かを決める重要な法的要件は，現状では障害の"永続性"にある．もうそれ以上改善しないということが，身体障害者として認定される必要条件である．これを規定する法律が『身体障害者福祉法』で，ここに身体障害者とは"別表に掲げる身体上の障害がある18歳以上の者であって，都道府県知事から身体障害者手帳の交付を受けたもの"とある．ここでいう"別表"にその障害の規定がある．

　法令には，規定された"身体障害者"を守るようにとり決めがある．しかし，その規定に漏れた者は，その対象とはならない．身体障害者手帳は，このサービスを受けるためのライセンスといってもよい．しかし，それは同時に一般の人たちから明確に区別される対象としての証明書でもある．区別は差別のもとになる．差別をなくそうというのは，現代国家の民意となっているので，だれも異論を

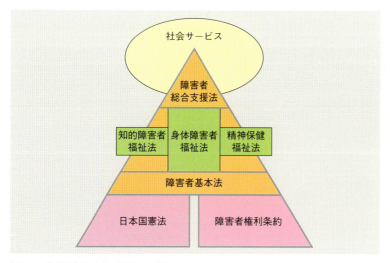

図1　身体障害者福祉法の外側
日本国憲法と障害者権利条約の理念の上に障害者基本法があり，その上に知的障害者福祉法，身体障害者福祉法，精神保健福祉法がある．しかし，その具体的な支援の内容については障害者総合支援法とその関連通知に規定される．そして，この支援が障害者の受ける社会サービスの重要な部分を占めている．

はさまないであろう．しかし，区別を排除した弱者救済はありうるのか．理念と現実の狭間で，福祉の現場は今揺れている．

　法令には，階層構造がある（図1）．"国の最高法規"たる憲法から始まって，大きな規定から次第に詳細な規定を明文化するようにできている．"法律"は，国会で可決して成立するが，それ以外にも行政機関が出す政令，省令，最高裁判所規則，地方自治体の議会が定める条例などさまざまな法令の階層がある．身体障害者福祉法には，障害者認定の規定が書かれているが，この法律の基礎として障害者基本法があり，さらにその基礎には日本国憲法がある．

　日本国憲法の第25条"すべて国民は，健康で文化的な最低限度の生活を営む権利を有する．国は，すべての生活部面について，社会福祉，社会保障及び公衆衛生の向上及び増進に努めなければならない"と第13条"すべて国民は，個人として尊重される．生命，自由及び幸福追求に対する国民の権利については，公共の福祉に反しない限り，立法その他の国政の上で，最大の尊重を必要とする"は，障害者基本法の根拠となる．そして，それを土台として知的障害者福祉法，身体障害者福祉法と精神保健福祉法という三つの法律がある．つまり，障害者といっても知的障害者と身体障害者と精神障害者は法的に別々に扱われていた．ところが，平成18（2006）年に施行された障害者自立支援法においては，これら三つの障害を"区別しない"という理念から，これらが統合的に扱われるようになった．

　この理念の出どころは実は国内法ではなく，平成18（2006）年の第61回国連総会で採択された障害者権利条約であった．日本政府は平成19（2007）年にこれに署名しているが，平成26（2014）年1月20日にようやく批准書を国連に寄託した．この時点での批准国はすでに欧州連合と140か国を数えた．この大幅な批准の遅れは，国内法が，障害者権利条約に即していないというのが主な理由であった．そして，この批准を目標とした国内法整備の一環として，平成18（2006）年に障害者自立支援法が施行され，平成25（2013）年4月からは新たに障害者総合支援法[*1]が施行された．また，平成23（2011）年には，障害者基本法も改正され，対象となる"障害者"の定義が見直され，"身体障害，知的障害，精神障害（発達障害を含む）その他の心身の機能の障害がある者であって，障害及び社会的障壁（障害がある者にとって障壁となるような事物・制度・慣行・観念その他一切のもの）により継続的に日常生活，社会生活に相当な制限を受ける状態にある者"となった．

[*1] **障害者総合支援法**
障害者自立支援法に替わって制定された法律（平成25〈2013〉年4月施行）．身体障害，精神障害，知的障害に加え，難病がその対象に加わった．平成26（2014）年4月から障害程度区分が障害支援区分に改められた．

表 1　障害者権利条約（第26条　リハビリテーション）

1. 締約国は，障害者が，最大限の自立並びに十分な身体的，精神的，社会的及び職業的な能力を達成し，及び維持し，並びに生活のあらゆる側面に完全に受け入れられ，及び参加することを達成し，及び維持することを可能とするための効果的かつ適当な措置（障害者相互による支援を通じたものを含む）をとる．このため，締約国は，特に，保健，雇用，教育及び社会に係るサービスの分野において，包括的なリハビリテーションのサービス及びプログラムを企画し，強化し，及び拡張する．この場合において，これらのサービス及びプログラムは，次のようなものとする．
   a. 可能な限り初期の段階において開始し，並びに個人のニーズ及び長所に関する総合的な評価を基礎とすること．
   b. 地域社会及び社会のあらゆる側面への参加及び受入れを支援し，自発的なものとし，並びに障害者自身が属する地域社会（農村を含む）の可能な限り近くにおいて利用可能なものとすること．
2. 締約国は，リハビリテーションのサービスに従事する専門家及び職員に対する初期研修及び継続的な研修の充実を促進する．
3. 締約国は，障害者のために設計された支援装置及び支援技術であって，リハビリテーションに関連するものの利用可能性，知識及び使用を促進する．

　この大幅な法改正につながった障害者権利条約のなかに"リハビリテーション"に関する条項がある．医療現場のわれわれは，障害者関連法令の根幹を理解するために，この条項に目を通す必要がある（**表1**）．この条項のキーポイントは"リハビリテーションは，医療の範疇を越え，それを自発的に必要とする者には，総合的評価に基づき早期から地域で提供する必要がある"ということである．

身体障害者福祉法の内側

　身体障害者福祉法第1章第1条には，障害者総合支援法とともに活用されることが明記されている．そして，援護の実施者が市町村であることがうたわれている（第9条）．その第15条には，身体障害者手帳について"身体に障害のある者は，都道府県知事の定める医師の診断書を添えて，その居住地（居住地を有しないときは，その現在地）の都道府県知事に身体障害者手帳の交付を申請することができる"と規定されている．この都道府県知事の定める医師のことを俗に"15条指定医"という．援護の実施者が市町村であるのに対し，身体障害者手帳の交付者が都道府県知事であり，都道府県が行うことの一つに補装具の適合判定（第10条）があるため，現場では混乱させられることが多い．

　身体障害者手帳は，障害を有さなくなったときや死亡したときには，すみやかに返還しなければならない．また，診査を拒み忌避したときや身体障害者手帳を他人に譲渡または貸与したときには，都道府県知事は，身体障害者手帳の返還を命ずることができる．これ

表2 身体障害者福祉法 別表 (第4条, 第15条, 第16条関係, 視覚障害関連のみ抜粋)

一 次に掲げる視覚障害で, 永続するもの
1. 両眼の視力 (万国式試視力表によって測ったものをいい, 屈折異常がある者については, 矯正視力について測ったものをいう. 以下同じ) がそれぞれ0.1以下のもの
2. 一眼の視力が0.02以下, 他眼の視力が0.6以下のもの
3. 両眼の視野がそれぞれ10°以内のもの
4. 両眼による視野の二分の一以上が欠けているもの

表3 身体障害者福祉法施行規則 別表第5号 (厚生労働省令, 視覚障害関連のみ抜粋)

級		基準
一級		両眼の視力 (万国式試視力表によって測ったものをいい, 屈折異常のある者については, 矯正視力について測ったものをいう. 以下同じ) の和が0.01以下のもの
二級	1	両眼の視力の和が0.02以上0.04以下のもの
	2	両眼の視野がそれぞれ10°以内でかつ両眼による視野について視能率による損失率が95パーセント以上のもの
三級	1	両眼の視力の和が0.05以上0.08以下のもの
	2	両眼の視野がそれぞれ10°以内でかつ両眼による視野について視能率による損失率が90パーセント以上のもの
四級	1	両眼の視力の和が0.09以上0.12以下のもの
	2	両眼の視野がそれぞれ10°以内のもの
五級	1	両眼の視力の和が0.13以上0.2以下のもの
	2	両眼による視野の二分の一以上が欠けているもの
六級		一眼の視力が0.02以下, 他眼の視力が0.6以下のもので, 両眼の視力の和が0.02を超えるもの

に応じなかった場合は, "3月以下の懲役又は10万円以下の罰金に処する (第48条)", また "偽りその他不正な手段により, 身体障害者手帳の交付を受けた者又は受けさせた者は, 6月以下の懲役又は20万円以下の罰金に処する (第47条)" とある.

視覚障害の基準: 次に視覚障害の身体障害者手帳の基準を示す "別表" に視点を移したい. まず, 身体障害者福祉法別表にある視覚障害の基準は, **表2**にあるように, 大まかなものである. しばしば目にする基準は, これではなく, 厚生労働省令の身体障害者福祉法施行規則に規定される (**表3**). わが国の視覚障害の規定の特徴は, 各級における "両眼の視力の和" と六級の基準にある. これらは, いずれも片眼失明者に有利にできている. 身体障害者福祉法が施行された昭和24 (1949) 年は, 終戦直後であり, 傷痍軍人が日常的に存在していた. 戦争で傷ついた者を救済することが, この法律の主眼

であったことは容易に想像できる．外傷は両眼に生じるよりも片眼に生じやすい．戦争で片眼を傷つけられた者のよいほうの眼の矯正視力が若干下がれば，その対象としようというのが六級である．両眼の視力の和が同じ0.2であっても，片眼失明者のよいほうの眼の矯正視力は0.2であるのに対し，疾患で両眼に視力低下がある場合，双方が0.1で相同となる．これは，当時の社会情勢を考えればわからないでもないが，すでに戦後70年を迎えようとしている現在では，すでにあてはまらなくなっている．

視野障害の基準：さらに，視野障害の視能率による損失率について疑問を感じる眼科医は，実に多い．まず，視野検査の手法における規定が不明確である．これを規定する文章は，また別の場所に記載されている．『身体障害認定基準及び認定要領～解釈と運用』（中央法規出版）という書籍に詳しい記載がある．ここには，Goldmann視野計のI-4視標で周辺視野を測定し，これが10°以内の場合は四級以上とし，次にI-2視標を用いて測定して，この値で視能率による損失率を計算すると記載されている．視力検査についても"万国式試視力表又はこれと同一の原理に基づく試視力表により，標準照度を400～800ルクスとし，試視力表から5mの距離で視標を判読することによって行う"と記載がある．これらは，厚生労働省社会・援護局障害保健福祉部長通知等によって周知された内容をもとにしている．15条指定医は必読である．

視覚障害関連サービス：さて，障害等級が決まっても，身体障害者福祉法に直接規定されているサービスは，ほとんどなく，補装具および施設利用にかかわる規定さえ障害者総合支援法による．また，交通運賃に関するものとして，身体障害者手帳に1種と2種の違いがある．身体障害者手帳3級まではすべて1種であり，5級以下は2種となる．4級では視力障害のときは1種で，視野障害のときは2種となる．1種と2種では交通運賃の割引率が異なる．このような公共料金の割引や税制の優遇は，個別のルールで規定されている．その際，身体障害者手帳の等級が使用されているが，これはあくまで便宜的な転用にすぎない．視覚障害関連サービスの主なものを**表4**に記す．

障害認定の現状とこれから

平成25（2013）年4月に施行された障害者総合支援法により，障害認定は二つの大きな方向転換の岐路に立たされている．一つは，

表4 視覚障害関連サービス

	制度	申請窓口	対象等級
身体障害者手帳の等級を活用しているもの	視覚障害者更生施設の利用	市町村障害福祉担当	手帳があれば可（障害者総合支援法に規定されている）
	補装具・日常生活用具の給付	市町村障害福祉担当	
	ホームヘルプ	市町村障害福祉担当	
	NHK放送受信料半額免除	市町村障害福祉担当およびNHK	視覚障害者
	タクシー料金	タクシー運転手	実施は自治体による，している場合は手帳があれば可
	所得税・住民税・相続税の優遇	税務署	特別障害者：身障1, 2級 障害者：身障3〜6級
	生活保護の障害者加算	市町村生活保護担当	1〜3級
	医療費の一部負担金	市町村障害福祉担当	手帳等級を利用（基準は市町村で異なる1, 2級または1〜3級）
	有料道路通行料金の割引	市町村障害福祉担当	等級を活用し独自に規定
	旅客鉄道株式会社等の旅客運賃の割引	各鉄道会社など	1種：1〜3級と4級の1 2種：1種以外の者
	航空旅客運賃の割引	各航空会社	1種：1〜4級 （業者・路線による）
	駐車禁止除外車両指定	警察署	1〜3級と4級の1
身体障害者手帳の等級とは個別の基準をもつもの	障害年金	年金事務所	独自の基準
	生命保険の高度障害特約	各保険会社の営業担当	独自の基準
	自動車損害賠償保障法の障害認定基準	損害保険会社	独自の基準
	同行援護	市町村障害福祉担当	独自の基準
	労災保険	労働基準監督署	独自の基準
利用者の障害の有無によらないもの	点字郵便物	郵便局	手帳の有無によらず

今回から難病[*2]が障害に仲間入りしたということから生じる．難病のなかには，日によって季節によって症状が大きく変わるものがある．その場合，最も重篤な症状であったときに認定基準を満たしていればサービスを受けることができる．ここで，大きな問題は，この判定基準が，これまでの障害認定の大前提であった"永続性"と矛盾するという点にある．

もう一つの岐路は，平成26（2014）年4月から施行された障害支援区分による．それまで使用されていた障害程度区分が障害の医学

[*2] 難病
障害者総合支援法の対象となる難病は，平成27（2015）年7月より，306疾患が対象となった．難病であれば，身体障害者手帳を取得しなくてもサービスが受けられる．

モデルであったのに対し，障害を社会モデル*3 で評価しようと改定された．医師意見書およびその記載の手引きには，視力や視野はおろか視覚障害に関する配慮を求めるような記載は一切みられない．一方，調査員マニュアルには，視力確認表なる，人差し指を伸ばした左手の線画を使って視力を評価するようにと記述されているが，きわめて大雑把なものでしかない．視力と視野は自覚的検査とはいえ，再現性の高い優れた指標である．また，両者とも心理的要因からの影響が，口頭での訴えに比べればずっと小さい．視力・視野よりも再現性と妥当性の高い，しかも社会モデルに即した指標が提案されるまでは，これらによる判定法を覆すわけにはいかないのではないだろうか．

＊3 社会モデル
障害者が日常受ける制限は，さまざまな社会環境との相互作用や社会との関係性のありかたによって生ずるものと考える認識のこと．これを踏まえ，障害のとらえかたや障害者の範囲，障害者への各種支援制度などが見直されつつある．

カコモン読解　第23回 一般問題22

身体障害者福祉法で定められた視覚障害の程度判定で正しいのはどれか．2つ選べ．
a 6級には視野障害の項目はない．
b 視覚障害は1級から7級まである．
c 正面視での複視は6級に相当する．
d 10°以内の求心性視野狭窄では視能率を算出する．
e Goldmann視野計を用いる場合，周辺視野測定にはI/2の視標を用いる．

解説　視覚障害は1級から6級まであり，そのうち視野障害での規定があるのは2級から5級までである．複視の有無そのものは，身体障害者福祉法で定められた視覚障害の程度判定には採用されていない．しかし，両眼を同時に使用できない複視の場合は，非優位眼の視力を0としてとり扱う．Goldmann視野計を用いる場合，周辺視野測定にはI/4の視標を用い，視能率の計算にはI/2の視標を用いる．

模範解答　a，d

（仲泊　聡）

ロービジョン補助具と公的補助

障害者総合支援法による補助具

　ロービジョン者の生活の質（quality of life；QOL）を高めるには，歩行，文字の読み書き，その他日常生活のさまざまな場面において補助具の有効活用が重要である．歩行では白杖（盲人安全つえ），遮光眼鏡，懐中電灯（フラッシュライト），文字の読み書きでは眼鏡，遮光眼鏡，拡大鏡，弱視眼鏡などの光学的補助具や拡大読書器，さらには学習環境を整備する斜面机，拡大本などの非光学的補助具，パソコンが，その他の日常生活用品では音声，触覚，色覚を活用した種々の便利グッズや携帯電話，iPad などの情報機器がある．

　ここでは，『障害者の日常生活及び社会生活を総合的に支援するための法律』（障害者総合支援法）に基づく公的補助のある補装具と日常生活用具について述べる．表1 にそれぞれの定義を示す．これら補助具の相談・申請先は，居住地の福祉事務所，市区町村障害福祉担当課などとなる．

　なお，平成25（2013）年4月1日施行の障害者総合支援法では，障害者・児の範囲に，"難病患者等（治療方法が確立していない疾病その他の特殊の疾病であって政令で定めるもの[*1]による障害の程度が厚生労働大臣が定める程度[*2]である者）"が追加された．これにより，難病患者などで，症状の変化などにより身体障害者手帳を

[*1] 対象疾病は，"障害者総合支援法施行令別表"を参照のこと．障害福祉サービス等の対象疾病は，当初の対象130疾病から平成27（2015）年7月1日には332疾病に拡大された．このなかには，円錐角膜，黄斑ジストロフィ，加齢黄斑変性，網膜色素変性症，ベーチェット（Behçet）病などが含まれる．

[*2] 障害の程度は，"特殊の疾病による障害により継続的に日常生活又は社会生活に相当な制限を受ける程度（平成25〈2013〉年1月18日厚生労働省告示第7号）"とされている．

表1　補装具と日常生活用具の定義

補装具 （障害者総合支援法施行規則第6条の20）	日常生活用具 （平成18〈2006〉年9月29日　厚生労働省告示第529号）
以下のいずれにも該当すること	以下の要件をすべて満たす，6種類の用具
障害者等の身体機能を補完し，又は代替し，かつ，その身体への適合を図るように製作されたものであること	障害者等が安全かつ容易に使用できるもので，実用性が認められるもの
障害者等の身体に装着することにより，その日常生活において又は就労若しくは就学のために，同一の製品につき長期間にわたり継続して使用されるものであること	障害者等の日常生活上の困難を改善し，自立を支援し，かつ，社会参加を促進すると認められるもの
医師等による専門的な知識に基づく意見又は診断に基づき使用されることが必要とされるものであること	用具の製作，改良又は開発に当たって障害に関する専門的な知識や技術を要するもので，日常生活品として一般に普及していないもの

表2　視覚障害者用補装具の種目一覧表[*1]

種目	名称	基本構造	価格（円）[*2]	耐用年数（年）
盲人安全つえ	普通用		1,650〜3,550	2〜5
	携帯用		3,550〜4,400	2〜4
	身体支持併用[*3]		3,800	4
義眼	普通義眼		17,000	2
	特殊義眼		60,000	
	コンタクト義眼		60,000	
眼鏡	矯正眼鏡	6D未満	17,600	4
		6D以上10D未満	20,200	
		10D以上	24,000	
	遮光眼鏡	前掛け式	21,500	
		6D未満20D以上	30,000	
	コンタクトレンズ		15,400	
	弱視眼鏡	掛けめがね式	36,700	
		焦点調整式	17,900	

[*1] "補装具の種目，購入又は修理に要する費用の額の算定等に関する基準"（平成18〈2006〉年9月29日 厚生労働省告示第528号，最終改正 平成27〈2015〉年3月31日）．

[*2] ① 眼鏡の価格はレンズ2枚1組とし，枠を含む．
② 矯正眼鏡で乱視を含む場合は片眼または両眼にかかわらず4,200円増しとする．
③ コンタクトレンズの価格はレンズ1枚とする．
④ 弱視眼鏡（掛けめがね式）で高倍率（3倍率以上）の主鏡を必要とする場合は，21,800円増しとする．

[*3] 身体支持併用は，視覚障害と下肢障害がある場合などに身体を支える目的で使用される太く短めの杖で，杖の先端には滑り止め用のゴム状キャップがついている．

取得できないが一定の障害がある人は，障害者総合支援法に基づく障害福祉サービスなどを利用できることとなった．上記サービスを受けるには，対象となる疾患に罹患していることを示す書類（特定疾患医療受給者証，医師の診断書など）を居住地の市区町村の担当窓口に持参して支給申請を行うことが必要である．

補装具費支給

補装具は現物給付ではなく，補装具の購入または修理に係る費用が支給される．補装具の種目や購入費，修理費の算定などに関する具体的事項は"補装具の種目，購入又は修理に要する費用の額の算定等に関する基準"（平成18〈2006〉年9月29日 厚生労働省告示第528号）に記載されている．視覚障害者用補装具の種目・公的補助の基準価格・耐用年数を表2に示す．利用者負担額は補装具の購入または修理に要した額（または基準価格）の原則1割（市町村民税所得割額46万円以上の者は支給対象外）とされている．表2の種目のうち盲人安全つえ（白杖）を除く義眼・眼鏡の補装具費支給を受けるには，申請書のほか医師の意見書を居住地の福祉事務所，市区町村担当課などに提出することが必要である．

また，補装具費支給対象となる補装具の個数は原則1種目1個で

表3 遮光眼鏡の対象者（厚生労働省通知"補装具費支給事務取扱指針"）

1. 羞明をきたしていること．
2. 羞明の軽減に，遮光眼鏡の装用により優先される治療法がないこと．
3. 補装具費支給事務取扱指針に定める眼科医による選定，処方であること．

この際，下記項目を参照のうえ，遮光眼鏡の装用効果を確認すること．（意思表示できない場合，表情，行動の変化などから総合的に判断すること．）
- まぶしさや白んだ感じが軽減する
- 文字や物が見えやすくなる
- 羞明によって生じる流涙などの不快感が軽減する
- 暗転時に遮光眼鏡をはずすと暗順応が早くなる

遮光眼鏡とは，羞明の軽減を目的として，可視光のうちの一部の透過を抑制するものであって，分光透過率曲線が公表されているものであること．

遮光眼鏡については，補装具費支給事務取扱指針の平成25（2013）年3月15日付改正により，これまでの要件であった"視覚障害により身体障害者手帳を取得していること"は削除され，"難病患者等に限り身体障害者手帳を要件としないものであり，それ以外は視覚障害により身体障害者手帳を取得していることが要件となる"と，一部改正された．

あるが，身体障害者・児の状況などを勘案して職業上または教育上など特に必要と認めた場合は，2個とすることができる*3．ただし，医学的判定を要しないと認める場合を除き，都道府県の身体障害者更生相談所に助言を求めることとなっている．さらに，高倍率の弱視眼鏡は職業上または教育上，真に必要な者が対象とされている．

なお，遮光眼鏡の対象者は，厚生労働省通知"補装具費支給事務取扱指針"により**表3**の要件を満たす者と規定されている．

日常生活用具給付

厚生労働省告示では，日常生活用具は，介護・訓練支援用具，自立生活支援用具，在宅療養等支援用具，情報・意思疎通支援用具，排泄管理支援用具，居宅生活動作補助用具（住宅改修費）の6種類に分類される．日常生活用具給付等事業は市区町村が地域の実情に合わせて実施する市町村地域生活支援事業のメニューのひとつであることから，実際の種目や適用要件は実施主体の各市区町村によって異なり*4，詳細は各自治体に確認する必要がある．告示による視覚障害対象者の種目例*5では，自立生活支援用具に電磁調理器，歩行時間延長信号機用小型送信機を，在宅療養等支援用具に盲人用体温計，盲人用体重計を，情報・意思疎通支援用具に点字ディスプレイ，点字器，点字タイプライター，視覚障害者用ポータブルレコーダー，視覚障害者用活字文書読上げ装置，視覚障害者用拡大読書器，盲人用時計，点字図書などを挙げている．

（郷家和子）

---

*3 日常生活の向上を図るために，遠見用と近見用の眼鏡を必要とするロービジョン者は多い．眼鏡に関しては補装具2個を認める範囲を職業上または教育上に限定せず，日常生活上も認めることが望まれる．

なお，参考資料として，補装具費支給に係るQ＆Aを下記に示す．

Q
眼鏡においては，「眼鏡」という種目の中に矯正眼鏡，遮光眼鏡など複数の構造が示されているが，補装具については，原則一種目について一個の支給とされているため，支給に当たっては，何れかの種目について一つと考えるべきか．

A
「眼鏡」という種目の中には，矯正眼鏡，遮光眼鏡など，それぞれ構造が異なった種類を規定しており，その用途も異なっているため，「眼鏡」という種目の中で複数支給することは可能である．

従って，眼鏡の支給に当たっては，個々の者の視覚障害の程度や生活環境等を踏まえることが必要であり，個々の状況に応じて，矯正眼鏡，遮光眼鏡，弱視眼鏡を同時に支給することもあり得る．

（平成26〈2014〉年3月31日 厚生労働省社会・援護局障害保健福祉部企画課自立支援振興室〈事務連絡〉．）

*4 日常生活用具として，音声ICタグレコーダー，タッチ式ボイスレコーダー，音声血圧計，音声血糖測定器，活字文書読上装置と拡大読書器一体型，色柄音声認識装置，超音波活用歩行電子機器などの給付実績がある．

*5 日常生活用具の種目などは，"平成18（2006）年9月29日厚生労働省告示第529号"を参照のこと．

Q&A 詐病が疑われたときの対応について教えてください

Answer 詐病を完全に診断するのは難しいことです．しかも，安易に診断書を書いたために保険金詐欺の手助けをしたことになり，刑事事件に関与する可能性もあります．必要と思われる検査を行い，記録に残し，診断書を書く際には自信をもって書けることだけを書くことが大切です．

詐病を疑う要素

詐病を疑うということは，患者の態度にすでに不審を感じているという状態だと考えられる．その状態とは，①症状の訴えすべてが外傷に責任があると患者が説明する，②患者は病態解明や治療には熱心ではない，③治療より診断書をもらおうとする，というような普段の診療ではみられない態度にあると考えられる．

通常，患者とは病気を抱え一日でも早く治りたい，この苦痛から解放されたいと願って来院する．しかし詐病の患者は違う．治療に対して熱心ではない患者が来院すると，医師はこの患者は何のために来院したのかと不審をもつ．そこで医師のほうから患者に対して，来院したいきさつや，さらになぜ診断書がいるのかを詳しくたずねてみると，④この病気になることによって，患者が，何らかの利益を得ることができる（疾病利得）状態であることが判明してくる．この①～④までがそろうと詐病の可能性が高くなってくるので，ここで患者の求めに応じて安易に診断書を書いてしまうと，裁判にかかわったり保険会社とトラブルになる可能性がある．

詐病を疑う場合の診療の進めかた

では，患者の強い要求に対してどのような態度で診察を進めていくのがよいのかとなると，まずは眼科学的検査をすべて行って異常所見の有無をチェックするのが基本となる．さらに記録を残すためにも，検査結果や写真を残すことが大切である．

もし，自分のクリニックで十分な検査ができないのであればMRIやHessチャートなどの設備のそろっている大学病院などへ紹介す

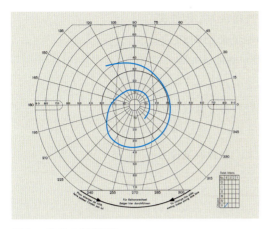

図1 らせん状視野

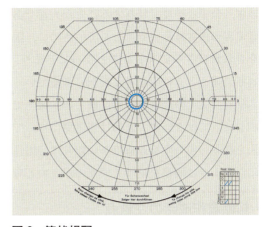

図2 管状視野
V-4, I-4, I-3のイソプタの大きさが一致している.

ることが必要となる.本当に治療してよくなりたいと願っている患者であれば他施設へ紹介することに抵抗しないが,詐病であれば行きたがらないこともある.

詐病の患者では,これ以上の検査を望まず診断書を求めてくることが多い.詐病を疑っているのであれば診断書を安易に書かないことが大切で,検査がさらに必要であることを説明して経過観察を指示するが,それでも断りきれなければ,診断名を断定せず,検査結果だけを書くことにするのがよい.さらに"症状と所見が合致しない"の一言をつけ加えてもよいだろう[*1].

心因性視覚障害との鑑別

詐病による視覚障害の診断で,鑑別するのに問題となるのが心因性視覚障害である.心因性視覚障害では見えていることを患者は意識できていないが,詐病では見えていることをしっかり認識していながら「見えていない」とうそをついている.一般的に心因性視覚障害では,子どもが多い[1].小児の心因性視覚障害では,視力検査で中和法によるトリック検査,らせん状視野(図1)や管状視野(図2)を示す動的視野検査で,診断を確定することができる.大人では視覚誘発電位(visual evoked potential;VEP)などの他覚的検査では正常である[2]のに,視力が悪いことが特徴となる.

外傷後に視覚障害を生じると,この原因が外傷にあるのか,外傷ストレスによる心因性視覚障害か,または詐病かの診断は大変難しくなる.原因が両者,またはすべてに関与している可能性もある.このような患者が診断書を求めてきた場合は,医師は詐病と決めつ

[*1] 診断書の交付義務(医師法第19条第2項)

診察若しくは検案をし,又は出産に立ち会った医師は,診断書若しくは検案書又は出生証明書若しくは死産証書の交付の求があつた場合には,正当の事由がなければ,これを拒んではならない.

診断書は診察に当たった医師のみが発行でき,診断書発行を拒むことができる正当な事由としては,以下のような場合が挙げられている.
1. 患者に病名を知らせることが好ましくないとき(癌告知が拒否されている場合など).
2. 診断書が恐喝や詐欺など不正使用されるおそれがあるとき.
3. 雇用者や家族など第三者が請求してきたとき.
4. 医学判断が不可能なとき.

文献はp.282参照.

けず，公平な態度で判断することが大切である．外傷後の心因性視覚障害の患者は障害で苦しんでいるのに，医師から犯罪者呼ばわりをされればさらにストレスとなってしまう．公正な態度で判断し，判断に迷うときには患者に有利に考えていくのがよいだろう．

　結局，成人の詐病の診断は難しい．裁判での"疑わしきは被告の利益に"ではないが，医師は患者側に立って"見えない"という原因を探り，明らかな詐病でない限りは心因性と考え，患者の気持ちに沿うように観察を続けていくのがよいと考える．

診断書作成時の注意点

最後に診断書を書くにあたっての注意点を述べる．

1. 診断書の最後には"以下余白"の文字を入れて，患者による改ざんを予防する．また所定の様式の診断書では，自分の記載した項目以外は黒ボールペンではっきりと斜線を引いておく．
2. 日時の記載は正確に書く．「もう一日入院していれば保険が下りるので，一日長く書いてください」と頼まれても断ることは自明である．診断書は公文書であるので，虚偽の記載は厳禁である．
3. 訂正は常に二本線を引いて行い，訂正前の記載内容が読めるようにしておく．
4. 診断書は2枚複写で書き，その1枚を必ずカルテに残す．また，保険会社などの書類であっても必ずコピーをとってカルテに貼って残しておく．

〈神野早苗〉

弱視・斜視の診療と児童福祉法

はじめに

　弱視，斜視および小児眼疾患の治療目標は，正常視力および両眼視機能の獲得である．視覚の感受性の高い小児期に発達を阻害する因子があれば，すみやかに除去，矯正を行わないと不可逆的な視覚障害をきたす．先天白内障，早期発症内斜視など0歳から手術や屈折矯正を行うべき疾患もあり，弱視治療は小児期を通じて必要となるため，成人に起こる眼疾患とは異なる医療体制が求められる．手術治療には以前から児童福祉法による育成医療が提供されてきたが，近年，医学的"弱視"の概念が広く一般に認知され，治療に不可欠な眼鏡に対し保険給付が認められるようになった[1]．これは医療者や保護者の努力の結実であり[2]，十分に理解し活用していくよう心掛けたい．

文献はp.282参照.

治療用眼鏡の療養給付[1,2]

　2006（平成18）年4月1日より，小児の弱視，斜視および先天白内障術後の屈折矯正の治療用として用いる眼鏡およびコンタクトレンズ（CL）の作成費用が健康保険の適用となった[*1]．療養費の支給対象や申請方法は下記のとおりである．処方の際に患者家族へ説明し，パンフレットを準備しておくとわかりやすい．

対象年齢：9歳未満．ただし，再給付は5歳未満では前回申請から1年以上後（年に1回給付），5歳以上では前回申請から2年以上後（2年に1回給付）である．したがって，眼鏡やCLのつくり替えや追加注文の際に毎回申請ができるわけではない．

支給対象：弱視，斜視，先天白内障術後の屈折矯正（小児弱視等）の治療用として用いる眼鏡およびコンタクトレンズ（治療用眼鏡等）が支給対象である．一般的な近視，遠視，乱視に用いる矯正眼鏡やアイパッチ，Fresnel（フレネル）膜プリズムは対象外である．

必要書類と申請方法：表1の書類①～③をそろえて，加入している健康保険の窓口等に提出する．②については，眼科医が発行する処方箋に検査結果（"治療用眼鏡等"を装用後の視力等）を記入した

[*1] **厚生労働省保険局長，医療課長**
小児弱視等の治療用眼鏡等に係る療育費の支給，留意事項について（保発第0315001号，保医発第0315001号；平成18〈2006〉年3月15日）.

表1　治療用眼鏡の療養給付申請のための必要書類

①	療養費支給申請書（加入している健康保険の窓口等にある）
②	眼科医の"治療用眼鏡等"の作成指示書の写し，および検査結果（図1）
③	購入した"治療用眼鏡等"の領収書

弱視等治療用眼鏡等作成指示書

氏名：　　　　　　　　年齢：　　歳（男・女）

住所：

Ⅰ．種類（○で囲む）：眼鏡

コンタクトレンズ（ハード・ソフト）

Ⅱ．度数及び用法

1．眼　鏡

	S（球面）	C（円柱）	A（軸）	近用加入度	PD（瞳孔距離）	用　法
右					mm	遠用・近用
左					mm	遠近両用

2．コンタクトレンズ

右		用法	遠用・近用・遠近両用
左			

Ⅲ．備考（眼鏡等を必要とする理由）

1．疾病名

2．治療を必要とする症状及び患者の検査結果

右眼視力：

左眼視力：

年　　月　　日

医療機関

医師氏名　　　　　　　　印

図1　弱視等治療用眼鏡等作成指示書（日本眼科社会保険会議製）

（http://www.nichigan.or.jp/member/syaho/ryoyohi.jsp）

ものでもよいが，日本眼科社会保険会議製の弱視等治療用眼鏡等作成指示書（**図1**）を活用するとよい．療養費の支給が認められた場合に，振込先の口座番号と印鑑が必要である．

申請窓口は加入している保険団体によって異なり，全国健康保険協会（協会けんぽ）は各年金事務所，国民健康保険は市区町村の国民健康保険課，健康保険組合は各事務局となる．

給付金額：基準額は，児童福祉法の規定に基づく補装具の種目における眼鏡 36,700 円，CL（1 枚）15,400 円の 100 分の 103 に相当する額を支給の上限とする．

保険者の審査によって，後日支払額の 7 割（もしくは 8 割）が給付額として還付される．購入額が基準額以下の場合は，購入額の 7 割であるが，購入額が基準額の上限（眼鏡 37,801 円，CL 15,862 円）を超える場合には，一律（眼鏡 26,460 円，CL 11,103 円）となる．各保険者によって対応が異なることがあるため，詳細は各健康保険窓口（健康保険証にある保険者連絡先）へ問い合わせる．

その他：乳幼児医療の対象となる年齢の場合，自己負担 3 割額（もしくは 2 割）が各自治体から支給されることがある．乳幼児医療費助成の申請については，各自治体窓口へ照会する．

一方，療養費支給に該当しない場合，治療のために必要な眼鏡は，年齢を問わず，その購入費用について医療費控除の対象となることが認められている[3)] *2.

*2 平成元（1989）年 9 月 20 日に厚生省から正式見解が示された．弱視，斜視，白内障，緑内障，調節異常，不等像性眼精疲労，変性近視，網膜色素変性症，視神経炎，網脈絡膜炎，角膜炎，角膜外傷，虹彩炎を疾患名として，治療を必要とする症状を明記した医療費控除用処方箋の写しと領収書を確定申告書に添付すると，医療費控除の対象となる．

表2 育成医療の対象となる障害と標準的な治療の例（厚生労働省：自立支援医療〈育成医療〉の概要）

対象となる障害		標準的な治療の例
1. 視覚障害		白内障，先天性緑内障
2. 聴覚障害		先天性耳奇形 → 形成術
3. 言語障害		口蓋裂等 → 形成術
		唇顎口蓋裂に起因した音声・言語機能障害を伴い鼻咽腔閉鎖機能不全に対する手術以外に歯科矯正が必要 → 歯科矯正
4. 肢体不自由		先天性股関節脱臼，脊椎側彎症，くる病（骨軟化症）などに対する関節形成術，関節置換術
		義肢装着のための切断端形成術
5. 内部障害	心臓	先天性心疾患 → 弁口，心室心房中隔に対する手術
		後天性心疾患 → ペースメーカー埋込み手術
	腎臓	腎臓機能障害 → 人工透析療法，腎臓移植術（抗免疫療法を含む）
	肝臓	肝臓機能障害 → 肝臓移植術（抗免疫療法を含む）
	小腸	小腸機能障害 → 中心静脈栄養法
	免疫	HIV による免疫機能障害 → 抗 HIV 療法，免疫調節療法，その他 HIV 感染症に対する治療
	その他の先天性内臓障害	先天性食道閉鎖症，先天性腸閉鎖症，鎖肛，巨大結腸症，尿道下裂，停留精巣（睾丸）など → 尿道形成，人工肛門造設などの外科手術

(http://www.mhlw.go.jp/bunya/shougaihoken/jiritsu/ikusei.html)

自立支援医療（育成医療）

　児童福祉法による育成医療は，平成18（2006）年4月1日に障害者自立支援法による自立支援医療として新たに制定された．

　厚生労働省が示す自立支援医療の概要は，18歳未満の障害児，または障害に係る医療を行わないときは将来障害を残すと認められる疾患がある児童で，その身体障害を除去，軽減する手術などの治療によって確実に効果が期待できるものに対して，生活の能力を得るために必要な自立支援医療費の支給を行うものとされている．

　対象となる障害（**表2**）には視覚障害が含まれており，眼科的な手術等の治療費に対して適用される．白内障，緑内障のほか，視機能に障害を残すと考えられる斜視，眼瞼疾患なども医師の意見書をもとに対象疾患となりうる．

　医療費助成が受けられるのは，全国の指定された育成医療機関である．給付は医療保険の残額から自己負担額を控除した額であり，

自己負担額には世帯の所得に応じた月額上限額が設置されている．申請方法は下記のとおりであるが，対象，申請方法，公的負担額の詳細については，実施主体となる居住地の市区町村へ照会する必要がある．

必要書類と申請方法：表3の書類①〜⑤をそろえて居住地の市区町村の窓口に提出し，治療開始前に申請する．手続きが遅れると医療費の助成が受けられないことがあるため，手術入院が決まった時点で，患者家族へ自立支援医療の申請についても説明しておくとよい．

（仁科幸子）

表3 自立支援医療（育成医療）の医療費助成申請のための必要書類

①	自立支援医療支給認定申請書
②	自立支援医療意見書（医師が記入）
③	世帯調書
④	住民税（非）課税証明書等
⑤	健康保険証の写し

労働者災害保険診療と補償給付

労働者災害保険診療（労災医療）と補償給付とは

労災医療とは，労働者災害補償制度による労働者の通勤と仕事に起因した疾病や外傷に対する医療のことで，治療費と後遺症を補償する政府運営の制度のことである．通勤や仕事に起因するというには，合理的に仕事や通勤に関連していると判断されることが必要である[*1]．

労働者災害補償保険法（労災保険法）でいう労働者とは

すべての給与が発生する雇われた人．常勤・日雇い・時間雇い・バイトなどの雇われかたの形態によらない．

労災医療の実際

人を雇用する雇い主は，すべて労災保険に加入する必要がある．労災医療は，仕事や通勤に起因した疾病や外傷のすべてをカバーする．逆に，健康保険を利用しての医療を受けてはいけない．仕事や通勤に起因した疾病や外傷になったら労働者は，すみやかに最寄りの医療機関に掛かり労災であることを告げる．掛かる医療機関は労災指定医療機関でなくてもいい．もちろん労災病院以外でも可であり，どの医療機関でも受けられる医療の範囲に違いはない．医療機関に掛かったあとで雇用主に労災の手続きをとってもらう．

労災を隠して健康保険医療を受けることは違法行為である．健保組合は，労災であることがわかれば保険給付の返還を求めてくる．会社主導でも本人主導でも，労災隠しがわかったら労働基準監督署（労基署）にすみやかに連絡し，違法行為に加担しないことが医師として重要である[*2]．

労災保険法における"治ゆ"や"症状固定"の意味

労災保険法では医療のある時点で疾病や外傷が症状固定して"治ゆ"したと判断する．"症状固定"と"治ゆ"は同時に起こるため，

[*1] 仕事中に時間があいたのでキャッチボールしていたときに骨折した場合は，就業時間中であっても私的な行為中で労務外とみなされるし，通勤の帰り道にデパートに立ち寄って靴下を買った後に家の前で交通事故にあったとすると，デパートに寄った時点で通勤が中断していたとみなされ通勤中とは判断されない．労災保険適用のためには，仕事場からまっすぐ帰宅した場合に限る．

[*2] 例として，町工場で仕事中溶接作業中に負った角膜上皮炎で受診．社長が労災でなく健康保険で掛かってこいと指示したため，労災を使用したくないとのこと．説明しても労災保険使用を理解してもらえないような場合は，労基署へ連絡するべきである．

同義と考えてよい．しかし，労災保険法での"治ゆ"や"症状固定"の使用法は，一般的な意味とは違う*3．労災保険法で使うときは，労災疾病や外傷が急性期を越え慢性期に入ったときに，"症状固定"とし"治ゆ"と判断する．または，外科的治療が終了して投薬や理学療法などの内科的保存的観察に移行し，当面は外科的治療へ戻さないようになった時点で"治ゆ"と判断するのが妥当と考えてよい．労災保険法での"治ゆ"とは，今後の医療が必要でなくなったという意味では決してない．よく見受けられるのは，今は内科的観察をしているが，今後悪くなる可能性があるから現時点では"治ゆ"とはいえないと労基署に申し立てるケースであるが，"治ゆ"と判断するのが妥当である．表1に代表的なケースを示す．

> [*3] 一般的には"治ゆ"とは病気やけがが治った状況をさし，今後の治療は必要ないことを示唆することが多い．また，"症状が固定した"とは，今後は症状がまず変わらないだろうと思ったときに使う言葉であろう．

"治ゆ"のその後

"治ゆ"を決めると，その時点での後遺症の程度により，身体障害等級表に照らし合わせて金銭による補償を受ける．その後の経過観察が必要な場合は，"アフターケア"の制度を使って経過観察を続けることができる．後遺症の程度判定や"アフターケア"の必要性の判断は労災病院などで行う．

表1　"症状固定"，"治ゆ"とする代表的なケース

ケース

2年前の片眼の眼球破裂．網膜剥離や水晶体脱出あり，硝子体手術を数回受けても網膜は全復位せず，シリコーンオイルを残している．術後約1年経過して，現在，光覚弁である．虹彩新生血管がみられる．眼内外の炎症は軽度で，ここ数か月内にはステロイドの点眼を使用すると悪化することはない．眼圧は，3種類の緑内障点眼薬で23 mmHgとなっている．軽度の疼痛を感じる．眼内炎はいつ悪化するかわからない．また，残したシリコーンオイルは抜く必要が出ることもあると考える．新生血管による緑内障が悪化すれば，手術を要することも考えなければならない．視力は経過により，さらに低下する可能性がある．外来通院頻度は，ここ半年は月に1回程度である．
今回，労働基準監督署から"症状固定"か否かの意見書を求められた．どのように回答するのがよいか．

解説

よく見受けられるパターンの疑義である．
"治ゆ"，"症状固定"か否かを考えるとき，急性期を越えたか手術を近々受ける予定があるかどうかで判断するのがわかりやすい．この場合は，眼内炎や新生血管やシリコーンオイルの残存，さらに痛みの継続などの不安定な要素があり，安定した慢性期にあるとは完全には言い切れない．しかし，受傷後2年を経過して，ここ半年は月に一度の受診で点眼経過観察のみで，近々に何かの手術を受ける予定がないことからすると，急性期は越えたと判断できそうである．今後の治療は，後述するアフターケアや再発や外科後処置の制度で受けられることから，ここは"症状固定"，"治ゆ"とするのが妥当である*4．

> [*4] "治ゆ"や"症状固定"を宣言したら後戻りできないなどと思う必要はない．"治ゆ"後には必要なら"アフターケア"で診察を受けられ，"再発"を宣言すれば労災医療に戻して悪化時の手術などに問題はない．勇気をもって"治ゆ"を宣言しよう．

表2 『様式10号診断書』書きかたの手引き

診断名	はじめの受傷時の診断と"症状固定"時の診断を記入.
既往症	受傷時より前にあった障害がわかれば必ず記載. 後遺症等級に影響を与える.
症状の書きかた	自他覚症状のうち重要なものを記入. 大まかな経過や手術があれば必ず記載. 投薬の有無・通院頻度・今後の通院の見込み. 今後可能性のある合併症や手術の予定.

"治ゆ"としたあとで手術が必要になった場合

"アフターケア"にて経過観察を続けるうち,再度悪化や状態が変化し入院加療や手術を受ける必要が出てくることがある.アフターケアは,基本的に慢性期の内科的処置に適応するので,再度悪化して追加の手術や入院しての集中治療を受ける場合は"再発"の手続きを労基署にとってもらう.

"再発"となれば,また,労災医療を受傷当初と同様に受けられる.その後,急性期を越え,再度"症状固定","治ゆ"になれば,後遺症の程度により新たに障害補償給付を受ける.その後も診察や治療が必要なら,アフターケアで継続治療を受けられる.

外科後処置という方法

外科後処置は,"治ゆ"後に小手術を受けることのできる方法で,再発の手続きをとる必要がない.眼科で適応になるのは,義眼挿入のための義眼台形成とか,受傷後の眼瞼下垂補正などで利用できる.ただし,地方の労働局長指定の医療機関(労災病院など)で行う必要がある.

医師のかかわる様式10号診断書

『様式10号診断書』(通勤災害の場合は16号)は,"治ゆ"を宣言し後遺症に対する補償を請求する書類である.後遺症認定に重要な手掛かりとなる.医師が見て,これまでの経緯や今後の見込みを知るので適当に埋めればいいものではない.表2に書きかたの手引きを示す.

眼の障害と障害等級表の解釈

障害等級表の解釈と,眼科分野の障害等級表(表3)に記載されていない障害に値する後遺症について説明する[*5].

[*5] 後遺症として認定できるものは,本文1〜11の基準をもって定められているので,それ以外の症状があっても認定できないことが多い.例:打撲後の硝子体混濁による飛蚊症.外傷後の瞳孔変形による外貌の変化.

虹彩つきコンタクトレンズの支給を受けられることはある.

表3 眼の障害等級表

等級			障害の程度
眼球	視力障害	第1級の1	両眼が失明したもの
		第2級の1	1眼が失明し，他眼の視力が0.02以下になったもの
		第2級の2	両眼の視力が0.02以下になったもの
		第3級の1	1眼が失明し，他眼の視力が0.06以下になったもの
		第4級の1	両眼の視力が0.06以下になったもの
		第5級の1	1眼が失明し，他眼の視力が0.1以下になったもの
		第6級の1	両眼の視力が0.1以下になったもの
		第7級の1	1眼が失明し，他眼の視力が0.6以下になったもの
		第8級の1	1眼が失明し，又は1眼の視力が0.02以下になったもの
		第9級の1	両眼の視力が0.6以下になったもの
		第9級の2	1眼の視力が0.06以下になったもの
		第10級の1	1眼の視力が0.1以下になったもの
		第13級の1	1眼の視力が0.6以下になったもの
	調節機能障害	第11級の1	両眼の眼球に著しい調節機能障害を残すもの
		第12級の1	1眼の眼球に著しい調節機能障害を残すもの
	運動障害	第10級の1の2	正面視で複視を残すもの
		第11級の1	両眼の眼球に著しい運動障害を残すもの
		第12級の1	1眼の眼球に著しい運動障害を残すもの
		第13級の2の2	正面視以外で複視を残すもの
	視野障害	第9級の3	両眼に半盲症，視野狭さく又は視野変状を残すもの
		第13級の2	1眼に半盲症，視野狭さく又は視野変状を残すもの
まぶた	欠損障害	第9級の4	両眼のまぶたに著しい欠損を残すもの
		第11級の3	1眼のまぶたに著しい欠損を残すもの
		第13級の3	両眼のまぶたの一部に欠損を残し，又はまつげはげを残すもの
		第14級の1	1眼のまぶたの一部に欠損を残し，又はまつげはげを残すもの
	運動障害	第11級の2	両眼のまぶたに著しい運動障害を残すもの
		第12級の2	1眼のまぶたに著しい運動障害を残すもの

1. 失明のなかには，光覚弁と指数弁が含まれる．また，50cm指数弁は0.01，1m指数弁は0.02に相当する．
2. 左右の屈折度に差がある不等像視の場合，コンタクトレンズ装

表4　5歳ごと年齢の調節力

年齢	15	20	25	30	35	40	45	50	55	60	65
調節力（D）	9.7	9.0	7.6	6.3	5.3	4.4	3.1	2.2	1.5	1.35	1.3

用での視力で認定する．コンタクトレンズが1日連続8時間3か月装用できなければコンタクトレンズ装用不可とみなし，裸眼視力による認定となる．

3. 著しい調節機能障害とは，片眼被災で，健眼の調節力が正常なら，健眼の調節力の2分の1以下になった場合をさす．両眼被災または，片眼被災で健眼の調節力が異常の場合は，年齢別調節力表（表4）により認定する．
4. 55歳以上は実質的調節力は失われているとされ，調節機能障害は問わない．
5. 人工水晶体眼では，55歳未満では調節機能障害を認定する．
6. 運動障害の複視の認定には，複視の自覚，眼球運動障害の存在，Hess赤緑試験にて5°以上ずれがあることの三つの要件を要する．
7. 視野に視野狭窄や視野変状[*6]があると認定するには，表5の正常Goldmann視野の8方向のV-4イソプタの角度表の合計（560°）の60%（合計336°）以下になる必要がある．
8. まぶたの著しい欠損とは，通常閉瞼時に角膜を完全に覆いえないものをさし，一部の欠損とは，通常閉瞼時に球結膜を完全に覆いえないものをさす．
9. まつげはげは，まつげが1眼瞼の二分の一以上欠損していることをさす．
10. 等級表にないものとして瞳孔の対光反射が著しく障害され，著明な羞明を訴え労働に著しく支障をきたすとき12級，対光反射が不十分で羞明を訴え労働に支障をきたすとき14級を準用する．
11. その他，眼科で適応されることがある障害について記載する．眼部の陥凹やひきつれなどの外貌障害は，大きさと程度により認定する．頭痛やめまいや疼痛の残存も後遺症として認定できるものがある．高次脳機能障害に伴った眼の不定愁訴も総合的に判断され，認定できる場合がある．

（戸田和重）

[*6] "視野変状"という用語は法のなかで使用されているが，眼科医にはなじまない用語である．法には"ここにいう視野変状は，暗点と視野欠損をいう"と書かれている．さらに，暗点をMariotte盲点以外の病的欠損と定義し，中心性漿液性脈絡網膜症，網膜出血，脈絡網膜炎などにみられるとしている．そのうえ，比較暗点をGoldmann視野V-4暗点以外の暗点と定義している．また，視野欠損に関しては，網膜出血や網膜動脈閉塞でみられる病的欠損としている．このように，細かく視野異常を分類して説明する一方で，視野障害の後遺症認定には左記"7."の項を満たす必要があるし，暗点はV-4暗点以外は認定の対象にはならないと明記している．ということは，軽度の視野沈下や狭窄のみでは，いずれにしろ後遺症認定されない．眼科医としては実務的には，半盲・視野狭窄・視野変状という用語に惑わされることなく，視野異常が左記"7."を満たすかどうかについてのみ考えればよい．

表5　視野角度表

方向	視野（V-4による）
上	60°（55°～65°）
上外	75°（70°～80°）
外	95°（90°～100°）
外下	80°（75°～85°）
下	70°（65°～75°）
下内	60°（50°～70°）
内	60°（50°～70°）
内上	60°（50°～70°）

高齢者の医療の確保に関する法律（旧 老人保健法）

文献は p.282 参照.

老人保健法と高齢者医療確保法

　わが国は世界最長の平均寿命や高い保険医療水準を実現してきたが，これを支えたのが国民皆保険制度である．高齢化の進展とともに医療費が増えていくなかで，国民皆保険をいかにして持続可能なものとしていくかが重要な課題となっている．

　かつて老人保健法により高齢者医療制度が運営されていたが，老年人口の急激な増加などにより，老人保健法は平成20（2008）年4月に『高齢者の医療の確保に関する法律』（高齢者医療確保法）に改められた．その第1条に"国民の高齢期における適切な医療の確保を図るため，医療費の適正化を推進するための計画の作成及び保険者による健康診査等の実施に関する措置を講ずるとともに，高齢者の医療について，国民の共同連帯の理念等に基づき，前期高齢者に係る保険者間の費用負担の調整，後期高齢者に対する適切な医療の給付等を行うために必要な制度を設け，もつて国民保健の向上及び高齢者の福祉の増進を図ることを目的とする"と掲げている．この目的について，どのような施策がなされているかを述べる．

医療費の適正化を推進するための計画

　国民皆保険を堅持し続けていくために，国民の生活の質の維持および向上を確保しつつ，今後医療に要する費用が過度に増大しないようにしていくとともに，良質かつ適切な医療を効率的に提供する体制の確保を図っていく必要があった．そのため平成20（2008）年4月より医療費適正化計画（第1期）が策定され実施されていた．これは図1に示すように国および都道府県において国が示す方針（医療費適正化に関する施策についての基本的な方針；医療費適正化基本方針）に従い，進捗状況の評価・実績の評価を行い，保険者または医療機関に対する必要な助言または援助を行うものである．5年ごと，5年を一期として，厚生労働大臣は全国医療費適正化計画を定め，都道府県は都道府県医療費適正化計画を定める．

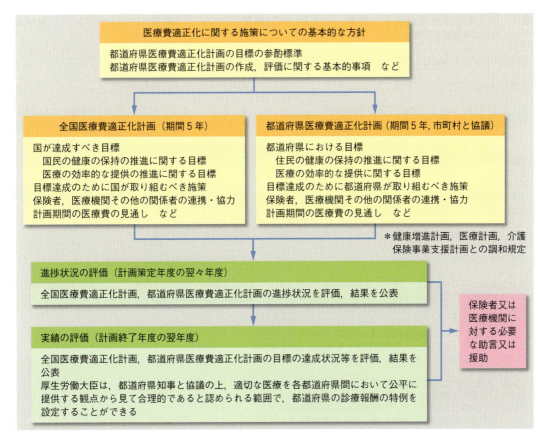

図1　医療費適正化計画の仕組み (平成20〈2008〉年4月施行)
(『厚生労働省』ウェブサイト.)

平成25（2013）年4月より第2期が始まり，第2期医療費適正化計画における目標としては，①住民の健康の保持の推進に関する目標（特定健康診査，特定保健指導，メタボリックシンドロームの該当者および予備軍の減少率，たばこ対策），②医療の効率的な提供の推進に関する目標（平均在院日数，後発医薬品の使用促進），③医療に要する費用の見通しが挙げられている（**表1**）.

保険者による健康診査などの実施（特殊健康診査等基本指針など）

老人保健事業の一環でなされていた基本健康診査について平成20（2008）年より40〜75歳までの者については高齢者医療確保法に基づく特定健康診査および特定保健指導として医療保険者にその実施を義務づけた．この新たな特定健診は糖尿病などの生活習慣病，とりわけ内臓脂肪症候群（メタボリックシンドローム）の有病者・予備軍を減少させるためのものである．**図2**に概略を示す．この実施にかかわる者は『特定健康診査・特定保健指導の円滑な実施

表1 第2期全国医療費適正化計画（平成25～29年度）について（概要）（平成26〈2014〉年，第74回社会保障審議会医療保険部会，参考資料1）

目標及び医療費の見直し	目標を達成するために国が取り組むべき施策
健康の保持の推進に関する目標 特定健診実施率：70％（平成23年度 44.7％） 特定保健指導実施率：45％（平成23年度 15.0％） メタボ該当者・予備群減少率：25％（平成20年度比）	**健康の保持の推進に関する施策** 第1期計画で規定した取組に加え，"『国民の健康寿命が延伸する社会』に向けた予防・健康管理に係る取組"等を踏まえ，以下の取組等を追加． 被扶養者の特定健診実施率向上に向けた対策 特定健診等情報に係る保険者と事業主との連携の推進 糖尿病性腎症患者の重症化予防の取組の展開 特定保健指導の対象にならない者への対応 特定健診等の効果検証及び医療費適正化効果の検証 保険者によるレセプト等の利活用の促進 重複及び頻回受診者に対する保健指導等 保険者等の連携の推進
医療の効率的な提供の推進に関する目標 平均在院日数：各都道府県の目標（平成23年の数値からの減少率）を踏まえると，28.6日（平成24年 29.7日） 後発医薬品：「後発医薬品のさらなる使用促進のためのロードマップ」（平成30年3月末目標60％）を踏まえ，保険者の取組を推進（平成23年9月 39.9％）	
医療に要する費用の見通し 医療介護総合確保推進法案に盛り込まれた内容，今後実施する第1期計画の実績評価の結果及び今後の状況を踏まえた本計画の見直しの中で，更に検証するが，国としては，本計画に定める取組を進めるとともに，"『国民の健康寿命が延伸する社会』に向けた予防・健康管理に係る取組"（平成25年8月厚生労働省公表）に掲げられた取組も併せて推進すること等により，医療費適正化を推進． （参考）計画期間における医療費の見通しを示している46都道府県の医療費を機械的に足し上げると，平成29年度における医療費の総額は約46.6兆円，特定健診・保健指導の推進や平均在院日数の短縮等がなされた場合の医療費は約45.6兆円となる．	**医療の効率的な提供に関する施策** 第1期計画で規定した取組に加え，後発医薬品の使用促進に関する取組を追加．

都道府県計画においては，医療費の見通しの記載のみ必須事項であり，目標設定は任意事項となっている．

このほか，都道府県医療費適正化計画における医療費適正化に資する地域の課題を踏まえた特徴的な施策を記載している．医療介護総合確保推進法案に盛り込まれた内容，今後実施する第1期計画の実績評価の結果及び今後の状況を踏まえ，計画期間の途中であっても見直しを行う．
（『厚生労働省』ウェブサイト．
http://www.mhlw.go.jp/file/05-Shingikai-12601000-Seisakutoukatsukan-Sanjikanshitsu_Shakaihoshoutantou/0000044087.pdf）

に向けた手引き』（厚生労働省保険局，平成25〈2013〉年4月改定）を熟読すべきである．

　なお，特定健診・特定保健指導の実施主体は医療保険者であるが，高齢者医療確保法において，労働安全衛生法その他の法令に基づく健康診断を受診した者または受診できる者については，それらの健康診断を受診し，その結果を医療保険者が受領することにより，特定健康診査の全部または一部を行ったものとすることとされており，定期健康診断の実施者である事業者が，当該定期健康診断の結果などの迅速かつ円滑な提供など医療保険者との緊密な連携・協力を行うことが必要になる．そのため，事業所は特定健診・特定保健指導の制度を理解する必要があり，厚生労働省より"特定健康診査

特定健康診査		特定保健指導
特定健康診査は，メタボリックシンドローム（内臓脂肪症候群）に着目した検診で，以下の項目を実施する．		特定健康診査の結果から，生活習慣病の発症リスクが高く，生活習慣の改善による生活習慣病の予防効果が多く期待できる者に対して，生活習慣を見直すサポートをする． 特定保健指導には，リスクの程度に応じて，動機付け支援と積極的支援がある．（よりリスクが高い者が積極的支援）
基本的な項目	質問票（服薬歴，喫煙歴等） 身体計測（身長，体重，BMI，腹囲） 血圧測定 理学的検査（身体診察） 検尿（尿糖，尿蛋白） 血液検査 　脂質検査（中性脂肪，HDLコレステロール，LDLコレステロール） 　血糖検査（空腹時血糖またはHbA$_1$c） 　肝機能検査（GOT，GPT，γ-GTP）	
詳細な検査の項目	一定の基準の下，医師が必要と認めた場合に実施 心電図 眼底検査 貧血検査（赤血球，血色素量，ヘマトクリット値）	

特定保健指導側:

動機付け支援	積極的支援

初回面接：個別面接20分以上，または8名以下のグループ面接で80分以上
専門的知識・技術を持った者（医師・保健師・管理栄養士等）が，対象者に合わせた実践的なアドバイス等を行う．

自身で「行動目標」に沿って，生活習慣改善を実践

面接・電話・メール・ファックス・手紙等を用いて，生活習慣の改善を応援する．（約3か月以上）

実績評価：面接・電話・メール等で健康状態・生活習慣（改善状況）を確認（6か月後）

図2　特定健康診査と特定保健指導
(図説　国民衛生の動向 2012/2013．東京：厚生労働統計協会；2012．)

等の実施に関する協力依頼について"が発出されている．関連する業務に従事する医師は留意すべきである．

前期高齢者に係る保険者間の費用負担の調整

　後述する後期高齢者医療制度により65～74歳の高齢者の偏在による保険者間の負担の不均衡を調整するため，保険者間の財産調整の仕組みを導入した（図3）．

長期入院の是正と病床転換支援

　第1期全国医療費適正化計画においては，老人医療費において地域差があり，入院医療費がその差の大きな原因であるとされ，さらに老人の入院医療費は平均在院日数と高い相関関係を示していたことより，平均在院日数の短縮化を図ることを目標とした．特に療養病床は医療・看護の必要性の低い者が介護保険給付を受けながら入院しているという批判もあったため，再編成が進められている．従来，医療療養病床，介護療養病床は介護施設などに転換するものとし，介護療養病床は廃止することとされていたが，廃止は延長を重

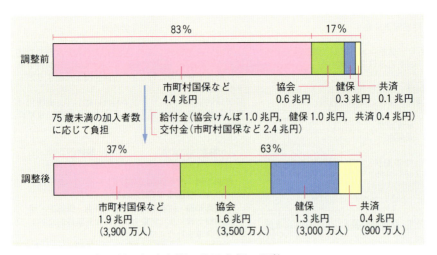

図3 前期高齢者に係る保険者間の費用負担の調整
"調整前"は，前期高齢者に係る財政調整の仕組みを示す．対象者数は，65〜74歳の高齢者，約1,400万人．前期高齢者給付費は，5.3兆円（平成22〈2010〉年度予算ベース）．"調整後"は，制度の改善策を示す．
(『厚生労働省』ウェブサイト．
http://www.mhlw.go.jp/bunya/shakaihosho/iryouseido01/info02d-26.html）

ね，平成30（2018）年3月まで猶予されることとなっている．

現在，都道府県は病床転換助成事業を行っており，保健医療機関の療養病床の転換を支援するため，都道府県の区域内にある医療機関が療養病床（医療保険適用）から介護保険施設などへ転換する場合に，その整備費用を都道府県から助成しており，その助成事業の期限も廃止期限延長とともに延長されている．

第2期全国医療費適正化計画（平成25〈2013〉〜29〈2017〉年）においては病院・病床機能の分化・強化，在宅医療の推進，医療と看護の連携の強化を図ることなどにより医療機関における入院期間の短縮を目指すこととなっている．

後期高齢者医療制度

わが国の医療保険は被用者保険と国民健康保険および後期高齢者医療に大別されているが，高齢化に伴う医療費の増大が見込まれるなかで，高齢者と若年世代の負担の明確化などを図る観点から，75歳以上の後期高齢者（65〜74歳で一定の障害の状態にあり，後期高齢者医療広域連合の認定を受けた者を含む）について独立した医療保険制度が創設された．この"後期高齢者医療制度"の運営は，都道府県の区域ごとに全市町村が加入する広域連合（後期高齢者医療広域連合）が行うこととされている．

また，従来の老人保健制度においては，高齢者は医療保険の被扶

養者として高所得者を除けば保険料を負担しなくてよい場合があったが，現在はすべての高齢者に対して保険料負担が求められるようになった．

　旧老人保健法においては制度の運営責任者が明らかでないとの批判があったが，後期高齢者医療制度運営では都道府県単位ですべての市町村が加入する後期高齢者医療広域連合であり，ここが保険料の決定や医療の給付を行うこととなった[*1]．

その他，医師が注意すべき条文

医療の担い手等の責務（第6条）：医師，歯科医師，薬剤師，看護師その他の医療の担い手ならびに医療法に規定する医療提供施設の開設者および管理者は各般の措置，施策および事業に協力しなければならない．

保健医療機関の責務（第65条）：保険医療機関等または保険医等は，療養の給付の取扱いおよび担当に関する基準に従い，後期高齢者医療の療養の給付をとり扱い，または担当しなければならない．

不正利得の徴収等（第59条）：後期高齢者医療広域連合は，保健医療機関等または指定訪問看護事業者が偽り，その他不正の行為によって療養の給付に関する費用の支払い等を受けたときは，当該，保険医療機関等または指定訪問看護事業者に対し，その支払った額につき返還させるほか，その変換させる額に100分の40を乗じて得た額を支払わせることができる．

まとめ

　わが国における人口高齢化とそれに伴う医療費の増加は大きな問題である．高齢化の進展とともに医療費が増えていくなかで国民皆保険をいかに維持するかは，医療政策における重要課題である．ここに執筆している内容は2015年3月時点のものであるが，今後の政局により変化していく可能性がある．常に新しい情報を入手し，今後の変化を見きわめていくことが医師として必要であろう．

（清水宏泰）

[*1] 後期高齢者医療の診療報酬体系は後期高齢者の心身の特性などにふさわしい医療が提供できるよう，"後期高齢者診療料"などの新たな診療報酬体系が構築されたが，"後期高齢者診療料"，"後期高齢者終末期相談支援料"はほとんど利用されないまま平成22（2010）年度に廃止されている．この際，"後期高齢者関連点数"について，"後期高齢者"との名称はすべて削除された．

介護保険法の保険給付

概要

介護保険法は，急速に増大した高齢社会に伴って，介護，支援を必要とする人が増加したので，国は平成9（1997）年12月に介護保険法を発布し，要介護者および要支援者が，その有する能力に応じで，自立した日常生活を営むことができるように，国民の共同連帯の理念に基づいて，介護保険制度を設け，その行う保険給付などに関して必要な事項を定め，国民の保健医療の向上および福祉の増進を図ることを目的とすると定めた．この目的を実施するために，具体的に介護保険法を第1章から第14章まで項目を挙げて制度運営の指針としている．平成12（2000）年4月1日から施行された．本項では視覚障害者[*1]に対する実際的な本法の保険給付について解説する．

保険者：市区町村．保険者は介護保険制度を運営する．保険証を交付し，要支援，要介護者認定を行う．また介護，（介護予防）サービスの基盤整備を図る．

被保険者：
第1号被保険者：市町村の区域内に住所を有する65歳以上の人．
第2号被保険者：市町村の区域内に住所を有する40歳以上65歳未満の医療保険加入者．

保険料：第1号被保険者の介護保険料の基準額は，自治体ごとに多段階に設定される．第2号被保険者の支払う介護保険料は，本人が加入している健康保険の種類と個人の年収によって決められる．

サービス給付条件：
第1号被保険者：要支援，要介護認定者．
第2号被保険者：介護保険法施行令に規定される16の特定疾患が原因による要支援，要介護認定者．眼科では，糖尿病性網膜症が該当する．

介護保険利用者の負担：受けた介護保険給付，予防給付の1割を負担する．平成27（2015）年8月より年金収入280万円以上の人は2割負担になる．なお，利用者負担が高額になり一定額を超えたと

文献はp.282参照．

[*1] 在宅の視覚障害者・児は平成18（2006）年現在，約331万人で，内訳は下記のとおりである．1級・2級と3級の人は重度障害者で，視覚障害者全体の68.1％にあたり何らかの介護を必要としている．

1級	11万人（35.5％）
2級	8.2万人（26.5％）
3級	1.9万人（6.1％）
4級	2.9万人（9.4％）
5級	3.2万人（10.3％）
6級	2.6万人（8.4％）

（厚生労働省社会援護局障害保健福祉部企画課報告．）

表1 "認定調査票"の項目のうち，重度視覚障害者にとって介助などに該当する可能性のあるもの

歩行	見守り，一部介助，全介助
洗身，爪切り	一部介助，全介助
視力	目の前に置いた視力確認票が見える，ほとんど見えない，見えているのか判断不能
移動，移乗	見守り，一部介助，全介助
食事摂取	見守り，一部介助，全介助
排尿，排便	見守り，一部介助，全介助
洗顔，整髪	見守り，一部介助，全介助
上着，ズボンなどの着脱	見守り，一部介助，全介助
外出頻度	週1回以上，月1回以上，月1回未満
その他	視覚障害以外の障害によるものなど

きは，超えた分が，"高額介護サービス費"として申請により後から支給される．

介護保険受給のしくみ

1. 介護保険サービスを希望するには，被保険者が市区町村の介護保険課の窓口に"要介護認定"の申請をする．
2. 申請者に対して，原則として，市区町村の訪問調査員が"認定調査票"をもって申請者および家族に面接聞き取り調査を行う[*2]．

認定調査票：心身の状況について74項目の聞き取り調査を行う．項目のなかで，重度視覚障害者にとって介助などに該当する可能性のあるものを**表1**にまとめる．この訪問調査をコンピュータ判定（一次判定）という．

意見書：市区町村より眼科の主治医に，申請者の状況についての意見書（平成27〈2015〉年4月様式変更）が送られ，その記載提出が求められる．意見書の書式は，どの科目でも同じである．この意見書は，2の訪問調査一次判定とともに介護認定審査会（二次判定）の重要な審査資料であるので，正しく記載されていなければならない．

また，医学的観点から記載された主治医意見書は，その内容がすべての審査員（通常，医師2人，歯科医師または薬剤師1人，福祉1人，保健1人，計5人）に正確に理解され，審査員の判定が正しく行えるように，視覚障害の状況と，それによる日常生活障害に対する介護の手間がどの程度必要かを，わかりやすく記載することが

[*2] 重度視覚障害者においては，運動筋・運動神経・骨は個々には正常に機能していても，視覚障害により正常動作が困難なことが多く，そのために一部介助，全介助を必要とすることも多い．たとえば，食事摂取の設問で，「お箸でご飯が食べられますか」と聞かれ，「はい，食べることができます」と答えてしまうと，"異常，なし"と判断されてしまう．その動作ができても，実際は，食器すら見えにくく中身もわからないために介助を必要とすることもあるので，注意を要する．

表2 眼科主治医として特に注意して"意見書"に記入すべき項目

1. 傷病に関する意見

(1) 診断名　1. 緑内障・網膜色素変性症・など　　発症年月日
　　　　　　2. 変形性膝関節症・骨盤骨折・など　　発症年月日

(3) 生活機能低下の直接の原因となっている傷病の経過および投薬内容を含む治療内容をわかりやすく簡潔に，また，原因疾患となっている傷病の経過および現在の視力・視野の状況を記載する．また，他科診断疾患による障害状況についても，本人および主治医の意見を記載する．

3. 心身の状態に対する意見

(1) 日常生活の自立度について
　視覚障害高齢者の日常生活自立度は，おおむね A1 か A2 に該当する．

4. 生活機能とサービスに関する意見

(1) 移動
　屋内歩行　　　　　　　□介助があればしている　□していない　　該当する□にチェック
　車椅子の使用　　　　　□している　□していない　　　　　　　　該当する□にチェック
　歩行補助具・装具の使用　□している　□していない　　　　　　　該当する□にチェック

(2) 栄養・食生活
　食事行為　　　　□自立ないし，なんとか自分で食べられる（これには，見守り・一部介助が含まれる）
　　　　　　　　　□全面介助　　　　　　　　　　　　　　　　　該当する□にチェック

(3) 現在あるか，今後発生の高い状態とその対処方針
　　　　　　　　　□転倒・骨折
　　　　　　　　　□移動能力の低下
　　　　　　　　　□閉じこもり　　　　　　　　　　　　　　　　該当する□にチェック
　対処方針　　　（バリアフリー，自宅内物置場所を一定にする，介護により外部歩行訓練を行う，など）

(4) サービス利用による生活機能の維持・改善の見通し
　　　　　　　　　□期待できる　　□期待できない　　□不明

(5) 医学的管理の必要性　　□訪問看護　わずかであろう．

(6) サービス提供時における医学的観点からの留意事項
　摂食　　　見えないので，一部介助・見守りが必要
　移動　　　見えないので，一部介助・見守りが必要
　運動　　　見えないので，一部介助・見守りが必要
　その他　　入浴に一部介助・見守りが必要．見えないので，光熱器具の取り扱いに注意．

5. 特記すべき事項

視覚障害による具体的な日常生活障害（筋肉運動による動作ができても見えないことによる動作障害があることをわかりやすく記載する）について，介護の手間の程度や状況などについて具体的な状況を挙げて記載し，身体障害等級なども記載する．また，視覚障害以外の他科疾病による日常生活障害があれば，重複障害としてわかりやすく詳細に記載することが必要である．なお，他科診断疾患による生活障害が眼科疾患による障害より強い場合は，当該主治医の意見書を求めるように図る．

番号は"意見書"の書式にあわせた．

必要である．

　眼科主治医として特に注意して記入すべき項目箇所を表2にまとめる．なお，表中の番号は，書式に従ってつけたものである．

介護保険給付

　介護保険サービス（介護保険給付）の利用申請に対し，それに該

表3 介護保険給付の"在宅（居宅）サービス"と"入所（施設）サービス"

居宅サービス		
i	通所して利用	通所介護（デイサービス），通所リハビリテーション（デイケア）．
ii	訪問を受けて利用する	訪問介護（ホームヘルプ），訪問入浴介護，訪問看護，訪問リハビリテーション，居宅療養管理指導．
iii	短期間入所する	短期入所生活介護・療養介護（ショートステイ）・（療養型ショートステイ）．
施設サービス		
i	介護老人福祉施設（特別養護老人ホーム）	居宅での生活が困難な人で，常時介護が必要な人が入所して，介護や機能訓練が受けられる．
ii	介護老人保健施設（老人保健施設）	状態が安定している人が在宅復帰できるよう，機能訓練を中心としたケアを行う．
iii	介護療養型老人保健施設（療養型老人保健施設）	一定の医療（胃ろう・たんの吸引など）を必要とする人のための施設．
iv	介護療養型医療施設（療養病床など）	急性期の治療を終え，長期の療養を必要とする人のための医療施設．

当するかどうかについては，上記の，"訪問調査の結果（一次判定）"と"医師の意見書"との二つの資料をもとにして介護認定審査会（審査委員は，通常，合議体として医療・保健・福祉に関する学識経験者5人で構成）で，どの程度の要介護状態にあるかを審査し，程度区分が判定される．判定は，非該当，要支援1・2，要介護1〜5，のいずれかに認定される．この認定結果は，市区町村から申請者に通知される．

　要支援1・2と認定された人には，市区町村地域包括支援センターが担当し，介護保険の介護予防サービスを利用する．予防給付の対象者は，要介護状態が軽く，生活機能が改善する可能性が高い人などが該当する．

　要介護1〜5と認定された人は，介護保険のサービスによって，生活機能の維持，改善を図ることが適切な人などで，居宅介護支援業者のケアマネジャーが利用者・家族と相談し介護サービス計画を作成し，利用するサービスの種類や回数を決定する．

　介護保険給付は，個々の状況によって対応も異なるので"在宅（居宅）サービス"と"入所（施設）サービス"について，サービスの項目を**表3**にまとめた．

（吉原正道）

難病法による医療費助成制度

難病法の成立と施行

　原因不明かつ治療方法が確立していない難病に対する医療の確立と普及，患者への医療費の負担軽減を目的に，特定の疾患患者を対象に医療費の一部または全額を公費で負担する制度は，これまで"特定疾患治療研究事業"として，その要綱に基づいて実施されてきた．

　この救済制度が開始されてから42年を経た平成26(2014)年5月，『難病の患者に対する医療等に関する法律』(難病法)が成立した．これまでの治療研究のための予算事業という位置づけから，難病患者を対象とした法的根拠をもつ社会保障制度として，平成27(2015)年1月1日から新たに施行されている．

　これにより，すでに特定疾患の認定を受けていた患者に加えて，

表1　難病法概要

1. 基本方針の策定
厚生労働大臣は，難病に係る医療，その他難病に関する施策の総合的な推進のための基本的な方針を策定．
2. 難病に係る新たな公平かつ安定的な医療費助成の制度の確立
都道府県知事は，申請に基づき，医療費助成の対象難病（指定難病）の患者に対して，医療費を支給．
指定難病に係る医療を実施する医療機関を，都道府県知事が指定．
支給認定の申請に添付する診断書は，指定医が作成．
都道府県は，申請があった場合に支給認定をしないときは，指定難病審査会に審査を求めなければならない．
医療費の支給に要する費用は都道府県の支弁とし，国は，その2分の1を負担．
3. 難病の医療に関する調査及び研究の推進
国は，難病の発病の機構，診断および治療方法に関する調査および研究を推進．
4. 療養生活環境整備事業の実施
都道府県は，難病相談支援センターの設置や訪問看護の拡充実施など，療養生活環境整備事業を実施できる．

(厚生労働省資料[*1]より抜粋．)

[*1]は p.240 参照．

表2 助成対象とされる指定難病（110疾患）

番号	病名	患者数
1	球脊髄性筋萎縮症	960
2	筋萎縮性側索硬化症	9,096
3	脊髄性筋萎縮症	712
4	原発性側索硬化症	175
5	進行性核上性麻痺	8,100
6	パーキンソン病	108,803
7	大脳皮質基底核変性症	3,500
8	ハンチントン病	851
9	神経有棘赤血球症	100未満
10	シャルコー・マリー・トゥース病	6,250
11	重症筋無力症	19,670
12	先天性筋無力症候群	100未満
13	多発性硬化症/視神経脊髄炎	17,073
14	慢性炎症性脱髄性多発神経炎/多巣性運動ニューロパチー	3,423
15	封入体筋炎	1,000
16	クロウ・深瀬症候群	340
17	多系統萎縮症	11,733
18	脊髄小脳変性症（多系統萎縮症を除く）	25,447
19	ライソゾーム病	911
20	副腎白質ジストロフィー	193
21	ミトコンドリア病	1,087
22	もやもや病	15,177
23	プリオン病	475
24	亜急性硬化性全脳炎	83
25	進行性多巣性白質脳症	100未満
26	HTLV-1関連脊髄症	3,000
27	特発性基底核石灰化症	200
28	全身性アミロイドーシス	1,802
29	ウルリッヒ病	300
30	遠位型ミオパチー	400
31	ベスレムミオパチー	100
32	自己貪食空胞性ミオパチー	100未満
33	シュワルツ・ヤンペル症候群	100未満
34	神経線維腫症	3,588
35	天疱瘡	5,279
36	表皮水疱症	347
37	膿疱性乾癬（汎発型）	1,843
38	スティーブンス・ジョンソン症候群	59
39	中毒性表皮壊死症	
40	高安動脈炎	5,881
41	巨細胞性動脈炎	700
42	結節性多発動脈炎	9,610
43	顕微鏡的多発血管炎	
44	多発血管炎性肉芽腫症	1,942
45	好酸球性多発血管炎性肉芽腫症	1,800
46	悪性関節リウマチ	6,255
47	バージャー病	7,109
48	原発性抗リン脂質抗体症候群	10,000
49	全身性エリテマトーデス	60,122
50	皮膚筋炎/多発性筋炎	19,500
51	全身性強皮症	27,800
52	混合性結合組織病	10,146
53	シェーグレン症候群	66,300
54	成人スチル病	4,800
55	再発性多発軟骨炎	500
56	ベーチェット病	18,636
57	特発性拡張型心筋症	25,233
58	肥大型心筋症	3,144
59	拘束型心筋症	24
60	再生不良性貧血	10,287
61	自己免疫性溶血性貧血	2,600
62	発作性夜間ヘモグロビン尿症	400
63	特発性血小板減少性紫斑病	24,100
64	血栓性血小板減少性紫斑病	1,100
65	原発性免疫不全症候群	1,383
66	IgA腎症	33,000
67	多発性嚢胞腎	29,000
68	黄色靭帯骨化症	2,360
69	後縦靭帯骨化症	33,346
70	広範脊柱管狭窄症	5,147
71	特発性大腿骨頭壊死症	15,388
72	下垂体性ADH分泌異常症	1,900
73	下垂体性TSH分泌亢進症	200
74	下垂体性PRL分泌亢進症	2,600
75	クッシング病	600
76	下垂体性ゴナドトロピン分泌亢進症	400
77	下垂体性成長ホルモン分泌亢進症	3,000
78	下垂体前葉機能低下症	8,400
79	家族性高コレステロール血症（ホモ接合体）	140
80	甲状腺ホルモン不応症	3,000
81	先天性副腎皮質酵素欠損症	1,800
82	先天性副腎低形成症	1,000
83	アジソン病	1,000
84	サルコイドーシス	23,088
85	特発性間質性肺炎	7,367
86	肺動脈性肺高血圧症	2,299
87	肺静脈閉塞症/肺毛細血管腫症	100
88	慢性血栓塞栓性肺高血圧症	1,810
89	リンパ脈管筋腫症	526
90	網膜色素変性症	27,158
91	バッド・キアリ症候群	252
92	特発性門脈圧亢進症	900
93	原発性胆汁性肝硬変	19,701
94	原発性硬化性胆管炎	400
95	自己免疫性肝炎	10,000
96	クローン病	36,418
97	潰瘍性大腸炎	143,733
98	好酸球性消化管疾患	5,000
99	慢性特発性偽性腸閉塞症	1,400
100	巨大膀胱短小結腸腸管蠕動不全症	100未満
101	腸管神経節細胞僅少症	100
102	ルビンシュタイン・テイビ症候群	200
103	CFC症候群	200
104	コステロ症候群	100
105	チャージ症候群	5,000
106	クリオピリン関連周期熱症候群	100
107	全身型若年性特発性関節炎	5,400
108	TNF受容体関連周期性症候群	100未満
109	非典型溶血性尿毒症症候群	100未満
110	ブラウ症候群	100未満

ADH：antidiuretic hormone
CFC：cardio-facio-cutaneous
PRL：prolactin
TNF：tumor necrosis factor
TSH：thyrotropin

青字は特定疾患．2015年7月1日より，対象は306疾患に拡張された．詳細は下記を参照されたい．
http://www.mhlw.go.jp/stf/seisakunitsuite/bunya/0000085261.html

表3　新たな医療費助成における自己負担限度額 (月額，単位：円)

階層区分	基準となる市町村民税 [（ ）内は夫婦2人世帯における年収の目安]	患者自己負担：2割 自己負担限度額（外来＋入院）					
		新規認定者			既認定者（経過措置3年間）		
		一般	高額かつ長期	人工呼吸器等装着者	一般	現行の重症者	人工呼吸器等装着者
上位所得	約25.1万円以上 (約810万円～)	30,000	20,000		20,000		
一般所得Ⅱ	約7.1万円～25.1万円未満 (約370万円～約810万円)	20,000	10,000		10,000	5,000	
一般所得Ⅰ	約7.1万円未満 (約160万円～370万円)	10,000	5,000	1,000	5,000		1,000
低所得Ⅱ	非課税 (本人年収80万円超)	5,000	5,000		5,000	2,500	
低所得Ⅰ	非課税 (本人年収80万円未満)	2,500	2,500		2,500		
入院時の食費		全額自己負担			1/2自己負担		

"高額かつ長期"とは，月ごとの医療費総額が5万円を超える月が年間6回以上ある者.
(厚生労働省資料*1より抜粋・改変.)

新たに多くの指定難病患者に医療費が助成されることとなり，助成制度自体も新たなものが制定された．本項では厚生労働省が公開している資料*1に基づいて，その内容について述べる．

難病法は，法定化により従来の医療費助成と研究を制度として確立するだけでなく，表1のように難病患者の社会的生活の支援や療養環境の整備を含めた内容となっている．

医療費助成対象疾患の拡大

これまで助成対象だった56の特定疾患から，対象疾患が約300まで増え，それを2段階に分けて拡大される見込みである．平成27（2015）年1月より助成が先行実施されている110の疾患を表2に示す*2．2次実施分の対象疾患は現在厚生科学審議会で検討が進められ，平成27（2015）年7月に実施されているので，詳細は厚生労働省資料*1を参照されたい．

医療費助成の申請と支給

指定難病患者の医療費助成申請および更新書類に添える診断書

*1 http://www.mhlw.go.jp/stf/seisakunitsuite/bunya/kenkou_iryou/kenkou/nanbyou/

*2 眼科が主科となり得る代表疾患として，これまでの網膜色素変性症・多発性硬化症および視神経脊髄炎・ベーチェット病（Behçet's disease）・サルコイドーシスに加え，シェーグレン症候群（Sjögren's syndrome）・黄斑ジストロフィー・レーベル遺伝性視神経症が新たに難病指定されたことは知っておくべきである．

は，都道府県が定める指定医が作成する必要があり，支給対象となる指定難病への医療行為も都道府県が指定する医療機関で実施するよう定められている．都道府県からの指定を受けるには，医師・医療機関いずれも自治体への申請が必要で，都道府県ごとに専門医資格や診療経験年数などの申請要件が提示されている．

新制度による助成と自己負担額

　難病法施行により医療費助成の仕組みも新たに構築され，自己負担の割合や限度額の設定も従来のものから変更された．**表3**に示すように，自己負担の割合は年齢を問わず2割になり，月ごとの自己負担限度額は所得により設定されている．また，すでに従来の特定疾患認定を受けている患者（既認定者）については，3年間の経過措置が設けられている．

（烏山佑一）

8. 視機能と職業資格・免許

交通関連とその他の職種

　現在，自動車，鉄道，航空機，船舶などさまざまな交通機関が発達し，高速での移動が可能になった．これら交通機関の運転や操縦には，高速で動きながらの操作が要求される，些細なミスで多くの生命が犠牲になる危険性がある，などの特殊性を有する．したがって，運転者には法律で視機能をはじめ身体機能に関して基準が定められている．また，警察官や消防士，自衛官は危険な環境に曝されることが多く，採用にあたっては身体機能に一定の基準が設けられている．本項では，交通関連および特殊な職業の従事者に求められている視機能の基準について記述する．

運転免許所持に必要な視機能（1）自動車運転免許

　自動車運転免許には，一般的な運転に必要な第一種運転免許と，報酬を得て人を輸送する場合に必要な第二種運転免許とがあり，その運転に必要な身体機能の基準は"道路交通法施行規則第23条"に定められている．第一種運転免許は，大型自動車免許，中型自動車免許，普通自動車免許，大型自動二輪車免許など9種類に分けられる．第二種運転免許は，大型自動車第二種免許，中型自動車第二種免許，普通自動車第二種免許など5種類に区分される（**表1**）．各種運転免許には，視機能に関して**表2**に示すような適性基準が設定されている．視力は眼鏡やコンタクトレンズでの矯正視力でもよく，白内障手術後の眼内レンズ挿入やLASIK（laser *in situ* keratomileusis）による屈折矯正手術を受けていても，視力が基準に達していれば認められる．また，色彩識別能力に関しては運転免許の種類に関係なく，"赤色，青色および黄色の識別ができること"が必要とされる．

運転免許所持に必要な視機能（2）鉄道，船舶，航空機の運転免許

鉄道や軌道，無軌条電車の運転免許に関する身体基準：国土交通省の『動力車操縦者運転免許に関する省令』で定められている．視機

表1 自動車免許の種類と運転できる自動車など

第一種運転免許の種類	運転できる自動車等
大型自動車免許	大型自動車・中型自動車・普通自動車・小型特殊自動車・原動機付自転車
中型自動車免許	中型自動車・普通自動車・小型特殊自動車・原動機付自転車
普通自動車免許	普通自動車・小型特殊自動車・原動機付自転車
大型特殊免許	大型特殊自動車・小型特殊自動車・原動機付自転車
大型自動二輪車免許	大型自動二輪車・普通自動二輪車・小型特殊自動車・原動機付自転車
普通自動二輪車免許	普通自動二輪車・小型特殊自動車・原動機付自転車
小型特殊免許	小型特殊自動車
原動機付自転車免許	原動機付自転車
牽引免許	牽引自動車
第二種運転免許の種類	**運転できる自動車等**
大型特殊第二種免許	旅客運送用の大型特殊自動車
普通自動車第二種免許	旅客運送用の普通自動車,代行運転普通自動車
中型自動車第二種免許	旅客運送用の中型自動車,旅客運送用の普通自動車,代行運転普通自動車
大型自動車第二種免許	旅客運送用の大型自動車,旅客運送用の中型自動車・普通自動車,代行運転普通自動車
牽引第二種免許	トレーラバスなどを牽引する場合

表2 運転免許の種類と視機能の適性基準

第一種免許(大型自動車免許・中型自動車免許・小型特殊免許・原動機付自転車免許は除く)
視力が両眼で0.7以上,かつ片眼で0.3以上
片眼視力が0.3未満の場合は,他眼の視力が0.7以上で視野が左右150°以上
第二種免許・中型自動車免許・大型自動車免許
視力が両眼で0.8以上,かつ片眼で0.5以上,かつ三桿法(図1)で測定した深視力検査3回の平均誤差が2cm以下
小型特殊免許・原動機付自転車免許
視力が両眼で0.5以上
片眼が見えない場合は他眼の視力が0.5以上で視野が左右150°以上

視力は眼鏡・コンタクトレンズでの矯正や,LASIK屈折矯正手術を受けていても可.
色彩識別能力に関しては運転免許の種類に関係なく,"赤色,青色および黄色の識別ができること"と規定.

能については,以下が基準とされる.
1. 視力(矯正視力を含む)が両眼で1.0以上,かつ一眼でそれぞれ0.7以上であること.
2. 正常な両眼視機能を有する.

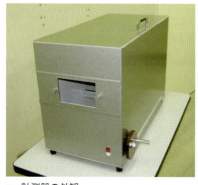
a. 計測器の外観

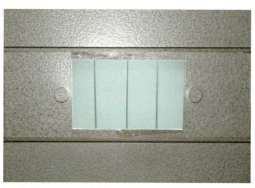
b. 実際に見える三本棒

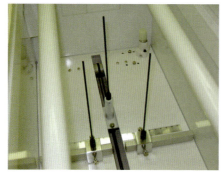
c. 計測器の内部

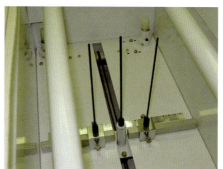
d. 中央の棒をほかの棒と並んだ位置に置いたところ．

図1　三桿法
(丹治弘子：自動車免許と視機能．大鹿哲郎編．専門医のための眼科診療クオリファイ1屈折異常と眼鏡矯正．東京：中山書店；2010. p.297.)

3. 正常な視野を有する．
4. 色覚が正常であること．

　不明確な記述であるが，検査方法や判定基準については別途指針が示されている．それによると，視力矯正には眼鏡のほか，コンタクトレンズも認められており，白内障術後の眼内レンズ挿入やLASIKによる屈折矯正手術を受けていても取得は可能である．両眼視機能，視野，色覚については，産業医が問診や簡易検査をもとに適合，不適合を判定する．その際，異常が疑われた場合は，眼科専門医の意見を参考に判定する．

船舶操縦者の身体検査基準："船舶職員及び小型船舶操縦者法施行規則の別表第三および別表第九"に定められており，第一種，第二種，小型船舶操縦士に分けられている．視力に関しては，第一種は裸眼視力が，第二種および小型船舶操縦士は矯正視力を含め規定されている．また，弁色力については，第一種の"完全であること"や小型船舶操縦士の"夜間において船舶の灯火の色を識別できるこ

と"など不明確な表現である.

航空機乗務員の眼科関連の基準：航空法施行規則 別表第四の"身体検査基準"の"九．眼"および"十．視機能"で定められている．また，その解釈などについて『航空身体検査マニュアル』（国土交通省航空局）に記載してある．マニュアルでは，不適合となる眼疾患や，遠見の裸眼視力および矯正視力，中距離視力，近距離視力などの測定法から判定基準まで，詳細に定められている．

警察官・消防官・自衛官の採用で必要な視機能

警察官の採用試験：身体条件が定められているが，都道府県によって多少異なる．視機能については，"裸眼視力が両眼とも0.6以上，または両眼とも裸眼視力がおおむね0.1以上で矯正視力が1.0以上"で，色覚については，"警察官としての職務執行に支障がないこと"となっている．

消防官採用試験（大学卒業者程度）：身体基準が設定されている．視機能については，"視力（矯正視力を含む）が両眼で0.7以上，かつ，一眼でそれぞれ0.3以上であること"，色覚に関しては，"赤色，青色および黄色の色彩が識別できること"となっている．

自衛官等の採用：身体検査の基準は，"防衛庁訓令第14号"で定められている．それによると，視力は，"両側とも，裸眼視力が0.6以上，あるいは裸眼視力が0.1以上で矯正視力が0.8以上，または裸眼視力が0.1未満であって矯正視力が±8.0Dを超えない範囲の屈折度のレンズで0.8以上であるもの"とされている．また，色覚は，"色盲または強度の色弱でないもの"と規定されている．

カコモン読解 第20回 一般問題19

大型自動車免許の視覚基準はどれか．3つ選べ．
a 視野　b 色覚　c 調節　d 暗順応　e 両眼視機能

解説　大型自動車免許の視覚基準は，"視力が両眼で0.8以上，かつ片眼で0.5以上"，および"深視力検査（両眼視機能検査）で3回の平均誤差が2cm以下"，また"赤色，青色および黄色の識別ができること"となっている．深視力検査は三桿法（**図1**）で測定するが，視標までの距離は2.5m（0.4D）で，調節はほとんど影響しないと思われる．したがって，選択肢のなかで基準に相当するのはbの色覚とeの両眼視機能だけで，三つはないと思われる．

模範解答 b, e（解答と考えられる選択肢は二つしかなく，三つを選ぶことはできない．）

カコモン読解　第22回　一般問題23

自動車運転免許視覚基準の両眼視力の組合せで正しいのはどれか．2つ選べ．
a 大型自動車―――――1.0 以上
b 普通自動車―――――0.8 以上
c 普通自動二輪車―――0.7 以上
d 原動機付自転車―――0.5 以上
e 普通自動車第二種――0.9 以上

解説　各免許で基準となる両眼視力は，aの大型自動車は 0.8 以上，bの普通自動車は 0.7 以上，cの普通自動二輪車は 0.7 以上，dの原動機付自転車は 0.5 以上，eの普通自動車第二種は 0.8 以上である．したがって，正しい組合せはcとdである．

模範解答　c, d

（田原昭彦）

医療系職種

就職の現状

以前から，わが国における代表的な視覚障害者の医療系職種は，あん摩マッサージ指圧師，はり師，きゅう師（三療師，あはき業）であった．最近では，視覚障害者用の器機を使用して事務職などに就くことも増えてきているが，平成20（2008）年の視覚障害者の職業紹介状況における職業別就職件数（**表1**）の構成比では，あん摩・はり・きゅう・マッサージは45％以上を占めており，今もって視覚障害者の主要な職種である．

視覚障害者における医療系職種

あん摩マッサージ指圧師，はり師，きゅう師：『あん摩マッサージ指圧師，はり師，きゅう師等に関する法律（あはき法）』に基づく国家資格を要する職種である．医業類似行為としてあん摩マッサージ指圧，はり，きゅうを行うにあたっては，それぞれあん摩マッサージ指圧師，はり師，きゅう師の免許を有する者でなければ行ってはならないとされている．あん摩マッサージ指圧師，はり師，きゅう師になるためには，3年間で医学的知識と専門的技術を習得し国家試験に合格する必要があり，受験資格取得の専門課程として各地の盲学校・視覚特別支援学校における理療科や国立障害者リハビリテーションセンター自立支援局の視力障害センターにおいて就労移行支援を行っている．

表1 視覚障害者の職業紹介状況（平成20年度，職業別就職件数）

		就職件数	構成比
総計		1,771 (1,030)	100 (100)
医療系職種	あん摩・はり・きゅう・マッサージ	842 (653)	47.5 (63.4)
	理学療法士	21 (15)	1.2 (1.5)
	機能訓練指導員	36 (22)	2.0 (2.1)
	ケアマネジャー	6 (4)	0.3 (0.4)
	ヘルスキーパー	85 (63)	4.8 (6.1)

（ ）内は重度視覚障害者．

理学療法士：前出の職業別就職件数の構成比で1.2％と少ないが，視覚障害者の医療系職種の一つである．理学療法科を設けている盲学校・視覚特別支援学校（全国に数校と少ない）や筑波技術大学において3年，もしくは4年間の修業年限を経て受験資格を得ることとなる．

機能訓練指導員：あん摩マッサージ指圧師や理学療法士の資格を有するものは，機能訓練指導員として介護保険法による指定介護老人福祉施設において入所者の運動機能の維持向上に携わることも可能となる．ただし，修業年限時に同じ専門課程を経ていても，はり師，きゅう師の資格では機能訓練指導員の資格を得ることができないため注意が必要である．

介護支援専門員：あん摩マッサージ指圧師，はり師，きゅう師，理学療法士の資格を有し，高齢者介護の実務経験を5年積めば，介護支援専門員（ケアマネジャー）の受験資格を得ることも可能となる．

医師：医師となることも可能である．2001年に医師法改正により欠格事由が緩和されて"目が見えない者，耳のきこえない者"などが相対的欠格事由に変わった．それに基づき，2002年には"特例受験"の受験要項が発表された．これ以降，視覚障害を有する医師もわずかではあるが，誕生している．しかし，受け入れ可能な研修施設や臨床研修制度で義務化されている診療や手技にかかわる問題などの課題は残っている．

そのほか関連する制度

あん摩マッサージ指圧，はり，きゅうは，一般の保険医療機関での治療と同じで，健康保険法の療養費制度（第44条第2項）に基づいて医師の同意書を得ることで，国の社会保障制度のなかで治療を受けることができることをここに付記しておきたい．

また，就職に関してはヘルスキーパー制度という，企業が職員の健康管理，疲労回復，疾病の予防などのためにマッサージ施設を設け，あん摩マッサージ指圧師，はり師，きゅう師の資格を有する者を採用し，マッサージなどを施す制度がある．このことは『障害者の雇用の促進等に関する法律の一部を改正する法律（障害者雇用促進法）』において，従業員が一定数以上の規模の事業主は，従業員に占める身体障害者・知的障害者の割合を"法定雇用率"以上にする義務があることも含めて，通常の企業も施療院，診療所，病院など医療施設以外の新たな勤務先として注目されてきている．

〔家里康弘〕

色覚検査と職業選択

色覚検査にかかわる職業選択は自ら研鑽を積み，たくさんの選択肢から自ら選ぶもので，「あなたはこれには向いていないからおやめなさい」といえる資格は医師（眼科医）にはないと思う．職業適性を判定する色覚検査法はない．色覚異常は先天異常であって，弁色力（色彩識別能力）と同等ではないからである．"色覚異常と職業選択"の発想が，以上二つのボタンの掛け違いから起こったものと考えられる．

文献は p.282 参照.

色覚検査とその背景

昨今，障害者運動のなかでは欠格条項が見直され，社会のバリアフリー化が急速に進んでいるなかで，わが国での色覚問題が欧米の流れから大きく遅れてきた経緯がみられる．すべての障害者に平等な人権があり，すべての人間が生まれながらにして自由であり，権利と尊厳において平等であるとする 2001 年の国連総会での世界人権宣言が再確認されている．これらの大きな流れを受けてわが国でも，2013 年 6 月 19 日に『障害者差別解消法』が成立した．欧米では"障害"ともとらえられていない"色覚"についても，厚生労働省が就労時の色覚検査を廃止し，文部科学省でも学校保健法のもとでの強制的色覚検査を廃止してきた経緯は周知のとおりである．

石原式色覚検査表誤読者に対する大学入学制限および入社制限

かつてわが国で色覚異常と呼称されているのは石原式色覚検査表（石原表）を誤読するものを指し，また誤読するものは色彩識別能異常で，色覚障害があると思い込まれてきたと思われる．

筆者は 1986 年に 1,822 社の色覚異常者に対する企業の採用方針を調査した．表立った表現では 87％ が"制限なし"で，"異常はすべて制限"が 4％，"強度異常のみ制限"が 5％ であった．職種によって"すべて制限"が 1％ で，"強度のみ制限"が 0.1％ であった．企業に制限があるから，大学も入学制限をしていると聞いたので，同じく 1986 年に全国 466 大学から入試要項をとり寄せ，入学制限

の調査をした．当時94大学あった国立大学では表現の違いがあるものの"成績の如何にかかわらず色覚異常者は不合格とする"と明記してあった大学が50％であった．

石原表誤読者がなぜ修学できないのかを学長あるいは眼科教授に電話あるいは文書でたずねてきた結果，制限は年々半減していき1992年には国立大学で3％，公立では0，私立では2％のみとなり，2003年では783大学のうち，国立2大学，私立1大学のみとなっている．大学は石原表誤読者を切り捨てるところではなく，誤読があっても，よいところを生かし，社会貢献できる人間を育てていくところであると認識されたからだと考える．

色彩バリアフリーマニュアル

筆者が1998年,『色覚異常者に配慮した色づかいの手引き：色彩バリアフリーマニュアル』を出版して以来，色覚異常者に対する配慮の方途がいろいろ発表されてきている．

色覚異常と実社会の色彩識別能異常の違い

筆者は，1969〜1971年の米国滞在のなかで,「私は色盲です」という医学部教授，工学部教授と友人になり，日本での差別を知った．帰国後，本郷眼科を開設して，学校保健にたずさわり，弁色能の調査研究に入った．

1学年約2万人の児童生徒のなかから，学校保健法に則って色覚"異常"と疑われる約500人の児童生徒の社会生活上の色彩識別能について，① 教科書色刷り識別，② カラーコード識別，③ 抵抗素子識別，④ 交通信号識別，⑤ テールランプ識別，⑥ 工事用信号機識別，⑦ 赤緑ピーマン識別，⑧ 地下鉄路線図識別，⑨ 左右舷灯識別，⑩ 赤・黄・緑ブイ識別，⑪ パソコン画面上色識別，⑫ クーピーペンシル識別，⑬ 地図識別などの識別テストを行ってきた．その結果，眼科的色覚検査，特に仮性同色表（石原式色覚検査表）との整合性がないことが明らかになった．

職業現場での色彩識別能力判定のための法改正

眼科医が行う検査は，すべて先天色覚異常を検出し，診断をするものであり，眼科的検査による程度判定はできるが，職業適性など，現場の色彩識別能力の程度を判定できるものではない．この誤解を解くため，三つの法改正が行われた．

労働安全衛生法：眼科的色覚検査で職業適性・職場配置は不可能であるため 2001 年に改正され，雇い入れ時の色覚検査が廃止された．

　厚生労働省発行のマニュアルには"色覚検査を実施する場合には，労働者に対し職務内容との関連性について十分な説明を行い，労働者の同意に基づいて適切に実施される必要がある"，また"色覚検査は現場における職務遂行能力を反映するものではないことに十分な注意が必要である．検査を行う場合でも，各事業場で用いられている色の判別が可能か否かを確認することで十分である"と記されている．

学校保健法：2003 年に定期健康診断から，色覚検査は以下の理由で削除された．
1. 色覚異常の正確な判定は中学生以上でもできない場合がある．
2. 程度区分に一貫性がない．
3. 教育面での支障の内容が明確でない．
4. 検査の結果が児童の将来に好ましくない影響を及ぼす．
5. 色覚検査を廃止した場合に危惧される教育上の問題は，教師が色覚異常にかかわる正確な知識をもち，正しく対応できるようにすれば解決できる．

船舶職員法：ボート免許取得に際し色覚異常者に制限があったため，運輸省（現 国土交通省）において"小型船舶操縦士における弁色力の実証的な調査検討に関する委員会"が発足し，見直し作業が行われ 2004 年に改正された．現場に最も近い舷灯識別テストでスクリーニングされ，フェイルしたものには昼間限定の免許が増設され，ブイ識別のための三色識別テストがなされ，眼科的色覚検査は参考にされないことになった．その理由は，以下による．
1. 現行の石原式およびパネル D-15 テストにより強度色弱であると判断されたものについては，航路標識の彩色が識別できた場合は航行時間を昼間に限定した操縦免許を取得できるが，仮に夜間において小型船舶操縦士に必要な弁色力を有しているものであっても，現行の検査手法では強度の色弱であることをもって，一律に限定のない免許が取得できない状況にあり，検査基準および検査手法に疑問がある．
2. 強度の色弱と判断されたものについて，夜間において小型船舶操縦士として必要な弁色力を有しているか否か検査するための検査機器および検査手法がなく，その確立が課題となっている．
3. 現在，小型船舶操縦士の弁色力検査に使用している石原式およ

びパネル D-15 テストは，色覚という身体的な個人情報を検出することになり，小型船舶操縦士として航行の安全を確保するために実施される身体検査の手法としては疑問がある．

色覚検査とその評価にみられる変化

警察官採用における色覚要件：2007 年では，47 都道府県警すべてで石原表誤読者は不可であったが，年々改善され，2011 年にはすべての県警採用要件は"石原表に誤読があっても警察官の職務遂行に支障がなければ可"となった．

政令指定都市における教員採用時の色覚検査：6 大都市から始まった政令指定都市も今では 20 市になっている．かつては，石原表誤読者は教員になれなかったが，2013 年現在，教員採用時に色覚検査を施行している市は 2 都市のみで，採用要件にしている都市はない．

教育用色覚検査表 CMT について：文部科学省は 1995（平成 7）年に色覚検査は小学 4 年で 1 回"学校教育上配慮を必要とする児童を選ぶこと"にした．そのような検査法はまだ世界になかったので，筆者は筑波大学名誉教授で色彩心理学が専門の金子隆芳先生とともに CMT "色のなかまテスト" を開発し，正しい事後措置のできる検査をつくった．CMT の特徴は同じ色のなかまが縦に並んでいるか横に並んでいるかを見分けるという明快な原理で，検査が容易である．見にくい，見分けにくい色の組み合わせがよくわかり，掲示物，視覚教材，板書，副読本，教科書などで，どのような配慮が必要かが判断でき，適切な事後措置が容易にできる．これはあくまで教育用で，眼科検査や職業適性検査用ではない．

女性に石原表でのスクリーニングは危険

平成 13（2001）年の労働安全衛生法の改正で雇い入れ時の色覚検査は廃止されたが，入社後の配属で語学が不得意なものに外国企業と折衝の職場は無理であるように，微妙な色彩識別が必要な職場には適さない場合がある．労働安全衛生法にも"各事業場で用いられている色の判別が可能か否かを確認すること"と記されている．警察官採用に際し"石原表に誤読があっても職務遂行に支障がなければ可"として職務遂行能力をパネル D-15 テストのパス・フェイルで合否を決めている．そして，まず全員に石原表による検査をした後で，合否はパネル D-15 テストで決定している．筆者らが 1982 年に施行した調査研究で，中学 1 年の女子 14,175 人に石原式色覚検査表 II 国

際版でスクリーニングをした結果，誤読者が175人であったが，アノマロスコープ検査を受けた女子は133人であった．アノマロスコープで異常と確定診断されたものは26人で，その内訳は第1色弱は0人，第1色盲は0人，第2色弱は23人，第2色盲は3人であった．正常者は107人であったので，石原表を誤読してアノマロスコープで正常者の割合すなわち石原式色覚検査法表II国際版の誤診率は80.45％になり，これはスクリーニングとして使ってはならないという結果となった．女性の色覚診断には，厳重な注意が必要である．

まとめ

名古屋市教育委員会では色覚異常の呼称を色覚特性とした．色覚特性は，人間がたくさんもっている特性のなかの一つである．色覚検査には遺伝カウンセリングが必要である．安易に眼科的色覚検査で診断を下すのではなく，検査をする者は検査の結果どのような問題があり，それをクリアするのにはどうしたらよいかまで説明できる必要がある．健常者の側からの憶測で，社会的能力を過小評価することは人権問題である．色覚異常と職業選択との発想から見直して，個々の能力に応じた自己責任のうえで職業選択することが大切である．

カコモン読解　第19回　一般問題66

国家試験または資格試験で強度の色覚異常が制限を受けているのはどれか．2つ選べ．
a 医師　　b 看護師　　c 美容師　　d 航空機乗組員　　e モーターボート選手

解説　そもそも色覚検査は職業適性に使えないことは，基本的なこととして押さえておくべきである．この5職種のうち，現在，強度異常の制限のあるのは航空機乗組員だけと思う．

問題の選択肢にはないが，警察官の場合，採用要項の表現としては警察庁および47都道府県警とも"石原式色覚検査表に誤読があっても警察官の職務遂行に支障がなければ可"となったが，実際には職務遂行試験はせず，パネルD-15テストで判定している．パネルD-15テストも典型的にフェイルする人は半分くらいで1往復，2往復くらいの人もいるが，その判定は警察官の現場を知らない眼科医に委ねているのが現状である．

模範解答　d（二つを選ぶことはできないと考える．）

（髙柳泰世）

9. 民法・刑法と医療裁判

民法と刑法

基本法としての民法と刑法

　医療関係者は，さまざまな局面で法に接している．日常の診療活動は健康保険法・国民健康保険法に基づく公的医療保険制度を抜きには成り立たず，また，そもそも医師免許の取得や医院の開業は医師法・医療法に基づいている．もっとも，これらは社会保障法・行政法の分野に属する法律であって，社会のなかでも特定の領域に限って妥当する法律である．これに対して，本項が扱う民法と刑法は，より基本的な法律関係を規律する法律であり，憲法・商法・民事訴訟法・刑事訴訟法と合わせて六法と呼ばれている[*1]．

民法の規律する事項

　民法は，一般市民（私人）の間で形成される法律関係（私法上の法律関係）を規律する基本的な法律である[*2]．私法上の法律関係は，財産関係と家族関係に分かれる．そして，民法は，財産法（第1～3編，第1～724条）と家族法（第4・5編，第725～1,044条）からなっている．

　医師患者関係は，私法上の法律関係である．これにより，当事者の関係は，法的には権利・義務の関係，具体的には，準委任契約という契約関係（診療契約）として理解されることになる．すなわち，医師・医療機関は，患者の健康に必要な医療上の配慮をするという事務の処理を患者本人から委ねられている，と考えるわけである．医師・医療機関は，この契約に基づいて，善良な管理者の注意をもって患者の健康に配慮する義務を負う（民法第644条，第656条）．当事者間の権利・義務は，民法の条文だけでなく，契約の解釈からも導かれるし，また，判例によって認められるものもある（その代表的なものは，患者に対する説明義務である）．

　なお，医師患者関係は，当事者の合意によらないで生じることもある．たとえば，意識不明で運び込まれた患者を治療する場合がこれにあたる．この場合，事務管理（民法第697条以下）が問題とな

[*1]『六法』，『六法全書』というタイトルは六つの法律で法律全体を総称したものにすぎず，すべての法律を掲載しているわけではない．現実に妥当している法律の条文は，総務省の検索サイトで入手することができる．http://law.e-gov.go.jp/cgi-bin/idxsearch.cgi

[*2] 民法は，私人の法律関係を扱う私法の一般法である．商法などの特別な法律が妥当しない限り，民法の規定の適用が問題となる．これに対して，公権力が当事者となる法律関係を公法関係といい，憲法・行政法が基本的な法律である．社会保障法や刑法も，広い意味では公法に属する．

り，これが成立すれば費用の支払義務などの権利・義務が生じることになる．また，患者の生命・身体・健康や自己決定権の侵害があった場合には，不法行為（民法第709条以下）が問題となり，これが成立すれば損害賠償義務が生じることになる．

診療の場面では，家族法の問題も生じうる．たとえば，未成年者に対して侵襲的な医療を行うときは，その法定代理人の同意が必要となる．一般的に，本人に判断能力がまったくないか十分でない場合には，本人を保護する者（法定代理人）を置いて，本人に必要な判断を支援・代行させる必要がある．この役割を担うのは成年後見・親権・未成年後見といった制度であり，民法（家族法）がこれを定めている[*3]．

このように，民法は，医師・医療機関と患者の間にどのような権利・義務があるかを定める法律である．さらに，義務に反した場合には，民事責任の問題が生じる（後述）．

刑法の規律する事項

刑法は，どのような行為が犯罪となり，これに対してどのような刑罰が科されるかを定める法律である．医療行為との関係では，身体に関する罪である"業務上過失致死傷罪"（刑法第211条）が問題となる．また，診療に際して患者の情報を取得した場合については，秘密に関する罪である"秘密漏示罪"（同第134条）がある．これらの個人的法益に対する罪に加えて，文書の内容の真実性を確保してその社会的な信用を維持するための罪として，"虚偽診断書等作成罪"（同第160条）が定められている．

さらに，刑法以外でも犯罪・刑罰を定める規定をもつ法律がある（特別刑法）．たとえば，医師法には無資格診療に対する罰則があり（医師法第31条），臓器移植法にも臓器提供に係る金銭・利益の供与に関する刑罰規定が用意されている（臓器移植法第20条など）．いずれにせよ，ある行為がなされた時点で法律がそれを罪としていなければ，処罰することはできない（罪刑法定主義），という原則があり，刑法は罰すべき行為のカタログを国民一般に示すものといえる．

法的責任の根拠法としての民法・刑法

医と法の接点として一般的に想い浮かべるのは，患者の生命・身体・健康に悪い結果が生じた場合における法的責任の問題であろう．法的責任には，①民事責任と②刑事責任がある[*4]．民法と刑

[*3] 取引行為と異なり，医療行為について，本人を保護する者がどれだけの権限をもっているかは明らかとはいえない．一般には，家族・近親者の判断が要求されることが多いが，家族・近親者という概念に法的な定義はない．民法には，6親等内の血族，配偶者，そして3親等内の姻族を親族とする旨の規定（第725条）があるにすぎない．

[*4] 法的責任には，さらに，行政法上の責任と呼ばれるものがある（行政処分とも呼ばれる）．たとえば，医師免許の取消し（医師法第7条）や保険医療機関指定・保険医指定の取消し（健康保険法第80条，第81条）などである．

法は，その根拠となる法律である．たとえば，眼科医が施術の際に細菌感染を防止するための処置を怠ったために患者に細菌性角膜炎が生じて後遺症が残ったような場合，患者に対する①損害賠償責任（民法第415条，第709条），②業務上過失致死傷罪（刑法第211条）がそれぞれ問題となる[*5]．民法上の損害賠償責任は，契約上の義務に反した場合の契約責任と，不法行為法上の義務に反した場合の不法行為責任とがある．後者では，医師の一般不法行為責任（民法第709条）・その使用者である医療機関の使用者責任（同第715条）が問題となる．

法的責任の目的

刑事責任の目的は，罪となる行為をした者に対する制裁，および，それを通じて犯罪行為が将来生じないようにすること（一般予防）にある．つまり，刑法は，犯罪行為に刑罰を科すことを通じて，制裁と一般予防を実現しようとしているのである．

民事責任の内容は，被害者に生じた損害を金銭で賠償することにある．すなわち，損害の塡補を目的としている．民事責任は，疾病リスクや医療行為に伴うリスクの実現によって生じた損害を，患者から医療側に転嫁する役割を担っている．なお，民事責任を追及するにあたり，"何が起こったのか明確にしたい"，"二度とこのようなミスが起きないようにしてほしい"といった動機が加わることがある．とりわけ，刑事責任・行政処分などの公的な対応が不十分な場合がそうである．もっとも，これらは民事責任の本来の役割とは異なるものである．

責任判断と専門性

患者に健康被害が生じたからといって，それが医師のミスに起因するとは限らない．疾病リスクが実現したにすぎない場合もあれば，治療行為に不可避的に伴うリスクが実現したにすぎない場合もある．医療事故という語は，法的責任が問われる場合だけでなく，医療行為において患者に被害が生じた場合を広く含む．法的責任は，医療事故のうち，医師が結果を左右できたといえる事案で問題となるにすぎない．

法的責任を判断する裁判では，過失と因果関係の有無が争いの中心となる．過失とは，結果の予見が可能な状況において，当該結果を回避するのに必要な行為をしなかったことである．因果関係は，

[*5] 訴訟での問題については，本巻"民事上の責任"，"刑事上の責任"の項を参照されたい．最近の裁判例に関しては，民事責任は東京・大阪医療訴訟研究会『医療訴訟ケースファイル』Vol.1～4（判例タイムズ社），刑事責任は飯田英男著『刑事医療過誤Ⅰ～Ⅲ』（Ⅰ，Ⅱは判例タイムズ社，Ⅲは信山社．Ⅰは山口一誠と共著．）を参照されたい．

過失を原因として現に生命・身体・健康に係る被害が結果として生じた，という関係が成立することをいう（通常は，医師が適切な行為をしていれば，現実に生じた悪結果を回避することができたか，という点が問われる）．裁判では，責任を追及する側，つまり患者側が，過失・因果関係を基礎づける事実について証明しなければならない．事実を証明できなければ，法的責任の成立は認められない．しかし，患者側は，身体のメカニズムや疾病の機序といった医学的事項に関する事実を明らかにするための判断資料を十分に有しているわけではない．さらに，仮にこれらの判断資料を法廷に提出できたとしても，裁判官がその評価に必要な医学的な判断能力を有しているわけではない．このように，法的責任の判断は，医学的事項にかかわる点で，法と医の協働が必要不可欠といえる[*6]．

法的責任への疑念

しかし，それにもかかわらず，法的責任は，医と法の相互の不信感を生み出す温床となっている．とりわけ医療側には法的責任に対する警戒が強く，また，一般的にも法的責任がその目的に照らして十分に機能しているのかについて，疑念が生じている．

民事責任のもつ損害塡補という目的に対しては，責任の成否にかかわらず，一律に被害者を救済するほうがよいのではないか，という指摘がある．産科医療に関して創設された産科医療補償制度はこれに対応するものといえる．もっとも，救済すべき被害者の範囲を適切に画定できるか，提供される給付は救済に十分といえるか，制度の運営にかかるコストは合理的か，まただれがそのコストを最終的に負担するのか，そもそも医療事故被害者のみについて特別の救済制度を設けるのが妥当なのか，といった問題があり，一律救済という構想が民事責任にとって代わるには，まだまだ課題が多い．

他方，刑事責任に対しては，医療への過剰な介入とならないか，という懸念が示されてきた．とりわけ，患者の利益よりも法的責任の回避を主眼とする行動を誘発するのではないか，という萎縮医療の問題が繰り返し指摘されている．これに加えて，近時は，厳格な責任を課すことが医療提供体制に壊滅的な影響を与える可能性も，現実味を帯びている（いわゆる"医療崩壊の問題"）．もっとも，人身への危険を伴う専門職のうち，医療の分野に限って刑事免責の特権を認めることを正当化するのは困難であり，またそうした政策的判断がありうるとしても社会的合意を得るのは難しいと思われる．

[*6] 医師の行為に係る過失の判断については，"診療当時の臨床医学の実践における医療水準"を基準にして義務違反が判断される．これは，"実験上必要とされる最善の注意義務"（最高裁判所昭和36〈1961〉年2月16日判決〈最高裁判所民事判例集15巻2号244頁〉輸血梅毒事件）という基準に対して，実際の臨床を無視して厳格にすぎるという批判があったのを受けて，形成された基準である．なお，医療水準は，未熟児網膜症をめぐる裁判を通じて形成されたものであり，それが医師の過失一般に妥当するようになっている．

平成 26 (2014) 年の医療法改正により，医療事故調査制度が創設された（医療法第 6 条の 10，11，15〜27）．しかし，真相の解明・開示の要請と萎縮医療回避の要請の調整は未解決のままであり，平成 27 (2015) 年 10 月 1 日の施行をひかえ，具体的運用をめぐって議論が戦わされている状況にある．いずれにせよ，法的責任が医療の現場に負の影響を与えるのは望ましいことではない．法的責任の機能すべき範囲については，社会一般を巻き込んだ議論が必要であろう．

(小池　泰)

民事上の責任

医療事故によって民事上の責任が問われるケース

医療事故によって患者の身体に障害を生じた場合や患者が死亡してしまった場合には，患者，その家族（場合によっては遺族）には，不満はもちろんのこと，多くの損害が発生する．たとえば，以下のようなケースが考えられる．

1. 医療事故によって新たに発生した治療費，入院費用，通院費用など．
2. 入院付添費，通院付添費．
3. 介護が必要になった場合，その費用．
4. 医療事故による障害のために，義歯，義眼，義手，義足などの装具・器具などを購入しなければならない場合，その費用．
5. 医療事故による後遺障害のために，家をリフォームしたり自動車を改造しなければならなくなった場合，その費用．
6. 医療事故により余計な治療を受けなければならず，そのために仕事を休んだ場合，その休業による損害．
7. 医療事故の後遺障害によって労働能力が下がってしまった場合，事故前の労働能力があれば得られた収入との差額．
8. 死亡してしまった場合には，生きていれば得られた収入との差額．
9. 慰謝料．

これらの損害を賠償するのが民事上の責任である．ただ，医療事故を生じた場合に必ず民事上の責任が発生するかといえばそうではない．法的責任が発生するのは法律の定める要件を充足した場合であり，その要件充足性を判断するのが民事訴訟である．

民事上の責任の発生要件

医療事故が起こった場合に民事上の責任，つまり損害賠償責任を負うのは，なすべきでないことをしてしまった，またはなすべきことをなさなかったことによって，患者の身体に障害を負わせ，または生命にかかわる結果を生じさせた場合である．

"なすべきこと"，"なすべきでないこと"を注意義務，"〜によって"を因果関係，"身体障害や死亡の結果"を損害という．つまり，医療事故が起こった場合に民事上の責任を負うのは，①注意義務違反がある，②損害がある，③注意義務違反と損害との間に因果関係がある，場合となる．この①ないし③が民事上の責任が発生する要件である．なお，①の要件に関して"過失"という用語が使われることもあるが，注意義務違反とほぼ同じ内容と考えてさしつかえない．

注意義務違反

1. なすべきでないことをしてしまった場合というのは，たとえば左眼と右眼とをとり違えて手術をしてしまった場合，適応のない手術を施行した場合などである．なすべきことをなさなかった場合というのは，たとえば眼圧が上昇しているにもかかわらず放置し，視神経に障害を生じさせてしまった場合などである．また，直接に事故につながらなくとも，なすべき説明をせずに治療を進めた場合，インフォームド・コンセントが得られていないとして民事上の責任を問われることもある．なすべきでないことをしてしまった場合を作為型，なすべきことをなさなかった場合を不作為型という．

2. 医療事故をめぐる注意義務に関しては，"いやしくも人の生命及び健康を管理すべき業務（医業）に従事する者は，その業務の性質に照し，危険防止のために実験上必要とされる最善の注意義務を要求されるのは，已むを得ないところといわざるを得ない"とした最高裁判所の判例がある[1]．この"危険防止のために実験上必要とされる最善の注意義務"との判示は，注意義務についての一般的な指標となっており，その後もこの判断が踏襲され，具体化されている．

3. 注意義務はどのように検討・判断されるのかが問題となるが，生じた結果からさかのぼって考えるのではなく，診療の時点で医療従事者に要求される注意義務は何か，として検討される．つまり，結果が発生したために責任を負うというのではなく，問題とされる医療行為がなされたこと，またはなされなかったことについて，診療当時の臨床医学の実践における医療水準に照らして，なすべきことをしたのか否か，なすべきでないことをしてしまったのか否かが検討される．これを過失責任主義という．こ

文献はp.283参照．

れに対して，たとえば製造物責任法などでは，結果が発生すればすなわち民事上の責任を負うという結果責任が定められている（ただし，免責事由はある）．

注意義務は，結果発生を予見する義務（予見義務）と予見された結果を回避する義務（結果回避義務）とに分けられる．そして，予見義務が認められるためには，その前提として予見可能性があることが必要であり，結果回避義務が認められるためには，その前提として結果回避可能性があることが必要となる．可能性がないにもかかわらず義務が課されるということはない．また，結果回避義務は予見義務があることが前提となっている．予見が可能でなく，予見義務がない場合には，結果を回避することは当然不可能であり，結果回避義務もないこととなる．

4. 注意義務違反についての検討・判断において，医療水準が問題となる．医療水準について裁判所は，"ある新規の治療法の存在を前提にして検査・診断・治療などにあたることが診療契約に基づき医療機関に要求される医療水準であるかどうかを決するについては，当該医療機関の性格，所在地域の医療環境の特性等の諸般の事情を考慮すべきであり，右の事情を捨象して，すべての医療機関について診療契約に基づき要求される医療水準を一律に解するのは相当でない．そして，新規の治療法に関する知見が当該医療機関と類似の特性を備えた医療機関に相当程度普及しており，当該医療機関において右知見を有することを期待することが相当と認められる場合には，特段の事情が存しない限り，右知見は右医療機関にとっての医療水準であるというべきである"としている[2]．また，医療水準と医療慣行との関係については，"医療水準は，医師の注意義務の基準（規範）となるものであるから，平均的医師が現に行っている医療慣行とは必ずしも一致するものではなく，医師が医療慣行に従った医療行為を行ったからといって，医療水準に従った注意義務を尽くしたと直ちにいうことはできない"として，必ずしも医療慣行が注意義務の基準となる医療水準と同じではないということを明らかにしている[3]．医療の現場においては違和感もあるかもしれないが，医療慣行は直ちには医療水準とはならないのである．

5. 注意義務違反の有無は，問題とされる医療行為がなされたこと，またはなされなかったことについて，その当時の臨床医学の実践における医療水準に照らして，結果を予見することができた

表1　医事訴訟の件数（新受件数）

年	平成18 (2006)	平成19 (2007)	平成20 (2008)	平成21 (2009)	平成22 (2010)	平成23 (2011)	平成24 (2012)	平成25 (2013)
医事訴訟全体	913	944	876	732	791	769	786	809
眼科	28	30	27	23	24	22	34	20

か否か（＝予見可能性の有無），結果を回避することができたか否か（＝結果回避可能性の有無）を検討し，予見義務違反の有無，そして結果回避義務違反の有無によって判断される．

民事上の責任に関する紛争を解決する手段

　医療事故をめぐる民事上の責任の有無，あるいは民事上の責任があることを前提としてその賠償をすべき範囲について争いがある場合，最終的には訴訟手続によって解決をすることとなるが，ほかにも解決のための手段がある．たとえば，医療従事者が患者や家族に対して直接に説明をすることで理解・納得を得られることもあり，弁護士が代理人として間に入って説明・交渉をすることで解決することもある．また，中立公正な第三者を介して話し合い，協議をすることにより解決をすることもある（alternative dispute resolution；ADR；調停）．

　裁判所での訴訟手続は，"裁判沙汰"として避けるべきと考えられることも多いが，民事訴訟法の定めるルールのもと，裁判官という第三者の判断を仰ぎながら解決を目指すことができ，これがメリットとなるケースもある．

　どの解決手法によるべきかは，当事者の意向，事案の性質によってそれぞれである．

民事訴訟の状況

　最高裁判所の発表する統計資料によると，各年において新たに提訴された事件数（新受件数）の推移は，表1のとおりである．

民事訴訟手続の流れ

　民事訴訟は，請求をする者（原告）が請求相手を"被告"とし，請求の原因となる事実を具体的に特定・明示して裁判所に訴え出る（提訴する）ことにより開始する．提訴をすること自体は，いつでもだれでも可能であって，"訴えられない"ために何かできることがあ

るかといえば，それは提訴前になされた要求をすべてのむこととなってしまう．

　裁判所は，原告と被告それぞれの言い分（主張）を整理したうえで，提出された証拠に基づいて事実認定を行い，法律の要件に当てはめて原告の請求が認められるかについての判断をする．いわゆる医療訴訟では，ほとんどのケースで，注意義務違反（過失）があると評価することのできる事実（評価根拠事実），あるいは評価することのできない事実（評価障害事実）の有無の判断が最大の争点となる．また，注意義務違反（過失）と損害との因果関係の有無の判断，そして損害の認定（損害の範囲，損害額）も争点となる．

　民事訴訟において証拠とされるものは，書証（文書，画像など），人証（本人や証人の供述，証言），検証（五官の作用によって，直接に検証物の形状・性質・状態を観察する），鑑定（学識経験者が行う専門的知識の報告など）が定められている．医事関係訴訟における鑑定の実施率は，最高裁判所の発表する統計資料によると，平成25（2013）年は10.9％とのことである．

　裁判所は，証拠調べを経て，事実認定をし，認定した事実を法律に当てはめて結論を導き出す．すなわち，判決をする．

　当事者が最後まで争い，判決を受ける場合は図1のとおりだが，和解により解決をすることも多い．裁判上の和解は，当事者双方がお互いに譲歩をし，訴訟を終了させる合意であるが，審理中に結論についての見通しが得られた場合などには裁判所が和解勧告をすることもある．それは争点整理手続の途中の場合もあり，証拠調べを経た後である場合もあり，あるいは鑑定まで行って弁論を終結した後の場合もある．

　裁判上の和解が成立すると，その合意内容を記載した和解調書が作成されるが，和解調書は確定判決と同一の効果があるとされている．

（水沼太郎）

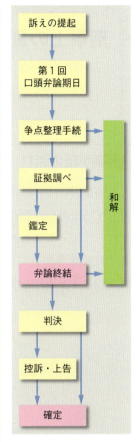

図1　民事訴訟手続の流れ

刑事上の責任

刑事手続の流れ

医療事故によって患者が傷害を負ったり，場合によっては死亡してしまった場合，その医療事故に関係した医療従事者は，刑事上の責任として，業務上過失致死傷罪に問われる可能性がある．業務上過失致死傷罪として刑事上の責任が追及される場合，一般的には図1のような流れとなる．

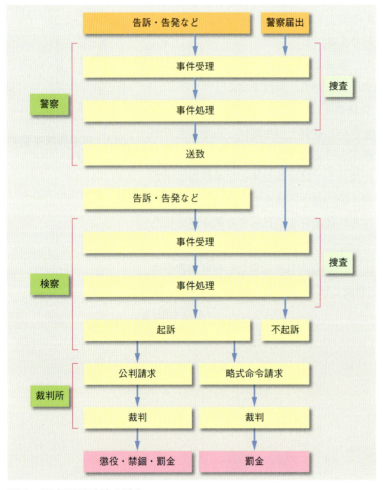

図1　刑事訴訟手続の流れ

警察または検察が捜査を開始する端緒となる告訴・告発などは，患者，家族（遺族）からなされることもあるが，医療機関内からなされることもある（内部告発）．また，異状死の届出（医師法第21条）を端緒として捜査が開始されることもある．

告訴とは，犯罪の被害者や法律で定める一定の範囲内の人が，捜査機関に対して犯罪事実を申告し，その訴追を求める意思表示をいう．同じく犯罪事実を申告する場合でも訴追を求めるものではないときには"被害届"という．告発とは，告訴することができる人および犯人以外の人が，捜査機関に対して犯罪事実を申告しその訴追を求める意思表示をいう．国家公務員，地方公務員などには，その職務を行うことにより犯罪を発見した場合には告発の義務がある（刑事訴訟法第239条第2項）．

捜査機関による逮捕

刑事手続と聞くと，まず思い浮かべるのは逮捕されるのだろうかということであろうが，医療事故をめぐって進められる刑事手続において，医療従事者が逮捕されるということはまれである．

捜査機関が被疑者を逮捕するには，刑事訴訟法により"被疑者が罪を犯したことを疑うに足りる相当な理由"があり，裁判官の発する逮捕状が必要である（刑事訴訟法第199条）．裁判官が逮捕の必要性の有無について判断するポイントは，罪証隠滅のおそれがあること，逃亡のおそれがあることなどである．

逃亡をすることなどはあり得ないといえるが，カルテ改ざんや診療記録の意図的な破棄がなされた場合には罪証隠滅のおそれがあるとして逮捕されることも考えられる．事実を隠蔽しようとする者に対しては，捜査機関，裁判所は非常に厳しい姿勢で臨む．

事件処理（1）取調べと供述調書作成

事件処理とは，受理した事件の被疑者や参考人などの関係者等の取調べを行い，また証拠品などの客観的な証拠を検討し，事実関係を解明することをいう（図2）．

被疑者としての取調べの場合には，黙秘権の告知がなされる．黙秘権とは，話しをしたくないことについて話さなくてもいいという権利であるが，刑事裁判手続においては，"あなたには黙秘権があります．話したくないことは話さなくても結構です．話をしなかったからといって，あなたを不利に扱うということはありません．ただ

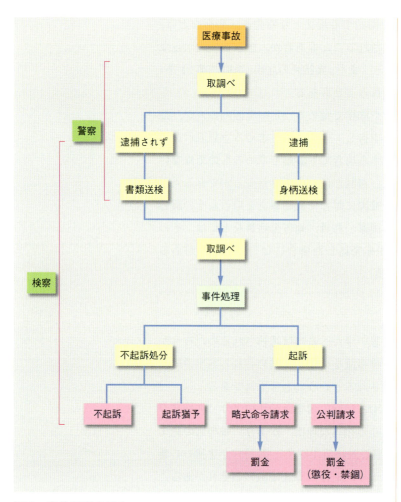

図2 事件処理の流れ

し，話をした場合，あなたがこの法廷で話したことは，あなたにとって有利なことであれ不利なことであれ，証拠となりますので注意してください"などというように黙秘権の告知がなされる．

　取調べが進むと，供述調書が作成される．取調べの対象とされた医療従事者の話した内容を警察官や検察官が書面にまとめた後，読み聞かせをしてその内容を確認し，間違いがなければ署名，押印をして供述調書が作成される．供述調書は，検察官が最終的な事件処理について判断する場合，また起訴されて裁判所が事件についての判断をする場合に証拠資料となる．

事件処理（2）送致から最終事件処理

　刑事事件の事件処理は，特別な場合を除き，最終的な決定権限は検察官にある．警察は，犯罪捜査をした事件について，原則として

検察官に送致しなければならないとされており，例外として，微罪事件（たとえば万引きなどの軽微な犯罪）については，検察官には送致せずに警察で最終的な事件処理を行ってよいとされている．

医療事故が起こった場合には，微罪事件には該当しないので，当初から犯罪が成立しないことが明らかで犯罪捜査がなされなかった場合を除いて送致されることとなる．検察官への送致を送検という．

逮捕されずに捜査が進んでいる場合，カルテや診療記録，取調べの結果や供述調書などの書類を検察官に送るので，書類送検という．逮捕されている場合，身柄と書類とを合わせて検察官に送るので，身柄送検という．

検察官に送致された後，最終的な事件処理，つまり起訴をするのか不起訴とするのか，起訴をする場合に公判請求（公開の法廷における審理を求めるもの）をするか略式命令請求（公判を開かず簡易裁判所が書面審理で刑を言い渡す簡易な刑事裁判手続による裁判を求めるもの）をするか，ということを決めるのは検察官である．不起訴処分のなかには起訴猶予がある．訴訟条件を具備し，犯罪の嫌疑があるが，性格，年齢，境遇など犯人に関する事項，犯罪の軽重，犯罪の情状など犯罪事実に関する事項，犯罪後の情況を総合考慮し，訴追の必要がないとして不起訴にする処分をいう．

業務上過失致死傷罪の成立要件

刑法第211条第1項前段は，"業務上必要な注意を怠り，よって人を死傷させた者は，五年以下の懲役若しくは禁錮又は百万円以下の罰金に処する"と定め，過失傷害罪（刑法第209条第1項），過失致死罪（刑法第210条）と比較して重い処罰が科されている．

業務上過失致死傷罪に重罰が科されている理由については，①業務者に対しては政策的に高度な注意義務が課されている，②注意義務自体は同じだが注意義務違反の程度が大きいから罰が加重されている，という二つの考えかたがあるが，いずれにせよ"業務"に該当すれば，業務上過失致死傷罪の適用があることとなる．"業務"については，社会生活上の地位に基づくもので，反復継続して行われ，他人の生命・身体への危険を含むものであるとされており，医療行為は"業務"に該当すると解されている．

業務上過失致死傷罪は，①業務上必要な注意を怠り，②よって，③人を死傷させた場合に，その要件に該当することとなる（**図3**）．

①の要件として，"業務上必要な注意"とあるが，民事上の責任

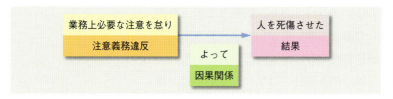

図3 業務上過失致死傷罪の成立要件

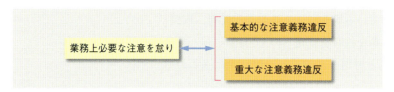

図4 "業務上必要な注意"と"注意義務"との関連

で問題となった注意義務違反と同じように考えることができる（図4）．ただし，刑事手続では，民事上の責任が追及される場面よりも厳格な事実認定が要求されており，民事上，注意義務違反ありとして責任が認められたとしても，必ずしも刑事上の責任を問われることとはならない．

懲役，禁錮，罰金

　業務上過失致死傷罪が成立すると，"五年以下の懲役若しくは禁錮又は百万円以下の罰金"という刑罰に処せられることとなる．

　懲役は，身体の自由を剥奪する自由刑のうち定役（刑務作業）に服させるもので，禁錮は定役に服させない自由刑である．罰金は財産を奪う刑罰で，一定金額を国庫に納付させるものである．

　懲役刑，禁錮刑を科す場合には，公判請求をして公開の法廷での裁判によらなければならない．罰金刑を科す場合，公判請求をすることもできるが，略式命令請求をして簡易裁判所での書面審理で刑を言い渡すこともできる．

　医療事故をめぐる刑事上の責任を追及され，起訴されて裁判となる場合，略式命令請求がなされて罰金刑を言い渡されることが多く，公判請求がなされるのはまれである．

（水沼太郎）

もしも医療事故が発生したら，どのように対処すればよいでしょうか？

Answer 後に問題となりそうなケースが発生した場合には，"正確な事実を"，"なるべく詳細に"，"その日のうちに"カルテに記載し[*1]，上司への報告と，治療にかかわったスタッフとの情報の共有を図ることが重要です．患者およびその家族に対しては，正直に事実を話し，全力で対処したことを伝えるようにします．もし，納得が得られなかったとしても，誠意をもって説明し，説明した内容をカルテに記載することも大切です．

医療事故を起こさないことが第一

たとえば白内障手術に関して，術後にトラブルとなるのは後嚢の破損が引き金となっていることが多い．どんなに熟練した術者であっても，一定の割合で後嚢の破損は起こる．これが，医事紛争につながるか否かはその後の対応にかかってくる．一方，他人の眼内レンズを挿入してしまうといった，注意をすれば防げる事故も多い．普段からインシデント・アクシデントレポートなどを利用し，ヒヤリハット事例をスタッフ全員で共有するようにする必要がある．また，他の医療機関を含め，どのような事例があるのか，それを防ぐためにはどのようなことに注意をする必要があるのか，過去の事例のなかには多くの教訓が存在する．それらを学び，普段から対策をたてておくことが肝要である[*2]．

具体的なヒヤリハット事例や医療事故の実例は，公益財団法人日本医療機能評価機構の公表事例より知ることができる．医事紛争の概要を公益社団法人日本眼科医会が調査発表している．また，裁判所のホームページにおいて，毎年の医事紛争訴訟の統計が発表されており，さらには具体的な裁判記録も検索が可能である．

公益財団法人日本医療機能評価機構[1]による報告

厚生労働省は，特定機能病院などに対して，医療事故の報告を義務づけている．公益財団法人日本医療機能評価機構では，これらの医療機関からの医療事故情報およびヒヤリハット事例の収集・分析

[*1] 過去の判例では，"カルテに記載のないことはかえって診察をしなかったことを推定せしめる"とされている．したがって，カルテへの記載が不十分であると医療機関側にとっては不利になる可能性が高くなるので，どんなに忙しくても，日ごろから十分なカルテへの記載を心掛けることが必要である．

[*2] 後医の何気ない一言が，何年も前に診療を担当していた前医を医事紛争へと巻き込むことがあるので，注意が必要である．前医の診断や治療が患者の説明通りであるとは限らないので，憶測でものを言ったり，むやみに前医の批判をしたりしてはならない．

文献は p.283 参照．

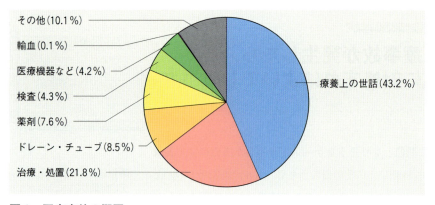

図1　医療事故の概要
（日本医療機能評価機構　平成23〈2011〉年年報．）

表1　眼内レンズに関連した事例の内容

	眼内レンズに関連した事例の内容	件数
左右間違い	同じ患者に使用する眼内レンズの左右間違い	4
患者間違い	他の患者に準備された眼内レンズとの間違い	9
度数間違い		16
（内訳）	不正確な眼軸長や角膜曲率半径などのデータ	(5)
	口頭指示間違い	(3)
	カルテや伝票の記載間違い	(4)
	準備の際の間違い	(1)
	不明	(3)
合計		29

を行い，その結果を公表している．それによると，平成23（2011）年に報告された医療事故，ヒヤリハット事例は合計3,012件あり，その概要は，療養上の世話などによるものが43.2％で最多であり，治療・処置に関するものが21.8％と続いている（**図1**）．そのなかで眼科に関連するものは48件（1.6％）であった．また，再発類似事例として"眼内レンズに関連した"事例をとりあげており，過去7年間で29例あったと報告している．その内容としては"左右間違い"が4件，"患者間違い"が9件，"度数（屈折力）間違い"が16件であった（**表1**）．具体的には以下のような報告がある[*3]．

事例（1）：複数の症例を続けて手術する際，手術室には複数枚の眼内レンズが用意されており，たまたま眼内レンズを術野に出す担当の看護師が，一時的に機械操作に回ったため，別の看護師がそこに置いてあった次の手術の患者のために用意していた眼内レンズを術野に出してしまい，誤って挿入されてしまった事例．

[*3] これらに対する医療機関側の改善策として，以下のように報告されている．

1. **眼内レンズを手術室に持ち込む手順の徹底**
   ① 手術室に持ち込む眼内レンズは必要最小限とする．
   ② 医師は手術1週間前に眼内レンズを選び保管しておく．事前に選ぶ眼内レンズは1週間以内にする．
   ③ 眼内レンズの取り扱いマニュアルの再確認．

2. **手術直前の確認**
   ① 清潔野に眼内レンズを出す直前に助手の医師と患者氏名・指示簿・眼内レンズの確認を行う．
   ② ダブルチェックした後の眼内レンズの置く位置を定める．

3. **その他**
   ① 手術室看護師の業務分担の見直し．

（日本医療機能評価機構　平成23〈2011〉年年報．）

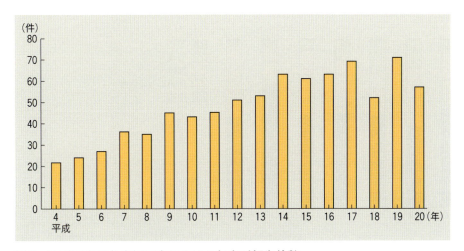

図2　眼科医事紛争事例調査における年度別報告件数
右肩上がりに増加し，平成14（2002）年度からは毎年60件前後の報告がある．

事例（2）：1週間の間隔をあけて両眼の白内障手術が予定されていた患者の眼内レンズを，担当医が両眼分を事前に用意していたため，1週間後の他眼用の眼内レンズを誤って挿入してしまった事例．

　これらの医療事故・ヒヤリハット事例は，どの医療機関でも起こりうることであり，日ごろから，自院のヒヤリハット事例だけでなく，このような報告にも目を通すようにし，自院の安全管理体制に生かし，医療事故を未然に防ぐことが大切である[*4]．

公益社団法人日本眼科医会　医事紛争事例調査[2]

　公益社団法人日本眼科医会では，昭和57（1982）年度より毎年，各都道府県医師会からの報告を集計する形で，眼科における医事紛争の事例調査を行っている．平成14（2002）年度以降ほぼ毎年60件程度の報告がある（図2）．いずれの年度においても，手術に関係するものが約半数を占め（図3），なかでも白内障手術に関するものが最も多い（図4）．

　白内障手術による医事紛争は後嚢の破損に起因することが多い．術後眼内炎や核の硝子体落下を起こし，適切な時期に後方病院に送り，結果が良好であったとしても，予定以上に掛かった医療費の自己負担分と，治療が長引いたための損失利益および精神的負担に対する慰謝料などを求めて訴えが起こされることになる．また，矯正視力では十分に改善したものの，裸眼視力が低下したために紛争となった例や，術後裸眼視力が1.2であるにもかかわらず，近見視力障害を訴えて紛争になった例が報告されている．遠見にしても近見にしても術後の裸眼視力が術前の裸眼視力を下回ると，今まで見え

[*4] 近年では，硝子体関連の報告も増えてきている．硝子体関連の医療事故としては，以下のような内容が報告されている．
1. 抗VEGF薬の硝子体注射の際の水晶体損傷．
2. 違う薬剤を間違って硝子体注射してしまった事例．
3. 強膜プラグが知らない間に抜けて眼窩内に残存してしまった事例．

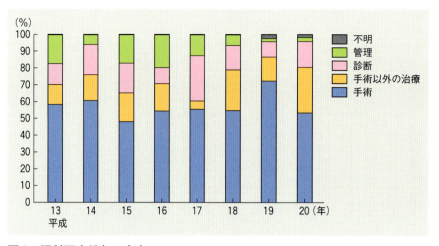

図3 眼科医事紛争の内容
いずれの年度も，手術に関係するものが最も多い．

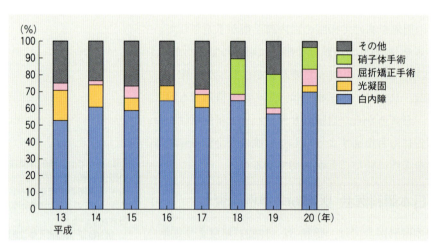

図4 手術が原因となった眼科医事紛争の内容
手術のなかでは，白内障に関係するものが最も多い．

ていたものが見えなくなり不満を訴えることとなる[*5].

裁判所公表統計[3)]

裁判所のホームページに"医事関係訴訟の現状"として，医事関係訴訟の件数，その審理期間，診療科別の件数などが公表されている．

医事関係訴訟全体では現在は毎年800件前後の新規受付があるが，平成16（2004）年をピークとして減少傾向にある．既済件数[*6]の内訳をみると，その約半数は和解となっており，判決に至るものは約3割である．既済件数を診療科別でみると内科が最も多く，次いで外科，整形外科，産婦人科と続く．眼科は毎年25件前後である（**図5**）．

[*5] 眼内レンズ度数を決定する際は，遠見・近見時の術後裸眼視力が術前の裸眼視力を下回らないように配慮することが重要である．

[*6] 既済件数＝裁判の終了した件数

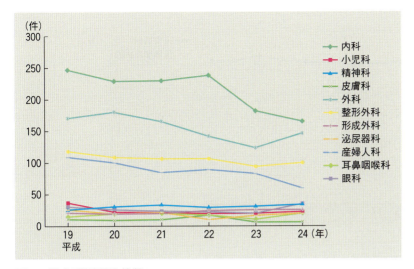

図5　診療科別既済件数
眼科の既済件数は毎年25件前後.

診療科により母数となる医師数が異なるので，診療科ごとの医師1,000人当たりの既済件数をみると，産婦人科の16.8件が飛び抜けて多く，次いで整形外科・形成外科の6.6件，外科の5.4件となっており，眼科は2.3件と，比較的少ない診療科であることがわかる（**表2**）．医事関係訴訟の特徴として，認容率[*7]が一般の訴訟に比べてきわめて低いことが挙げられる．一般の訴訟の認容率は約90％であるのに対し，医事関係訴訟のそれは徐々に低下し，近年では25％程度である（**図6**）．

医療訴訟

たとえ術中にトラブルがあり，術後の経過が思わしくなくても，多くの場合は訴訟へとは発展しない．日ごろより患者とよき関係を構築しておくことが最も重要であると思われる．万が一，患者が結果に対して不満を感じ，医師に対して不信を感じて，弁護士に相談をした場合，まず"診療録の保全"がなされ，患者サイドでの"過失調査"が行われる．その結果，医療機関側に過失があると判断されると，患者側弁護士から示談交渉がもちかけられることとなる．それに対して，医療機関側が過失なしとして争うと訴訟となる．

その際の争点は，"ミスと結果の因果関係"，"説明義務違反"，"注意義務違反"，"期待権の侵害"などである．

過失により損害が生じたと認められると"因果関係あり"として賠償責任が生じるが，たとえ過失が認められても，その過失があってもなくてもその結果が避けられなかった場合などは"因果関係な

表2　医師1,000人当たりの診療科別既済件数
（平成18〈2006〉年）

診療科	件数
産婦人科	16.8
整形外科・形成外科	6.6
外科	5.4
泌尿器科	3.9
内科	2.7
耳鼻科	2.6
精神科	2.5
皮膚科	2.4
眼科	2.3
小児科	2.2
麻酔科	1.6
歯科	0.9

[*7] 認容率＝原告（患者）側勝訴の割合

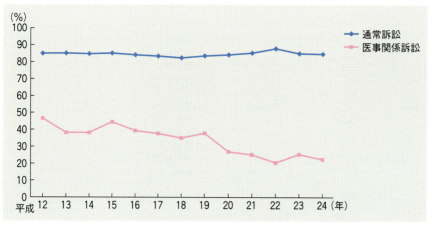

図6 認容率
原告（患者）側勝訴の割合．医事関係訴訟は通常の訴訟に比べて著しく低い．

し"と判断される．

最高裁判例で，患者への"説明義務"*8 の一つとして，"ほかの治療法について相当数の医療機関で施行されているものについては，それを実施する意思がなくても，その治療法の内容，適応可能性やそれを受けた場合の利害得失，実施医療機関などを説明する義務もある"が示されている．この説明がなされないと"どの治療法を受けるのか"の"自己決定"ができず，"自己決定権の損害"として提訴されることがある．近年では，この"患者の自己決定権"が重要視される傾向にある．

また，最高裁判例では，"注意義務違反"については，"医業に従事する者は，危険防止のために必要とされる最善の注意義務を要求される"とし，"最善"とは，"診療当時の臨床医学の実践における医療水準の意味である"とされている．

患者は医師に対し現在の医療水準にある適切な治療を受けられることを期待しており，医師がこの期待に反して現在の医療水準にある治療を行わなかった場合に"期待権の侵害"として慰謝料が生じる．

"もしも"のときの備え

最近の医療訴訟では，医療機関だけではなく，治療や手術を担当した医師個人もあわせて訴えられることが多くなってきた．研修医であっても訴訟の対象となることがある．万が一のためにも，日本医師会に加入するか，日本眼科学会または日本眼科医会が募集している勤務医医師賠償保険へ加入していると安心である．

（野中隆久）

---

*8 患者に説明すべき内容

1. 当該疾患の診断（病名と病状）
2. 実施予定の手術（治療）の内容
3. 手術（治療）に付随する危険性
4. ほかに選択可能な治療法があれば，その内容と利害得失
5. 予後

（平成13〈2001〉年11月27日最高裁判例．）

文献

項目起始頁	文献番号	文献
		■ 診療録の適切な書きかたについて教えてください
8	1	日野原重明監修, 渡部　直著：電子カルテ時代の POS　患者指向の医療連携を推進するために. 東京：医学書院；2012.
		■ 診療情報開示を求められたときの対応について教えてください
17	1	日本医師会：診療情報の提供に関する指針［第2版］. 日本医師会雑誌 2002；128(10 付録号)：1-15.
17	2	個人情報の保護に関する法律（個人情報保護法）.
17	3	『医療・介護関係事業者における個人情報の適切な取扱いのためのガイドライン』平成 16 (2004) 年 12 月 24 日通知, 平成 22 (2010) 年 9 月 17 日改正.
		■ 診断書の記載と基準について教えてください
20	i	日野原重明ら：医療文書の正しい書き方と医療補償の実際―診断書から社会保障まで. 改訂第 4 版. 東京：金原出版；1999.
		■ 特殊診断書の作成が医師法違反と公文書偽造に問われる可能性を, 事例をもとに教えてください
31	i	久保田伸枝：特殊診断書の書き方と基準. 眼科診療プラクティス 23 眼科保健医療ガイド. 東京：文光堂；1996. p.22-28.
31	ii	上田謙次郎：医師法・医療法. 眼科診療プラクティス 23 眼科保健医療ガイド. 東京：文光堂；1996. p.172-179.
		■ 救急診察時の診断書作成の際の落とし穴について教えてください
33	1	押田茂實ら：医療事故はなぜ起こるのか. 東京：晋遊舎；2013.
33	2	神野早苗ら：詐病と診断書―医療紛争に巻き込まれないために（特集 詐病と心因性視覚障害）. 眼科 2011；53：313-316.
33	3	岩瀬　光：医療事故の根絶を目指して―眼科医療と訴訟事例. 東京：文芸社；2006.
		■ 医療法人の設立とその注意点について教えてください
54	i	青木恵一：医療法人の設立・運営・承継と税務対策. 東京：税務研究会；2012.
54	ii	根岸良子：医療法人運営の手引き. 東京：日本経済新聞出版社；2007.
54	iii	塩谷　満：よくわかる医療法人制度 Q & A. 東京：同文舘出版；2010.
54	iv	荘村明彦：医療六法. 東京：中央法規出版；2012.
54	v	『財務省』ウェブサイト　http://www.mof.go.jp/
		■ 眼科医療施設と医療機器（用具）の販売
79	i	厚生労働省：薬事法施行規則等の一部を改正する省令. 厚生労働省令第 112 号, 2004.
79	ii	厚生労働省：薬事法及び採血及び供血あつせん業取締法の一部を改正する法律等の施行について. 厚生労働省医薬食品局長通知（薬食発第 709004 号）, 2004.
79	iii	厚生労働省：薬事法及び採血及び供血あつせん業取締法の一部を改正する法律等の施行に関する医療機器の販売業及び賃貸業に係る運用について. 厚生労働省医薬食品局医療機器審査管理室長通知（薬食機発第 709001 号）, 2004.

文献番号：アラビア数字（1, 2, 3…）は本文中に参照位置のある文献, ローマ数字（i, ii, iii…）は項目全体についての参考文献であることを示します.

項目起始頁	文献番号	文献
79 – iv		厚生労働省：薬事法施行規則第91条第3項第3号に規定する講習等を行う者の登録等に関する省令．厚生労働省令第53号，2005.
79 – v		厚生労働省：医療機関の開設者の確認及び非営利性の確認．厚生省健康政策局総務・指導課長連名通知（総第5号，指第9号），1993.
79 – vi		厚生労働省：薬事法等の一部を改正する法律の施行に伴う関係政令の整備等及び経過措置に関する政令．厚生労働省政令第269号，2014.
79 – vii		内閣府：『規制改革実施計画』．閣議決定（平成26年6月24日），2014.

■ コンタクトレンズの処方と販売の状況

項目起始頁	文献番号	文献
86 – 1		高橋和博ら：コンタクトレンズによる眼障害アンケート調査の集計結果報告（平成23年度）．日本の眼科 2012；83：513-520.
86 – 2		渡邉　潔ら：カラーコンタクトレンズ装用にかかわる眼障害調査報告．日本コンタクトレンズ学会誌 2014；56：2-10.
86 – 3		厚生労働省医薬食品局：コンタクトレンズの販売時における取り扱いについて．厚生労働省医薬食品局通知，薬食発0718第16号，平成24年7月18日．
86 – 4		厚生労働省：コンタクトレンズ販売の実態調査に基づく販売規制のあり方に関する研究．平成24年度総括・分担研究報告書厚生労働科学研究費補助金医薬品・医療機器等レギュラトリーサイエンス総合研究事業（指定型）研究事業，総括研究報告書．2013年3月．
86 – 5		厚生労働省医薬食品局：コンタクトレンズの適正使用に関する情報提供等の徹底について（再通知）．厚生労働省医薬食品局通知，薬食発0628第18号，平成25年6月28日．
86 – 6		厚生労働省医薬食品局長：コンタクトレンズの適正使用に関する情報提供等の徹底について（再周知）．厚生労働省医薬食品局長通知，薬食発0628第17号，平成26年10月1日．
86 – 7		消費者庁消費者安全課長：カラーコンタクトレンズの安全性，消費者庁消費者安全課長通知．消安全第186号，平成26年5月28日．
86 – 8		宇津見義一：カラーコンタクトレンズ使用者のコンプライアンス．あたらしい眼科 2014；3：1613-1619.

■ コンタクトレンズの諸問題に関する国の方針

項目起始頁	文献番号	文献
94 – 1		植田喜一：コンタクトレンズに関する主な法律，行政通知．日本コンタクトレンズ学会誌 2007；49：209-214.
94 – 2		植田喜一：コンタクトレンズに関する主な法律，行政通知．日本コンタクトレンズ学会誌 2007；49：275-283.
94 – 3		植田喜一：診療報酬改定におけるコンタクトレンズ検査料．日本コンタクトレンズ学会誌 2006；48補遺：S7-S12.

■ 角膜移植の関連法とその変遷

項目起始頁	文献番号	文献
102 – 1		Casey TA, et al：Corneal grafting. Philadelphia：WB Saunders；1984.
102 – 2		von Hippel A：Eine neue Methode der Hornhouttransplantation. von Graefes Arch Ophthalmol 1888；34：108-130.
102 – 3		水尾源太郎：角膜移植ニ就テ．日本眼科学会雑誌 1905；9：405-431.
102 – 4		Zirm E：Eine erfolgriche total Keratoplastik. von Graefes Arch Ophthalmol 1906；64：580-593.
102 – 5		Filatov VP：Transplantation of the cornea. Arch Ophthalmol 1935；13：321-347.
102 – 6		中村　康：角膜移植術の基礎的研究とその臨床的応用に就いて．日本眼科学会雑誌 1950；54：251-272.

項目起始頁	文献番号	文献
102	7	桑原安治：全層角膜移植のための長時間保存に関する研究．日本眼科学会雑誌 1965；69：1751-1840．
102	8	McCarey BE, et al：Improved corneal storage. Invest Ophthalmol 1974；13：165-173.
		■ ヒト幹細胞の臨床研究と再生医療
134	i	再生医療等の安全性の確保等に関する法律（平成25年法律第85号）
134	ii	再生医療等の安全性の確保等に関する法律施行令（平成26年8月8日政令第278号）
134	iii	再生医療等の安全性の確保等に関する法律施行規則（厚生労働省令第110号）
134	iv	『再生医療等の安全性の確保等に関する法律』，『再生医療等の安全性の確保等に関する法律施行令』及び『再生医療等の安全性の確保等に関する法律施行規則』の取扱いについて（平成26年10月31日医政発1031第1号厚生労働省医政局研究開発振興課長通知） http://www.mhlw.go.jp/stf/seisakunitsuite/bunya/kenkou_iryou/iryou/saisei_iryou/
134	v	薬事法等の一部を改正する法律（平成25年法律第84号） http://www.mhlw.go.jp/stf/seisakunitsuite/bunya/0000045726.html
		■ 母子保健法
144	1	杉山能子：乳幼児眼科健康診査．特集　子どもの健康管理-1 眼．小児歯科臨床 2006；11：34-38．
		■ 学校保健安全法
148	1	児童生徒の視覚検討委員会編：これからの眼科学校保健．東京：日本眼科医会；2002．
148	2	宇津見義一：眼科学校医のあり方．日本の眼科 2013；84：557-562．
148	3	鈴木一作：学校保健における色覚検査と健康相談のあり方．日本医師会編．第34回全国学校保健・学校医大会．2003．p.231-239．
148	4	鈴木一作：特集/色覚．5 社会の動向．眼科 2008；50：63-72．
148	5	宮浦　徹ら：平成22・23年度における先天色覚異常の受診者に関する実態調査（続報）．日本の眼科 2012；83：1541-1557．
		■ 眼疾患で届出が必要な疾患について教えてください
168	1	内尾英一ら：わが国における眼感染症サーベイランスの現状．臨床眼科 1997；51：1505-1508．
168	2	内尾英一：感染症サーベイランスと眼疾患．日本の眼科 2003；74：1027．
168	3	van der Hoek L, et al：Identification of a new human coronavirus. Nat Med 2004；10：368-373.
168	4	Travnicek M, et al：Chlamydial infection of cats and human health. Folia Microbiol (Praha) 2002；47：441-444.
		■ VDT作業に関するガイドライン
172	1	『技術革新と労働に関する実態調査』 http://www.mhlw.go.jp/toukei/list/48-10.html
172	2	『VDT作業における労働衛生管理のためのガイドライン』 http://www.jaish.gr.jp/horei/hor1-43/hor1-43-9-1-2.html
		■ 眼科領域の保険診療（検査・処方）
186	1	社会保険診療研究会編：医師のための保険診療入門2014．東京：じほう；2014．
186	2	社会保険研究所編：医科点数表の解釈（平成26年4月版）．東京：社会保険研究所；2014．

項目起始頁	文献番号	文献
186 − 3		山形県眼科医会編：眼科保険診療の手引（2014年版）．山形：山形県眼科医会；2014．
186 − 4		千葉県眼科医会編：眼科保険診療の手引2012年．千葉：千葉県眼科医会；2012．
		■ 眼科領域の保険診療（手術）
197 − i		社会保険研究所編：医科点数表の解釈（平成26年4月版）．東京：社会保険研究所；2014．
		■ 詐病が疑われたときの対応について教えてください
216 − 1		内海　隆：小児の心因性視覚障害の病態と臨床．神経眼科 2004；21：417-422．
216 − 2		野田航介ら：心因性視覚障害視力障害における視覚誘発電位についての検討．臨床眼科 1999；93：786-789．
		■ 弱視・斜視の診療と児童福祉法
219 − 1		日本眼科医会 総務部・社会保険部：小児弱視等の治療用眼鏡等に係る療育費の支給について．日本の眼科 2006；77：583-584．
219 − 2		杉山能子：治療用眼鏡の療養給付．あたらしい眼科 2007；24：1135-1139．
219 − 3		日本眼科医会 総務部：治療用眼鏡の医療費控除等について．日本の眼科 2007；78：181-185．
		■ 高齢者の医療の確保に関する法律（旧 老人保健法）
228 − i		国民衛生の動向 2012/2013．東京：厚生労働統計協会；2012．
228 − ii		『厚生労働省』ウェブサイト http://www.mhlw.go.jp/
228 − iii		『医療費適正化に関する施策についての基本的な方針（第二期）』 http://www.mhlw.go.jp/bunya/shakaihosho/iryouseido01/info02c.html
228 − iv		厚生労働省保険局：特定健康診査・特定保健指導の円滑な実施に向けた手引き（平成25年4月）． http://www.mhlw.go.jp/bunya/shakaihosho/iryouseido01/pdf/info03d-1.pdf
228 − v		特定健康診査等の実施に関する協力依頼について http://www.mhlw.go.jp/bunya/shakaihosho/iryouseido01/dl/info03j-2.pdf
		■ 介護保険法の保険給付
234 − i		吉原正道：介護保険制度の運用について．大阪府眼科医会会報 1999；144：5-8．
234 − ii		吉原正道：介護保険と眼科在宅診療．日本眼科紀要 2000；51：834-836．
234 − iii		高野　繁：介護保険制度における眼科医のかかわり．日本の眼科 1999；70：1343-1344．
234 − iv		大阪府眼科医会：介護保険眼科主治医意見書の書き方．2001．
234 − v		吉原正道：介護保険制度と眼科．眼科プラクティス10 眼科外来必携．東京：文光堂；2006．p.303-307．
234 − vi		大阪府医師会：主治医意見書マニュアル'11．
		■ 色覚検査と職業選択
251 − i		高柳泰世：つくられた障害「色盲」．東京：朝日新聞出版；1996．
251 − ii		高柳泰世ら：色覚異常に配慮した色使いの手引き：色彩バリアフリーマニュアル．大阪：ぱすてる書房；1998．
251 − iii		高柳泰世ら：CMTカラーメイトテスト・教育用色覚検査表．埼玉：日本色彩研究所；1994．
251 − iv		村上元彦：どうしてものが見えるのか．東京：岩波書店；1999．p.175-176．

項目起始頁	文献番号	文献
251 – v		高柳泰世ら：地域医療における学校保健 II 色覚（学校保健法における色覚検診の是非）．日本の眼科 1984；55：447-454.
		■ 民事上の責任
263 – 1		最高裁昭和 31 年（オ）第 1065 号同 36 年 2 月 16 日第一小法廷判決．最高裁判所民事判例集 15 巻 2 号 244 頁
263 – 2		最高裁平成 4 年（オ）第 200 号同 7 年 6 月 9 日第二小法廷判決．最高裁判所民事判例集 49 巻 6 号 1499 頁
263 – 3		最高裁平成 4 年（オ）第 251 号同 8 年 1 月 23 日第三小法廷判決．最高裁判所民事判例集 50 巻 1 号 1 頁
		■ もしも医療事故が発生したら，どのように対処すればよいでしょうか？
273 – 1		公益財団法人日本医療機能評価機構：医療事故情報収集事業 平成 23 年年報．2012.
273 – 2		野中隆久：眼科医事紛争事例調査（平成 18 年度・平成 19 年度・平成 20 年度）の結果と診療上の留意事項について．日本の眼科 2010；81：1349-1351.
273 – 3		『最高裁判所』の"各種委員会"の"医事関係訴訟委員会について" http://www.courts.go.jp/saikosai/iinkai/izikankei/

索引

あ 行

アイバンク　117, 119
アイバンクスタッフ　119
アシクロビル　195
アセチルコリン塩化物　195
アセトニド　195
アタック　16
圧平式眼圧計　43
圧入式眼圧計　43
アデノウイルス抗原定性　192
アトロピン硫酸塩　36
アノマロスコープ検査　255
あはき業　249
アフターケア　224
アレルギー性結膜炎　192
あん摩マッサージ指圧師　156, 161, 162, 249
医科診療報酬点数表　186
医科点数表の解釈　186
医業の停止　3
育成医療　30, 221
意見書　236
医行為　5
医師国家試験　2
医師主導治験　75
医事訴訟　266
医師の指示　38
医師の手順書　41
石原式色覚検査表　251, 255
石原式色覚検査表 II 国際版　254
医事紛争　275
医師法　2, 94
医師法違反　31, 94
萎縮医療　261
異状死体等の届出義務　7, 269
異常対応矯正法　38
移植医　130
移植眼数　124
移植記録書　112
移植に関するガイドライン　123
イスタンブール宣言　105, 118, 123
一連につき　199
一般用医薬品　66
違法性の阻却事項　102
今泉亀撤　117
イムノクロマト法　192
医薬品医療機器総合機構　70
医薬品，医療機器等の品質，有効性及び安全性の確保等に関する法律　66
医薬品医療機器等法　66, 86, 96
医薬品情報管理室　49
医薬品の適応外使用　195
医薬品の分類と販売方法　67
医薬品の臨床試験の実施の基準　73
医薬品販売制度　66
医薬品 GCP 省令　73
医療・介護関係事業者における個人情報の適切な取扱いのためのガイドライン　17
医療慣行　265
医療機関　48
医療機関の開設　50
医療機関ホームページガイドライン　63
医療機器　79
医療機器開発普及促進法　67
医療機器規制国際整合化会合　70
医療機器の分類　70
医療機器の臨床試験の実施の基準　73
医療機器 GCP 省令　73
医療用具　79
医療給付　179
医療広告ガイドライン　63
医療事故　52, 273, 274
医療事故調査・支援センター　53
医療事故調査制度　47, 53, 262
医療事故の報告義務　52
医療水準　228, 261, 264, 265
医療提供施設　46
医療提供の理念　46
医療費適正化計画　228, 229
医療法　46, 95
医療崩壊の問題　261
医療保険制度　178
医療保険制度改革法案　204
医療療養病床　231
いわゆる混合診療問題に係る基本的合意　203
因果関係　264
インシデント・アクシデントレポート　273
インターネットによる意思登録　132
インターネットによる医薬品販売　66
インターネット販売　91
咽頭結膜熱　152, 167, 168
インフォームド・コンセント　47, 74, 77
ウイルス性結膜炎　164
ウエストナイル病　115
ウブレチド®　195
運転免許　244
運動障害　226
エイズ予防法　163
衛生管理基準書　137
衛生検査技師法　42
遠隔診療　7
円錐角膜　213
円板状黄斑変性症　199
救急処置　152
応招義務　5
黄斑円孔　187
黄斑下手術　198
黄斑牽引症候群　187
黄斑ジストロフィ　213
黄斑上膜　187
黄斑浮腫　199
大型自動車免許　247
大型弱視鏡　36
オートレフラクトメータ　150
オビソート®　195
オルソケラトロジーレンズ　99
音楽科　161

か 行

海外ドナー角膜　122
介護・訓練支援用具　215
介護支援専門員　250
介護認定審査会　235
介護保険課　235
介護保険給付　236
介護保険サービス　236
介護老人福祉施設　237
介護保険法　234
介護保険料　234
介護療養型医療施設　237
介護療養型老人保健施設　237
介護療養病床　231
介護老人保健施設　48, 56, 237
外傷ストレス　217
改正　臓器移植法　105, 126, 129
懐中電灯　213
外部からのアタック　16
外貌障害　227
外用薬　195

かかりつけ医	49	感染症	163	経穴人像®	161
拡大鏡	213	感染症情報センター	169	警察官	247
拡大読書器	213	感染症の予防	152	刑事訴訟手続の流れ	268
角膜移植	102	感染症発生動向調査（眼科定点）	168	刑事訴訟法	269
角膜移植術	198	感染症法	164, 181	慶大眼球バンク	103, 117
角膜移植に関する法律	129	環太平洋経済連携協定	204	刑法	258
角膜炎	220	眼底三次元画像解析	196	刑務作業	272
角膜および腎臓の移植に関する法律		眼底写真検査	42	契約責任	260
	129	眼底写真撮影装置	41	外科後処置	225
角膜外傷	220	眼内レンズ	244, 246, 274	劇薬	66
角膜ジストロフィー	202	管理医療機器	70, 80	血液学的検査	42
角膜内皮移植術	118	黄色の識別	244	結果回避義務	265
角膜内皮細胞顕微鏡検査	190	議員提出法案	67	結核・感染症サーベイランス事業	168
角膜評価票	120	偽円孔	187	結核予防法	163
角膜ヘルペス	192	義眼	214	血清学的検査	42
角膜保存液	102	企業主導治験	75	欠損障害	226
過失	267	基金拠出型法人	54	結膜炎	153
過失傷害罪	271	危険等発生時対処要領	154	ケナコルト-A®	195
過失責任主義	264	規制改革実施計画	89	現役並み所得者	180
過失致死罪	271	規制改革・民間開放推進会議	203	検疫法	163
家族法	258	寄生虫学的検査	42	献眼登録者数	117
学校	148	寄生虫予防法	163	健康診査	144, 229
学校安全	153	起訴猶予	271	健康診断	184
学校安全計画	149	期待権の侵害	277	健康診断票	151
学校医	149	機能訓練指導員	250	健康相談	152
学校教育法	156, 157	虐待防止	106	健康保険	180
学校教育法施行令	150, 156	虐待防止委員会	105	健康保険組合	186
学校健診	150	救急診察	33	健康保険法	179
学校伝染病	167	きゅう師	156, 161, 162, 249	健康保険法の規定による療養に要す	
学校保健	149	急性出血性結膜炎	152, 167, 168	る費用の額の算定方法	186
学校保健安全法	148, 167	給与所得控除額	55, 58	言語障害	221
学校保健計画	149	教育扶助	160	検察官	271
学校保健法	251, 253	協会けんぽ	57, 178	検査定点	169
カラーCL	91	強角膜切片作製	110	検体検査	42
加齢黄斑変性	135, 213	強角膜片	120	現代視能矯正学の黎明期	36
眼圧測定	43	強角膜片保存液	102	原爆被爆者援護法	181
肝炎治療特別促進事業	181	狂犬病	115	眩惑刺激法	38
眼科医事紛争	276	共済組合	178, 186	抗VEGF薬	275
眼科コメディカル	5	共済制度	180	後遺症	225
眼科主治医	236	共済年金	27	後遺障害証明書	35
眼科診療補助者	42	供述調書作成	269	公害健康被害補償法	181
眼科専門医	63	矯正訓練	38	高額介護サービス費	235
眼科用電子カルテシステム	13	行政指導	91	光覚弁	26, 226
眼感染症サーベイランス	168	行政処分	259	高額療養費	180
眼球提供あっせん業	103	強膜プラグ	275	高額療養費制度	179
眼球提供者	108	業務上過失致死傷罪	4, 259, 260, 268,	公官庁	57
眼球提供者適応基準	109, 113, 114		271	後期高齢者医療広域連合	179, 186,
眼球摘出記録書	112	業務上必要な注意	272		232
眼球摘出術	108	虚偽診断書等作成罪	4, 259	後期高齢者医療制度	179, 180, 232
眼球摘出承諾書	112	居宅生活動作補助用具	215	後期高齢者関連点数	233
眼球電図	38	居宅療養管理指導	237	後期高齢者終末期相談支援料	233
眼球のあっせんに関する技術指針		禁錮	272	後期高齢者診療料	233
	109, 110	勤務医師賠償保険	228	航空機	244
眼鏡	214	苦情処理体制	19	航空身体検査マニュアル	247
看護師	40	組合管掌健康保険	178	広告規制	63
幹細胞	134	組合健保	178	広告の制限	61
患者定点	169	クラス分類	79	虹彩炎	220
患者プロフィール	9	グレアの防止	173	交際費	59
管状視野	217	クロイツフェルト・ヤコブ病	115	厚生年金	27
眼振電図	38	経過措置型医療法人	57, 60	公的医療保険	180
眼精疲労	27, 29, 189, 220	経穴	161		

後天性免疫不全症候群の予防に関する法律 163	財団医療法人 54	指定医 24, 31
高度医療 201	裁判所公表統計 276	指定届出機関 166
高等学校 148	サイプレジン® 39	指定難病 238, 239
高等専門学校 148	サウンドテーブルテニス 158	自動車運転免許 244, 248
高等部理療科 161	差額ベッド代 196	自動車免許 247
高度管理医療機器 70, 79, 82	作業環境管理の基準 173	児童生徒等 149
後発医薬品 194, 229	作業時間管理 174	児童福祉法 30, 181, 219
公判請求 271	作為型 264	視能訓練士法 36
公費負担医療制度 181	詐病 216	視能率 210
交付 90	サプリメント 85, 87	ジフルカン® 195
後部硝子体剥離 187	サルコイドーシス 240	死亡診断書 112
公文書偽造 31, 32	参考となる経過 25	事務所衛生基準規則 173
高齢者医療確保法 228	残像法 38, 190	社員 57
高齢者の医療の確保に関する法律 179	散瞳薬 38	社会保険診療報酬 56
コーディネーター 119	残余財産 54, 56	社会モデル 212
小型船舶操縦士 253	シーボルト 36	弱視 150, 219, 220
呼吸機能検査 42	自衛官 247	弱視眼鏡 213, 214
国内移植眼数 124	シェーグレン症候群 240	弱視児 157
国保 179	歯科技工所 48	弱視等治療用眼鏡等作成指示書 220
国民皆保険制度 203	視覚障害 23, 25, 212, 221	遮光眼鏡 213, 215
国民健康保険 179, 180	視覚障害関連サービス 211	斜視 219, 220
国民健康保険組合 179, 186	視覚障害者 150, 156, 234, 235, 249	視野障害 226
国民健康保険団体連合会 186	視覚障害者用拡大読書器 215	視野変状 227
国民健康保険法 178, 179	視覚障害者用ポータブルレコーダー 215	社保 178
国民年金法 27	視覚障害等級表 24	就学援助 160
国民の健康寿命が延伸する社会 230	視覚障害認定 31	就学時健診 150
国立国際医療研究センター病院 166	視覚障害の基準 209	重症急性呼吸器症候群 115, 164
国立障害者リハビリテーションセンター自立支援局 249	視覚障害用年金診断書 28	住宅改修費 215
	視覚特別支援学校 150, 156	集中治療室 49
国立ハンセン病療養所 52	視覚誘発電位 217	重度視覚障害者 235
国立病院機構 52	視覚誘発脳波検査 38	羞明 227
心のケア 154	歯科診療報酬点数表 186	受給権の発生日 28
個人情報取扱実施規程 137	自家培養軟骨 71	受診状況等証明書 29
個人情報保護法 17	自家培養表皮 71	出産育児一時金 180
国家公務員共済組合法 179	色覚異常 251, 255	出産手当金 180
個別の教育支援計画 160	色覚検査 152, 251	出資金 54
コルヒチン® 195	磁気共鳴画像検査 42	手動弁 26
混合診療問題 203	磁気共鳴画像診断装置 41	守秘義務 17, 37
コンタクトレンズ 79, 86, 94, 214	色彩バリアフリーマニュアル 252	準委任契約 258
コンタクトレンズ検査料 191, 192	色彩識別能力 251	准看護師 40
コンドロイチン硫酸 102	事業報告書 57	順天堂アイバンク 103, 117
	市区町村地域包括支援センター 237	障害基礎年金 27
さ 行	自己口腔粘膜 202	障害厚生（共済）年金 27
	事後重症 29	障害支援区分 207
罪刑法定主義 259	自己負担額 180	障害者基本法 157, 206
採光 173	自己負担限度額 240	障害者権利条約 206, 207
再興型インフルエンザ 164	自殺事例 106	障害者雇用促進法 250
財産法 258	死産児 7	障害者差別解消法 251
財産目録 57	視神経炎 220	障害者自立支援法 181, 207
最終事件処理 270	視神経脊髄炎 240	障害者総合支援法 206, 207, 213
再生医療 134	指数弁 226	障害者の権利に関する条約 156
再生医療推進法 67, 134	ジスチグミン臭化物 195	障害程度区分 207, 211
再生医療等安全性確保法 67, 134, 135, 136	死体損壊罪 102	障害認定日 29
	肢体不自由 221	障害年金診断書（眼の障害用） 27
再生医療等製品 67, 71, 134	肢体不自由者 156	障害年金等級表 27
再生医療等の安全性の確保等に関する法律施行規則 138	疾病・外傷発生年月日 24	障害のある児童生徒の就学について 150
	疾病利得 216	障害名 24
在宅医療 41	実験上必要とされる最善の注意義務 261	紹介率 49
在宅（居宅）サービス 237		少額交際費 56
在宅療養等支援用具 215	失明詐欺 35	小学校 148

硝子体茎顕微鏡下離断術	198	診療情報	18	損失率	210
硝子体切除術	198	診療情報開示	17		
使用者責任	260	診療情報の提供	18	**た** 行	
症状が固定していない場合	27	診療放射線技師法	41		
症状固定	34, 223	診療報酬点数表	186	体外診断用医薬品	69
症状詳記	200	診療報酬明細書	186, 199	大学	148
使用成績評価制度	70	診療録	7, 8, 183	大学附属病院	52
消費税法	56	診療録の記載	185	対光反射	227
傷病手当金	180	水晶体再建術	198	貸借対照表	57
傷病の原因又は誘因	29	スイッチ直後品目	66	対診	184
情報・意思疎通支援用具	215	頭痛	27	逮捕	269
消防官	247	ステレオテスト法	190	対面診療	6
情報処理科	161	生化学的検査	42	対面販売	67
情報漏えい	16	生活保護法	181	第一種運転免許	244
照明	173	精神障害	207	第一種再生医療等	72
将来再認定	26	精神保健福祉法	181, 206	第1類医薬品	66
ショートステイ	237	製造管理基準書	137	第2項先進医療	201
初回治験計画届	75	製造販売後臨床試験	73	第二種運転免許	244
職域保険	178	成年被後見人	2	第二種再生医療等	72
職員健診	150	性病予防法	163	第3項先進医療	201
助産師	40	施術所	48	第三種再生医療等	72
助産所	48	世帯調書	147	第3類医薬品	66
初診日	27, 28	接待交際費	56	第5次医療法改正	54
所得税法	54, 56	説明義務違反	277	多焦点眼内レンズ	202
所得分散	55	説明文書に記載すべき事項	77	建物	56
処方せんの交付	185	セロハン黄斑症	187	たばこ対策	229
処方料	194	船員保険法	179	多発性硬化症	240
書類送検	271	前眼部三次元画像解析	202	単純ヘルペスウイルス抗原定性	192
自立活動	159	前期高齢者	231	地域医療支援病院	48
自立支援医療	221	専攻科	156	地域保険	179
自立支援医療（育成医療）の医療費		専攻科理療科	161	チーム医療	37
助成申請	222	全国医療費適正化計画	228	治験	71, 73
自立生活支援用具	215	全国健康保険協会	57, 178, 186	治験実施計画書	74, 75
視力障害	226	戦傷病者特別支援法	181	治験審査委員会	75, 76
心因性視覚障害	217	先進医療	201	治験に関する原則の事項	74
新型インフルエンザ	164	先進医療A	201	治験薬の製造管理，品質管理等に関	
新感染症	164	先進医療B	201	する基準について	74
新規献眼登録者数	117	全治	34	知的障害	207
滲出型加齢黄斑変性	135	選定療養	204	知的障害者	156
深視力検査	247	船舶	244	知的障害者福祉法	206
浸煎薬	195	船舶職員法	253	治ゆ	223
心臓死	129	先発医薬品	194	注意義務	264, 272
心臓死下	131	全盲児	157	注意義務違反	267, 277
親族優先提供	105, 106, 126	全例把握対象の届出書類	171	中学校	148
身体虚弱者	156	臓器移植記録書	131	中国残留邦人自立支援法	181
身体障害	207	臓器移植法	103, 126, 129, 259	中心性漿液性脈絡網膜症	227
身体障害者診断書・意見書	23, 25	臓器提供	105, 130	中等教育学校	148
身体障害者手帳	24, 208, 211	臓器提供意思表示カード	132	懲役	272
身体障害者認定	30	臓器提供の意思表示	104	超音波検査	42
身体障害者福祉法	23, 206, 212	臓器摘出記録書	131	超音波診断装置	41
身体障害者福祉法別表	190	臓器のあっせん帳簿	131	超音波生体顕微鏡	193
診断群分類点数表	186	総合所見	25	聴覚障害	221
診断書	20, 33, 218, 225	増殖性硝子体網膜症手術	198	聴覚障害者	156
診断書等交付義務	5, 217	相続税法	56, 59	腸管出血性大腸菌感染症	164
心電図検査	42	相対的欠格事由	3, 250	調剤技術基本料	194
診療科の標榜	61	送致	270	調剤報酬点数表	186
診療義務	5	ゾビラックス®	195	調剤料	194
診療記録	18	ソフトサンティア®	195	調節異常	220
診療記録の開示	18	損益計算書	57	調節機能障害	27, 29, 226
診療契約	258	損害	264	調節緊張	189
診療所	48	損害賠償責任	260	調節衰弱	189

調節力	227	届出が必要な疾患	168	罰金	272		
調停	266	届出対象となる感染症	165, 166	パネル D-15 テスト	253−255		
帳簿等	183	ドナーカード	104	バラシクロビル塩酸塩	195		
治療用眼鏡の療養給付申請	219	ドナー適応基準	113, 114	はり師	156, 161, 162, 249		
通所介護	237	トラコーマ	153	バルトレックス®	195		
通所リハビリテーション	237	ドラッグラグ	202	万国式試視力表	26		
通信販売	91	トリアムシノロン	195	販売	90		
デイケア	237	取調べ	269	販売管理責任者	84		
デイサービス	237	トレパン	102	ヒアレイン®	195		
定点把握対象疾患.	169	頓服薬	195	被害届	269		
定役	272			微生物学的検査	42		
適応外使用	195	**な**行		非接触式眼圧測定	43		
摘出医	130	内閣提出法案	67	ヒト幹細胞を用いる臨床研究に関する指針	134		
摘出眼球	110	内臓脂肪症候群	229	ヒト幹指針	134		
テクノストレス眼症	189	内皮細胞数測定	120	被保険者	186, 234		
鉄道	244	内服薬	195	秘密漏示罪	4, 259		
デバイスラグ	202	内部障害	221	ヒヤリハット事例	273		
転医	184	内部留保	56	病院	48		
点字	157	成田赤十字病院	166	評価根拠事実	267		
電子カルテ	11	難治性眼疾患に対する羊膜移植術	202	評価障害事実	267		
点字器	215	難病	207, 211	評価療養	204		
点字タイプライター	215	難病の患者に対する医療等に関する法律	238	病原性大腸菌	164		
点字ディスプレイ	215	難病法	181, 238	病弱者	156		
伝染病	163	日常生活用具	213	病床数	50		
伝染病予防法	163	日本アイバンク協会	119	病理学的検査	42		
添付文書の届出制	69	日本医療機能評価機構	53, 273	品質管理基準書	137		
同意文書等への署名等	77	日本眼科医会	42	負荷調節検査	189		
登記	56	日本私立学校振興・共済事業団	186	副作用情報	78		
等級別指数	26	日本臓器移植ネットワーク	104	副作用情報等	75		
東京女子医大第二式グレーティングカード	191	入院開始原因	22	複視	27, 29		
糖尿病網膜症	199	入院時食事療養費	180	複数手術	198		
動力車操縦者運転免許に関する省令	244	入院時生活療養費	180	輻湊機能障害	27, 29		
道路交通法施行規則	244	入院証明書	22	福利厚生費	55		
特殊健康診査等基本指針	229	入院診療計画書	52	不作為型	264		
特殊診断書	31	入所(施設)サービス	237	不使用記録書	112		
特殊療法等の禁止	184	乳幼児健康診査	144	不使用臓器の記録	112, 131		
特定看護師	41	尿・糞便等検査判断料	192	普通科	156		
特定機能病院	48	認定再生医療等委員会	137	普通診断書	21		
特定健康診査	229, 231	認定調査票	235	復興特別税	55		
特定健康診査等の実施に関する協力依頼について	230	認定等級	26	不等像性眼精疲労	220		
特定健康診査・特定保健指導の円滑な実施に向けた手引き	229	認容率	228, 277	不法行為責任	260		
特定行為	41	ネット販売	67	プラセンタ注射歴	115		
特定細胞加工物	135, 136, 140	年齢別調節力表	227	フラッシュライト	213		
特定細胞加工物概要書	137, 139	脳死	106, 129, 130	フルコナゾール	195		
特定細胞加工物製造事業者	141	脳死下	131	プレドニゾロンコハク酸エステルナトリウム	195		
特定細胞加工物標準書	137	脳死判定	106, 130	プレドニン®	195		
特定疾患処方管理加算	194	脳死判定記録書	131	フレネル膜プリズム	219		
特定疾患治療研究事業	181, 238	脳波検査	42	プログレスノート	8, 9		
特定保健指導	229, 231			フロリードF®	195		
特別刑法	259	**は**行		分院	54		
特別支援学校	148, 150, 156, 159	敗血症	113	分院の開設	56		
特別支援教育就学奨励費	160	排泄管理支援用具	215	文書による同意	78		
特別養護老人ホーム	237	梅毒	114, 119	米国アイバンク	124		
特別養子縁組	126	ハインリッヒの法則	33	ベーチェット病	213, 240		
特例受験	250	白杖	159, 213	ヘスキアスコープ	150		
土地	56	白内障	220, 244, 246	ヘルシンキ宣言	74		
都道府県医療費適正化計画	228	白内障手術	275	ヘルスキーパー	161		
		バゴリニ線条試験	190	ヘルスキーパー制度	250		
				弁色力	251		

変性近視	220	
放射線技師	41	
法人税法	54, 56	
法人税率	58	
法定代理人	18	
法的脳死判定	130	
訪問介護	237	
訪問看護	237	
訪問入浴介護	237	
訪問リハビリテーション	237	
ボート免許取得	253	
ボードワン	36	
ホームヘルプ	237	
墨字	157	
保険医	184	
保険医療機関	183	
保険医療養担当規則	183	
保険外併用療養費	204	
保健師	40	
保健師助産師看護師法	40	
保健指導	152	
保険者	234	
保険診療	186, 197	
保健調査	151	
保健理療科	156, 161	
歩行時間延長信号機用小型送信機	215	
ポジティブリスト方式	203	
母子保健法	144, 181	
補助具	213	
補装具	213	
本科	156	
本科保健理療科	161	

ま 行

埋葬料	180
マイナンバー制	12
マスコミへの対応	32
マドックスによる複像検査	190
まぶたの欠損	29
まぶたの欠損障害	27
麻薬及び向精神薬取締法	181
身柄送検	271
ミコナゾール	195
未熟児	147
未熟児網膜症	199, 261
ミスと結果の因果関係	277
脈絡網膜炎	227
民事訴訟	263
民事訴訟手続の流れ	267
民法	258
無過失補償制度	53
無菌病室	49
無診察治療	32
無診察治療等の禁止	6, 20, 29
名義貸し	96
名称の使用制限	5
メタボリックシンドローム	229
目に関するアンケート	145
眼の障害等級表	226
免許	2

免許の取り消し	3
盲学校	150, 156
盲学校在籍幼児児童生徒数	156
盲人安全つえ	213, 214
盲人用体温計	215
盲人用体重計	215
盲人用時計	215
網膜芽細胞腫	202
網膜色素変性症	213, 220, 240
網膜出血	227
網膜硝子体黄斑症	187
網膜硝子体界面症候群	187
網膜前線維症	187
網膜対応検査	190
網膜中心静脈閉塞症	199
網膜電位図	188
網膜電図	38
網膜剥離裂孔	199
網膜絡膜炎	220
黙秘権	269
持分の定めのある社団医療法人	54
モニタリング	78
問題指向型システム	9
問題指向型診療記録	8

や 行

薬剤師	51
薬剤料の単位	195
薬事・食品衛生審議会	80
薬事法	66, 96
薬事法改正法	66, 134, 135
薬局	48
郵便販売	66
輸入角膜	118, 124
要介護認定	235
様式10号診断書	225
要指導医薬品	67
幼稚園	148
羊膜移植手術	118
抑制除去訓練法	38
予見義務	265
予防衛生法規	163
予防接種法	163, 181

ら 行

らい予防法	163
らせん状視野	217
理学療法科	156, 161
理学療法士	250
理事長	54, 60
略式命令請求	271
流行性角結膜炎	152, 167, 168
療育医療	146
療育医療意見書	147
療育医療給付申請書	147
療養型ショートステイ	237
療養型老人保健施設	237
療養費支給申請書	219
療養病床	237

緑内障	34, 220
緑内障手術	198
理療科	156, 161
りんくう総合医療センター	166
臨床研究	71
臨床検査技師	42
臨床研修	4
臨床研修修了医師	4
涙液分泌機能検査	190
涙管通水・通色素検査	190
涙道通水通色素検査	37
類嚢胞黄斑浮腫	199
レセプト	186, 197, 199
労災医療	223
労災事故	33
労災保険	196
労災保険法	223
老人保健施設	237
老人保健法	228
労働安全衛生法	253, 254
労働基準監督署	223
労働者災害保険診療	223
労働者災害補償保険法	223
ロービジョン検査判断料	190
ロービジョン者	213
ロービジョン補助具	213

わ 行

和解調書	267

数字

一歳六か月児健康診査	145
一次判定	235
1類感染症	165, 170
二次判定	235
2類感染症	165, 170
三桿法	190, 246
三歳児健康診査	145
三療師	249
3類感染症	165, 170
4類感染症	165, 170
5類感染症	165, 166, 171
15条指定医	208

A－E

acute hemorrhagic conjunctivitis	168
ADR	266
AHC	168
alternative dispute resolution	266
Assessment and Plan	9
Bagolini 線條試験	190
Bauduin	36
Behçet 病	213
Behçet's disease	240
Bielschowsky 頭部傾斜試験	190
Bigger	102
Cardiff Acuity Test	191
certified orthoptist	36

CL	79, 94	International Medical Device		problem oriented medical records	8
CL の販売営業管理者	88	Regulators Forum	70	problem oriented system	9
CL 販売	82	intraocular lens	79	rapid plasma reagin	120
C.O.	36	IOL	79	RPR	120
Descemet's stripping automated		iPS 細胞	72, 137	SARS	115, 164, 169
endothelial keratoplasty	118	IRB	75, 76	severe acute respiratory syndrome	
DSAEK	118	ISMS	14		115, 164, 169
EBAA	124			Siebold	36
EBM	9			SightLife™	123
EKC	168	**K−O**		Sjögren 症候群	195
electro-oculogram	188	Kissam	102	Sjögren's syndrome	240
electroretinogram	31, 188	Landolt 環	26	SOAP	8
Elshnig	102	laser in situ keratomileusis	196, 244	Stevens-Johnson 症候群	195
EOG	188	LASIK	196, 244, 246	Subjective complaints	9
epidemic keratoconjunctivitis	168	LEA Grating Acuity Test	191	Subjective complaints, Objective	
ERG	31, 188	Maddox による複像検査	190	findings, Assessment and Plan	8
ES 細胞	72, 137	New York Eye Bank	102	Teller Acuity Cards®	191
evidence-based medicine	9	O-157	164	TPHA	120
Eye Bank Association of America		Objective findings	9	TPP	204
	103, 124	OCT	196	trans-pacific partnership	204
		OMA	5, 42	trephine	102
F−J		ophthalmic medical assistant	42	*Treponema pallidum* hemagglutina-	
FAG	31	optical coherence tomography	196	tion	120
Filatov	102, 117	Optisol	102		
fluorescein fundus angiography	31	Optisol-GS	111, 116	**U−Z**	
Fresnel 膜プリズム	219	ORT	36, 40	UBM	193
GCP	73	orthoptist	36, 40	ultrasound biomicroscope	193
GHTF	70			VDT	172
good clinical practice	73	**P−T**		VDT 作業者の配置前健康診断	175
HBs 抗原	109, 114, 119	Parks の3ステップテスト	190	VDT 作業における作業環境管理	175
HCV 抗体	109, 114, 119	PCF	168	VDT 作業における労働衛生管理の	
Heinrich の法則	33	PCR	202	ためのガイドライン	172
Hess 赤緑試験	227	Pharmaceuticals and Medical		VDT 作業の区分	172
HIV 抗体	109, 114, 119	Devices Agency	70	VDT 作業のための労働衛生上の指	
HTLV-1 抗体	109, 114, 119	pharyngoconjunctival fever	168	針について	172
ICT	158	PL 法	191	VDT 症候群	189
IgE 定性	192	PMDA	70	VEP	217
Information and Communication		polymerase chain reaction	202	visual display terminals	172, 189
Technology	158	POMR	8	visual evoked potential	217
information security management		POS	9	von Hippel	102
system	14	Preferential Looking 法	191		
institutional review board	75	problem list	8		

中山書店の出版物に関する情報は，小社サポートページをご覧ください．
http://www.nakayamashoten.co.jp/bookss/define/support/support.html

---

専門医のための眼科診療クオリファイ　23
眼科診療と関連法規

2015年8月28日　初版第1刷発行 ©〔検印省略〕

シリーズ総編集……… 大鹿哲郎
　　　　　　　　　　 大橋裕一

編集………………… 鳥山佑一
　　　　　　　　　　 村田敏規

発行者…………… 平田　直

発行所…………… 株式会社 中山書店
　　　　　　　〒113-8666　東京都文京区白山1-25-14
　　　　　　　TEL 03-3813-1100（代表）　振替 00130-5-196565
　　　　　　　http://www.nakayamashoten.co.jp/

本文デザイン・装丁…… 藤岡雅史（プロジェクト・エス）

印刷・製本………… 中央印刷株式会社

ISBN 978-4-521-73920-5
Published by Nakayama Shoten Co., Ltd.　　　　　　　　Printed in Japan
落丁・乱丁の場合はお取り替えいたします

・本書の複製権・上映権・譲渡権・公衆送信権（送信可能化権を含む）は株式会社
　中山書店が保有します．

・ JCOPY ＜(社)出版者著作権管理機構　委託出版物＞
本書の無断複写は著作権法上での例外を除き禁じられています．複写される
場合は，そのつど事前に，(社)出版者著作権管理機構（電話 03-3513-6969,
FAX 03-3513-6979, e-mail: info@jcopy.or.jp）の許諾を得てください．

本書をスキャン・デジタルデータ化するなどの複製を無許諾で行う行為は，
著作権法上での限られた例外（「私的使用のための複製」など）を除き著作権
法違反となります．なお，大学・病院・企業などにおいて，内部的に業務上
使用する目的で上記の行為を行うことは，私的使用には該当せず違法です．
また私的使用のためであっても，代行業者等の第三者に依頼して使用する本
人以外の者が上記の行為を行うことは違法です．

東京都眼科医会監修
眼科IC支援システム
iCeye
アイシーアイ

PC版：Windows XP/ Vista / 7 / 8 対応

解説ツール　2015年7月発売
描画ツール　2015年9月発売予定

インフォームド・コンセントの質向上に貢献！

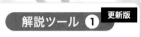
解説ツール❶ 更新版
白内障・緑内障 加齢黄斑変性

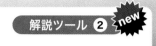
解説ツール❷ new
糖尿病網膜症

解説ツールセット 更新版
CG動画・CG眼球

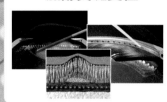
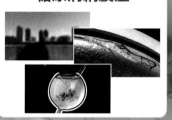
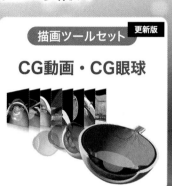

Mimir Sun-Bow
有限会社ミミル山房

iCeyeはミミル山房の登録商標です。

TEL　042-577-3299
（平日 10:00～20:00）
FAX　042-577-3705
E-mail　iceye@mimir.ne.jp

専門医のための
眼科診療クオリファイ

●シリーズ総編集　大鹿哲郎（筑波大学）　大橋裕一（愛媛大学）
●B5判／各巻約250頁／並製／本体予価：12,000～15,000円
●第Ⅲ期　各巻の構成と編集

㉑	眼救急疾患スクランブル	坂本泰二（鹿児島大学） 定価（本体14,500円+税）
㉒	弱視・斜視診療のスタンダード	不二門 尚（大阪大学） 定価（本体14,000円+税）
㉓	眼科診療と関連法規	鳥山佑一、村田敏規（信州大学） 定価（本体14,000円+税）
㉔	前眼部の画像診断	前田直之（大阪大学） 定価（本体15,000円+税）
㉕	角膜混濁のすべて	井上幸次（鳥取大学） 定価（本体14,000円+税）
㉖	ロービジョンケアの実際	山本修一（千葉大学） 定価（本体14,000円+税）
㉗	視野検査とその評価	松本長太（近畿大学） 定価（本体15,000円+税）
28	近視の病態とマネジメント	大野京子（東京医科歯科大学） 本体予価13,500円
29	眼形成手術	嘉鳥信忠（聖隷浜松病院）、渡辺彰英（京都府立医科大学） 本体予価13,500円
30	眼の発生と解剖・機能	大鹿哲郎（筑波大学） 本体予価13,500円

※配本順、タイトルは諸事情により変更する場合がございます。　※白抜き数字は既刊.

第Ⅲ期（21～30巻）好評刊行中！

第Ⅲ期 購読申込受付中!! おトクで確実です!!

第Ⅲ期（全10冊）本体予価合計
~~141,000円+税~~
↓ セット価格
120,000円+税
21,000円 off!!
※送料サービス
※お支払は前金制
※お申し込みはお出入りの書店または直接中山書店までお願いします

中山書店　〒113-8666　東京都文京区白山1-25-14　TEL 03-3813-1100　FAX 03-3816-1015
http://www.nakayamashoten.co.jp/